2014

河北省肿瘤登记年报

HEBEI CANCER REGISTRY ANNUAL REPORT

主编 单保恩

军事医学科学出版社

内 容 提 要

本年报首次报道了河北省恶性肿瘤发病死亡情况。2014 年,河北省肿瘤防治办公室收到全省 8 个登记处 2011 年肿瘤登记资料,登记处分布在 6 个县市,其中地级以上城市 3 个(保定市、秦皇岛市和沧州市),县和县级市 5 个(磁县、涉县、迁西县、赞皇县和武安市)。8 个登记处 2011 年登记覆盖人口 4573293 人(其中男性 2318664 人,女性 2254629 人),约占 2011 年末全省人口总数的 6.37%。全部通过质量审核。本书对河北省肿瘤登记工作历程、组织机构、工作流程进行了详细描述,并对河北省肿瘤登记地区恶性肿瘤发病和死亡情况进行详细分析,为河北省制定恶性肿瘤防治策略提供科学依据。

图书在版编目(CIP)数据

2014 河北省肿瘤登记年报 / 单保恩主编. – 北京:
军事医学科学出版社,2014.12
ISBN 978 – 7 – 5163 – 0576 – 8

Ⅰ. ①2… Ⅱ. ①单… Ⅲ. ①肿瘤 – 卫生统计 – 河北
省 – 2014 – 年报 Ⅳ. ①R73 – 54

中国版本图书馆 CIP 数据核字(2014)第 294593 号

策划编辑:李俊卿   责任编辑:吕连婷
出　　版:军事医学科学出版社
地　　址:北京市海淀区太平路 27 号
邮　　编:100850
联系电话:发行部:(010)66931049
　　　　　编辑部:(010)66931039,66931038,66931053
传　　真:(010)63801284
网　　址:http://www.mmsp.cn
印　　装:石家庄真彩印业有限公司
发　　行:新华书店

开　　本:889mm×1194mm　1/16
印　　张:11.5
字　　数:292 千字
版　　次:2014 年 12 月第 1 版
印　　次:2014 年 12 月第 1 次
定　　价:75.00 元

《2014河北省肿瘤登记年报》编委会

主任委员 杨新建

副主任委员 赵 瑜 翟京波

主 编 单保恩

副 主 编 贺宇彤 刘 波 朱俊卿 温登瑰

编 委 （按姓氏拼音首字母排序）

安连芹 单保恩 董稚明 李东方 李丰年 李桂霞

李书梅 李晓华 李印国 李永伟 郝月红 贺宇彤

侯 烨 梁 迪 鲁文慧 靳 晶 刘 波 刘玉荣

马继飞 马学志 孟凡书 宋国慧 盛振海 王树革

王伟光 魏延其 温登瑰 徐小莉 徐朝阳 杨 慧

杨希晨 张富治 张 楠 张雄伟 朱俊卿

序

  癌症是全球性公共健康问题。《2014年世界癌症报告》显示，目前全球每年有6成新发肿瘤、7成年度死亡病例在发展中国家。中国人一生罹患癌症概率高达22%，恶性肿瘤死亡率位居死亡疾病谱的最前列，我省肿瘤发病率和死亡率在全国处于较高水平。

  及时、准确、全面地掌握人群恶性肿瘤发病与死亡信息是做好肿瘤防治工作的重要前提。多年来，广大肿瘤防治工作者积极投身肿瘤防治事业，在高发区逐步建立起较为完善的三级肿瘤防治网络，形成了一整套肿瘤发病、死亡登记报告制度。

  河北省肿瘤防治办公室承担着全省肿瘤登记资料的统计上报、指导手册编写、技术培训、国内外学术交流与合作等工作。由河北省肿瘤防治办公室编印的《2014河北省肿瘤登记年报》是我省首次发布恶性肿瘤发病死亡情况，这既是广大肿瘤防治工作者从事肿瘤研究工作的重要参考，也必将为肿瘤防治策略的制定提供重要的科学依据。

杨新建

2014.11.26

前　言

　　肿瘤登记是一项按一定的组织系统经常性的搜集、储存、整理、统计分析和评价肿瘤发病、死亡和生存资料的统计制度。肿瘤登记是肿瘤防治工作中最基本、最重要的一项工作，它可以清晰描述出肿瘤的人群和地理分布特点以及时间变化趋势，为评估肿瘤对居民生命健康的危害、制定肿瘤防治规划、评价防治效果以及卫生资源合理应用提供重要的，甚至是唯一的信息。肿瘤登记是国际公认的有关肿瘤信息的收集方法。

　　2014年，河北省肿瘤防治办公室收到全省8个登记处2011年肿瘤登记资料，登记处分布在6个县市，其中地级以上城市3个（保定市、秦皇岛市和沧州市），县和县级市5个（磁县、涉县、迁西县、赞皇县和武安市）。8个登记处2011年登记覆盖人口4573293人(其中男性2318664人，女性2254629人)，约占2011年末全省人口总数的6.37%。全部通过质量审核。年报共分为六个部分，包括概述、肿瘤登记资料质量评价、主要分析结果和附录（具体的数据列表）。

　　《2014河北省肿瘤登记年报》首次报道了我省恶性肿瘤发病死亡情况，标志着我省肿瘤登记工作迈入常规化、制度化的进程。本书的出版凝结着我省肿瘤登记处全体工作人员和编写人员的辛勤劳动，在此谨表示衷心的感谢！

　　此外，由于经验不足，本书中内容难免出现错误和纰漏，恳请批评指正！

河北省肿瘤防治办公室　主任
河北省医科大学第四医院　院长
河北省肿瘤医院院长
河北省肿瘤研究所　所长　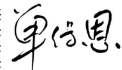

2014年12月

目　录

第一章 概 述

癌症是严重威胁人类生存和社会发展的重大疾病，自 20 世纪 70 年代以来，我国癌症的发病率和死亡率一直呈上升趋势。据世界卫生组织（WHO）国际癌症研究署（IARC）的最新估计，2012年全球癌症新发病例 1409 万，中国为 307 万，约占 21.8%；死亡 820 万，中国为 221 万，约占27.0%。癌症对于我国国民经济、社会发展、人民健康带来巨大的危害。随着社会经济的发展，工业化、城市化和人口老龄化进程的加快，环境因素、生活方式的不断变化，癌症的危险因素也随之改变，导致我国癌症流行出现新的特征，因此全面、准确和及时掌握人群癌症发病与死亡以及相关信息显得尤为重要。

肿瘤登记是一项按一定的组织系统经常性地搜集、储存、整理、统计分析和评价肿瘤发病、死亡和生存资料的统计制度。肿瘤登记是肿瘤防治工作中最基本、最重要的一项工作，它可以清晰描述出肿瘤的人群和地理分布特点以及时间变化趋势，为评估肿瘤对居民生命健康的危害、制定肿瘤防治规划、评价防治效果以及卫生资源合理应用提供重要的，甚至是唯一的信息。肿瘤登记是国际公认的有关肿瘤信息的收集方法。随着登记时间的积累和延长，登记资料的价值会越来越大。

河北省地处北纬 36°05′~42°37′，东经 113°11′~119°45′之间，位于中国华北平原，兼跨内蒙古高原。东临渤海，内环京津，南与山东、河南两省接壤，西隔太行山与山西省为邻，北同内蒙古自治区、辽宁省相接，总面积 18.88 万平方公里，现辖 11 个地级市、22 个县级市、108 个县、6 个自治县，有汉族、满族、回族、蒙古族等民族，2012 年常驻人口为 7287.51 万人。

第一节 河北省肿瘤登记历史

早在上世纪 50 年代末，我国胸外科专家吴英恺教授发现太行山区漳河两岸的河南林县、河北磁县、涉县等地区就诊的食管癌病人较多，1959 年河北省参加了由中国医学科学院组织的华北四省（河南、河北、山西、山东）食管癌普查大协作，深入磁县、涉县开展食管癌流行病学调查和防治研究工作。70 年代初卫生部组织河南省、河北省、山西省和北京市对太行山区 180 多个县市进行调查，发现太行山区漳河两岸河南林县、河北磁县、涉县和山西阳城县是食管癌的最高发区。因为磁县是河北省食管癌最高的县，因此 1973 年，省革委卫生局决定在磁县建立食管癌防治试点，同年建立了磁县肿瘤登记处，组建了县、乡、村三级防治网络，专业技术由河北省肿瘤研究所负责，于1988 年开始全部恶性肿瘤发病和全死因登记报告，由于磁县具有较为准确系统的登记资料，从而承担了国家多项科技攻关课题，系统开展了食管癌的一级、二级和三级预防研究，为食管癌的防治工作提供了科研平台。1996 年磁县肿瘤登记处加入世界卫生组织癌症登记协会，磁县发病死亡数据被《五大洲癌症发病率》第八卷和第十卷收录。2002 年磁县肿瘤登记处被全国肿瘤登记报告中心授予"全国肿瘤登记中心示范基地"。70 年代同时建立了涉县肿瘤防治现场，80 年代初建立了赞皇县胃癌和赤城县宫颈癌防治现场，4 个防治现场先后都开展了肿瘤登记报告工作。2000 年涉县成为国家级肿瘤登记点。2008 年，卫生部设立"肿瘤登记随访项目"，中央财政对登记点调研、人员培训、恶性肿瘤发病、死亡和人口信息收集、数据整理给予经费支持，在此项目的支持下，2009-2013 年，河北省新增了保定市、迁西县、秦皇岛市、武安市、赞皇县、沧州市、丰宁县、石家庄市 8 个国家级肿瘤登记点。

同时河北省还进行了 4 次全死因回顾调查，1977 年根据全国的统一部署，河北省卫生厅领导组织了全省 7 千多万人口 1974-1976 年三年全死因回顾调查。1987 年河北省卫生厅又组织了 1984-1986 年 1/10 人口居民各种疾病死亡情况和分布规律的调查。"为了开创我国肿瘤防治研究工作的新局面"，卫生部决定 90 年代初在全国范围内抽取 1/10 人口进行以恶性肿瘤为重点的全死因调查，河北省根据卫生部的统一部署，完成了 1990-1992 年三年 21 个市、县（区）637.5 万人口的调查任务。为进一步揭示社会经济发展、环境变化与主要疾病发生的关系，完善和调整防治策略措施，卫生部决定于 2006 年开展第三次死因回顾抽样调查。河北省根据卫生部的统一部署对 2004-2005 年全省有代表性的 18 个市县进行以恶性肿瘤为重点的全死因调查。

河北省卫生和计划生育委员会（河北省卫计委）一直十分重视肿瘤防治工作及基础数据的收集。为了掌握河北省恶性肿瘤流行情况及分布特征，2013 年河北省卫计委下发了"关于做好死因监测和肿瘤登记工作的通知"，将我省肿瘤登记点增加至 41 个县（区），覆盖面积达到 37163.68 平方公里，约占全省 15.40%，覆盖人口达 1601.11 万人，约占河北省总人口的 21.97%（图 1-1，图 1-2）。建立了由河北省肿瘤防治办公室（河北省肿瘤登记办公室）、各级肿瘤登记处及报告医师共同组成的恶性肿瘤新发病例、恶性肿瘤死亡病例及恶性肿瘤随访信息的报告网络。为了推进工作，2013 年河北省肿瘤防治办公室在河北省卫计委疾控处的大力支持下，组织专家撰写了《河北省肿瘤登记指导手册》，规范了河北省肿瘤登记工作方法和流程。由于肿瘤登记工作与全死因监测工作密不可分，因此河北省肿瘤防治办公室与河北省疾控中心慢病所密切合作，连续四年共同举办全省业务人员培训班，培训人员达 600 人次。2013 年河北省肿瘤防治办公室被国家肿瘤登记中心授予"2013 年度全国肿瘤登记工作省级单位贡献奖"。

在国家肿瘤登记中心、河北省卫计委的领导和支持下，在各登记处工作人员的共同努力下，河北省肿瘤随访登记工作取得了一定成效，各登记处的恶性肿瘤发病与死亡资料日趋完善，数据质量不断提高，磁县肿瘤登记处数据被《五大洲癌症发病率》第八卷和第十卷收录，被《中国试点市、县恶性肿瘤发病与死亡》第一卷（1988-1992）、第二卷（1993-1997）、第三卷（1998-2002）、《中国癌症发病与死亡 2003-2007》及 2008 年之后历年《中国肿瘤登记年报》所收录；涉县肿瘤登记数据被《中国试点市、县恶性肿瘤发病与死亡》第三卷（1998-2002）、《中国癌症发病与死亡 2003-2007》及 2008 年之后历年《中国肿瘤登记年报》所收录；保定市和迁西县肿瘤登记数据被 2012 年、2013 年和 2014 年《中国肿瘤登记年报》收录；秦皇岛市、赞皇县登记数据被 2013 年和 2014 年《中国肿瘤登记年报》收录；沧州市登记资料被 2014 年《中国肿瘤登记年报》收录。随着项目的推进，河北省将有更多的肿瘤登记处资料被国内外认可，为河北省肿瘤防治工作提供准确可靠的基础数据。

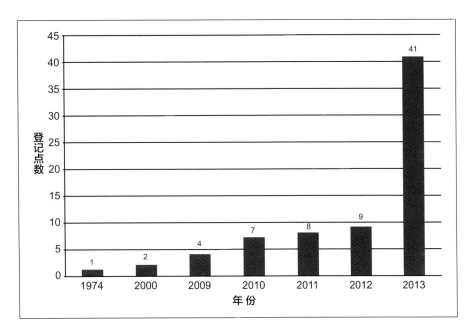

图 1-1 河北省肿瘤登记点增长情况

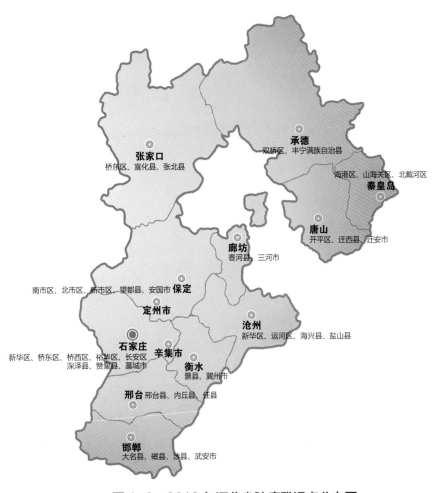

图 1-2 2013 年河北省肿瘤登记点分布图

第二节　河北省肿瘤登记组织机构

一、卫生行政部门

1. 河北省卫计委疾控处对恶性肿瘤登记报告工作实施统一领导管理，颁布河北省肿瘤登记工作的规范性文件，确定河北省肿瘤防治办公室（河北省肿瘤登记办公室）为省级肿瘤登记项目技术支持单位，协调相关部门关系。按照选点要求选取河北省肿瘤登记点。

2. 登记处所在当地政府或卫生行政部门，建立肿瘤登记报告制度，指定相关单位成立肿瘤登记处，配备相应的工作人员、设备及经费。

二、省级项目技术支持单位

河北省肿瘤防治办公室（河北省肿瘤登记办公室）根据 WHO 下设的国际癌症研究中心（IARC，International Agency for Research on Cancer）、国际肿瘤登记协会（IACR，International Association of Cancer Registries）和全国肿瘤登记中心推荐的肿瘤登记随访技术规范制定适用于河北省的肿瘤登记报告和随访制度以及技术方案；负责报告单位人员的相关技术培训；负责收集、整理、核实和分析河北省肿瘤发病、死亡和生存信息，并按照项目要求按时上报全国肿瘤登记中心；负责对肿瘤登记处工作进行督导和年终考核，并及时反馈信息。

三、肿瘤登记处

负责本辖区内恶性肿瘤报告工作的组织实施、技术指导、数据收集、质量控制和评价、数据分析与报告。

1. 根据项目要求和当地的实际情况，制定肿瘤登记报告实施细则，包括报告流程、数据审核、病例随访、各单位职责分工、组织保障措施等。与各级医疗机构和相关单位建立工作关系，开展病例核实和随访工作，建立病例上报、核实、反馈、随访报告网络。

2. 肿瘤登记处的工作人员每年至少参加两次专业技术培训。基本的培训内容包括肿瘤新发病例、死亡病例、人口资料和随访信息的收集技术与方法、肿瘤分类与编码、登记资料的统计和分析、登记软件使用等。

3. 肿瘤登记处收集辖区内新发肿瘤病例、死亡肿瘤病例、人口相关资料。制定质量控制方案，开展质量控制工作。城市地区肿瘤病例资料的收集渠道包括登记地区覆盖的各医疗机构、社区卫生服务中心、城镇医保、全死因监测机构、民政殡葬部门等；农村地区肿瘤病例资料的收集渠道包括登记地区覆盖的各医疗机构、乡镇卫生服务中心、乡村医生、城镇医保和新农合等。人口资料的来源包括人口普查资料、公安部门、政府统计部门等。肿瘤登记处负责对辖区内报告单位进行培训、督导和考核。

4. 肿瘤登记处开展随访信息收集工作。通过死因登记系统与新病例资料进行核对完成被动随访，通过基层医疗机构定期访视、电话、书信、电子邮件等方式获取患者的生存情况，完成主动随访。

5. 肿瘤登记辖区内二级及以上医院

各医院指定专人负责肿瘤登记工作的管理和质量控制，每月上报在本院就诊的肿瘤病例信息，配合肿瘤登记处核查病案信息，对于信息缺失和报告有误的病例信息及时核查、修改并再次报告。

四、肿瘤登记辖区内疾病预防控制中心 / 社区管理中心

负责组织协调和监督管理辖区内肿瘤患者随访工作；负责各区随访工作的业务指导；对本辖区内基层卫生服务机构的工作进行督导和质控；按期汇总本辖区随访数据库并提交给肿瘤登记处。

第三节　常用的统计学指标

一、发病（死亡）率

发病（死亡）率即粗发病（死亡）率，指某年该地登记的每 10 万人口恶性肿瘤新病例（死亡）数，是反映人口发病（死亡）情况最基本的指标。

发病（死亡）率＝某年该地恶性肿瘤新发病例（死亡）数／某年该地年平均人口数 *100000（1／10 万）

二、分类构成

恶性肿瘤发病（死亡）分类构成可以反映各类恶性肿瘤对人民健康危害的情况。恶性肿瘤发病（死亡）分类构成百分比的计算公式如下：

某恶性肿瘤构成＝某恶性肿瘤发病（死亡）人数／总发病（死亡）人数 *100%

三、年龄别发病（死亡）率

年龄别发病（死亡）率：年龄别发病（死亡）率是统计研究的重要指标，反映人口发病（死亡）随年龄增长的变动过程。同时，年龄别发病（死亡）率也是计算寿命表、计算标化率等指标所必须的数据。

某年龄组发病（死亡）率＝某年龄组发病（死亡）人数／同年龄组人口数 *100000（1／10 万）

四、年龄调整发病（死亡）率或年龄标准化发病（死亡）率

即用标准人口构成计算发病（死亡）率。本年报的中国标准人口是 2000 年人口普查的人口构成；世界人口年龄使用 Segi 世界人口构成。

标化发病（死亡）率的计算（直接法）：

① 计算年龄组发病（死亡）率。

② 以各年龄组发病（死亡）率乘以相应的标准人口年龄构成百分比，得到各年龄组相应的分配发病（死亡）率。

③ 各年龄组的发病（死亡）率相加之和，即为标化发病（死亡）率。

标准化发病（死亡）率＝∑ 标准人口年龄构成 * 年龄别发病（死亡）率／∑ 标准人口年龄构成

五、累积率

累积率是指某病在某一年龄阶段内的累积发病（死亡）率，便于不同地区的直接比较。恶性肿瘤一般是计算 0-64 岁或者 0-74 岁的累积发病（死亡）率。

累积率 = [∑（年龄组发病（死亡）率 * 年龄组距）]*100%

六、截缩率

截缩率是反映和分析肿瘤发病情况的特殊指标之一。主要是由于各年龄段的肿瘤发生情况不同，肿瘤集中在某一年龄段高发，而其他年龄段较少或几乎没有病例，用总体率可能会降低肿瘤的发病强度，因此，对肿瘤高发年龄段进行描述分析，能客观反映肿瘤发病情况和相关危险因素，该高发年龄段的发病率就是截缩率，因而它也是高发年龄段的总体发病率，其计算公式如下：

截缩率（1/100 000）= ∑（截缩年龄段各年龄组发病率 × 各相应年龄组标准人口构成）/ ∑截缩年龄段各相应年龄组标准人口构成

截缩率同其他总体发病率一样，比较时需要标化。

第四节 本次年报数据收集情况

一、覆盖地区：

本报告收集了河北省 8 个国家级肿瘤登记处上报的 2011 年恶性肿瘤发病、死亡及人口数据，分别为磁县、涉县、保定市、迁西县、秦皇岛市、武安市、赞皇县、沧州市，其中城市点 3 个、农村点 5 个。覆盖面积达 15134 平方公里，约占全省 8.00%。

二、时间范围：

本报告收集的恶性肿瘤资料为 2011 年 1 月 1 日至 2011 年 12 月 31 日全年新发的恶性肿瘤和中枢神经系统良性肿瘤病例和 2011 年 1 月 1 日至 2011 年 12 月 31 日全年死于恶性肿瘤和中枢神经系统良性肿瘤的病例。

三、覆盖人口

河北省 8 个肿瘤登记处 2011 年登记覆盖人口 4573293 人（其中男性 2318664 人，女性 2254629 人），约占 2011 年末全省人口总数的 6.37%。

四、各登记处名单

河北省 8 个登记处有 6 个登记处的资料由地方疾病预防控制中心上报，2 个由肿瘤防治专业机构上报。登记处分布在 6 个县市，其中地级以上城市 3 个（保定市、秦皇岛市和沧州市），县和县级市 5 个（磁县、涉县、迁西县、赞皇县和武安市）。

表1-1 肿瘤登记处名单

肿瘤登记处	登记处所在单位	登记处成员
磁县	磁县肿瘤防治研究所	宋国慧 孟凡书 李东方 陈 超 冀鸿新 李 波
涉县	涉县肿瘤防治研究所	张富治 温登瑰 李永伟 张晓平
保定市	保定市疾病预防控制中心	侯 烨 刘玉荣 马继飞 孙 明 张卫君 李红云 和丽娜
迁西县	迁西县疾病预防控制中心	李印国 盛振海 陈晓东 王伟光 赵金鸽 赵 珊
秦皇岛市	秦皇岛市疾病预防控制中心	徐朝阳 李晓华 张雄伟
武安市	武安市疾病预防控制中心	魏延其 郭秀杰 杨 慧 韩建朝
赞皇县	赞皇县疾病预防控制中心	马学志 王树革 郝月红 焦士辉 吕晓红
沧州市	沧州市疾病预防控制中心	杨希晨 鲁文慧 安连芹 刘桂茹 吴 杰 李秋影 付素红 杨秀敏

五、质量控制

河北省肿瘤登记办公室根据《中国肿瘤登记工作指导手册》，并参照国际癌症研究中心(IARC)/国际癌症登记协会(IACR)《五大洲癌症发病率第九卷(Cancer Incidence in Five Continents Volume Ⅸ)》对登记质量的有关要求，使用数据库软件 MS-FoxPro、MS-Excel 以及 IARC/IACR 的 IARC-crgTools 软件，对这些地区的原始登记资料进行审核、整理，对资料质量的完整性和可靠性做了评估。登记办公室对审核过程中发现的质量问题，及时反馈给各个登记处，并根据各个登记处再次提交的审核情况，对数据进行重新整理。将整理后资料上报全国肿瘤登记中心，经审核通过后确定最终数据库。

六、肿瘤登记流程及资料审核流程

1. 肿瘤登记流程

登记处所属辖区内所有具有肿瘤诊治能力的各医疗机构为报告单位。除省、市、区、县级综合医院外尚包括医学院校附属医院、专科医院、专业防治院所、局属职工医院、大型厂矿医院及对地方居民开放的部队医院、私人医院等。城市社区医院、农村乡、镇卫生院、村卫生室均需参加报告。

（1）肿瘤登记地区辖区内所有医疗机构：

首先要建立健全医疗机构内部报告制度，保证本单位医务人员及时向肿瘤登记处报告其所诊治的肿瘤病例。

a) 由一名业务院长分管并协调单位内的肿瘤报告工作，指定保健科或防保科负责执行。

b) 门诊各相关科室（内、外、妇、儿、肿瘤科的门诊、病理科、检验科、内镜室、放射科、超声科、CT 室等）发现新诊断的河北户籍肿瘤病例时，负责诊治的医师应及时填写肿瘤报告卡，并

2014 河北省肿瘤登记年报

HEBEI CANCER REGISTRY ANNUAL REPORT..

在患者病历上注明"肿瘤已报"。门诊护士在每天门诊结束清理病史时，如发现病例漏报应及时补报并登记在门诊肿瘤病例报告登记册上备查，若发现原诊断有变动时应作更正报告。

　　c) 住院部各相关科室是肿瘤病例报告的重要来源。负责医师在检查入院患者病史时应注意在门诊已经确诊的恶性肿瘤患者是否已经报告，如果没有应及时补报。住院后才确诊的肿瘤病例应及时填写报告卡，并在病历首页注明"肿瘤已报"。负责护士应及时收集报告卡并将报告病例登记于肿瘤病例报告登记册上，如发现病例漏报应及时补报，若发现原诊断有变动时应作更正报告。

　　d) 病案室是医院内最重要的肿瘤病例资料保存和减少肿瘤病例漏报的部门。医院负责肿瘤报告的部门和病案室的工作人员应定期查阅病历 ，检查漏报情况。

　　e) 保健科或防保科负责科室要安排专人具体管理病例报告资料的汇集、登记、上报、质量控制等工作。接到肿瘤报告卡后，在"全院肿瘤登记册"上进行登记，经质量审核后将肿瘤报告卡集中送往所在辖区肿瘤登记单位。

　　(2) 基层卫生服务机构：

　　a) 社区卫生服务站／村卫生院（社区卫生服务站）：指定一名负责肿瘤监测的人员。凡属所在地区的肿瘤新发病例，经核实基本情况后，填写在"恶性肿瘤登记册"上，并于指定的报告日期报告给社区卫生服务中心，乡卫生院。凡属所在地区的死亡病例，经核实后，填写在"死亡登记册"上，并于指定的报告日期报告给社区卫生服务中心、乡卫生院。 对现患肿瘤患者填写随访登记表。

　　b) 社区卫生服务中心／乡卫生院（社区卫生服务中心）：负责医生：每月召开1次肿瘤监测人员例会，形成制度；接受辖区内所有肿瘤医生的报告；填写"恶性肿瘤登记册"。收集本地门诊、病房中的肿瘤新发病例、死亡病例，填写"恶性肿瘤登记册"、"死亡医学证明书"。汇总资料，上报市疾控中心／县肿瘤登记处。

　　c) 市疾控中心／县级肿瘤登记处：每月召开1次社区卫生服务中心／乡卫生院负责医师例会；接受辖区内所有监测人员、乡医的报告；填写"居民肿瘤病例报告卡"；整理资料，审核、编码，录入计算机；肿瘤登记处应对下级机构人员进行经常性的指导、检查及业务培训；同时要收集或摘录所辖地区各医疗机构中病案室中的记录资料（或由病案室按月报告）；这些不是直接由乡镇报来的肿瘤资料，经归类整理后，要及时反馈给病例户籍所在地区进行核对，并补充到肿瘤登记册中。

　　对诊治的肿瘤病例，由医务人员及乡村医生填写肿瘤登记报告卡，经汇总后统一报送至肿瘤登记处。此外肿瘤登记处人员应定期到新型农村合作医疗保险、城／镇职工医保中心收集肿瘤患者相关信息并定期进行死亡补发病工作。

　　肿瘤登记处配备专人直接负责资料的收集、整理及计算机录入。肿瘤登记处对下级机构（乡镇）人员进行经常性的指导、检查及业务培训；同时要收集或摘录县（市）各医疗机构病案室中的记录资料，经归类整理后，及时反馈给肿瘤病例户籍所在地工作人员进行核对。（图1-3）

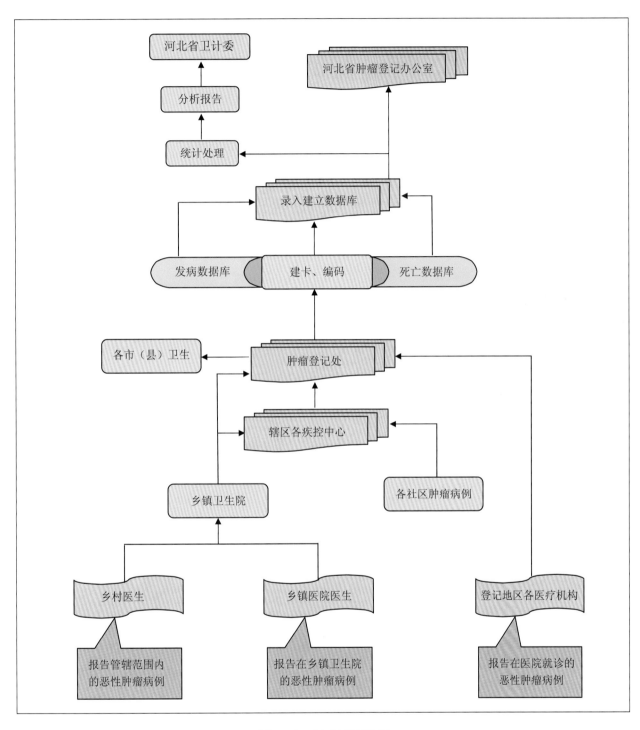

图 1-3 肿瘤登记流程

2. 资料审核流程

河北省肿瘤登记办公室收到各登记处上报资料后，首先检查资料的完整性，一是检查上报材料是否包括了"上报要求"所列全部资料，二是检查数据库是否包含了全部关键变量。在确认资料完整后，使用 IARC/IACR 的 Check 程序逐一检查变量是否完整和有效，并对不同变量之间是否合乎逻辑的一致性进行检查。应用同样原则检查登记地区的死亡资料和人口资料。然后使用数据库软件 MS－FoxPro、SAS、MS－Excel 生成统一表格，对登记数据的完整性和可靠性做出评估，并将结果反馈给各登记处。各登记处根据反馈结果，对登记资料进行核实、补充与修改，将修改后的资料再次上报河北省省肿瘤登记办公室。河北省肿瘤登记办公室将全省各登记处数据进行汇总后，上报国家肿瘤登记中心，国家肿瘤登记中心对各登记点数据再次进行审核，并与全国其他登记点数据进行对比分析，将结果反馈给河北省肿瘤登记办公室，经各登记点修改完善后，形成最终版本数据库，上报国家肿瘤登记中心，同时分析产生年度报告。（图 1-4）

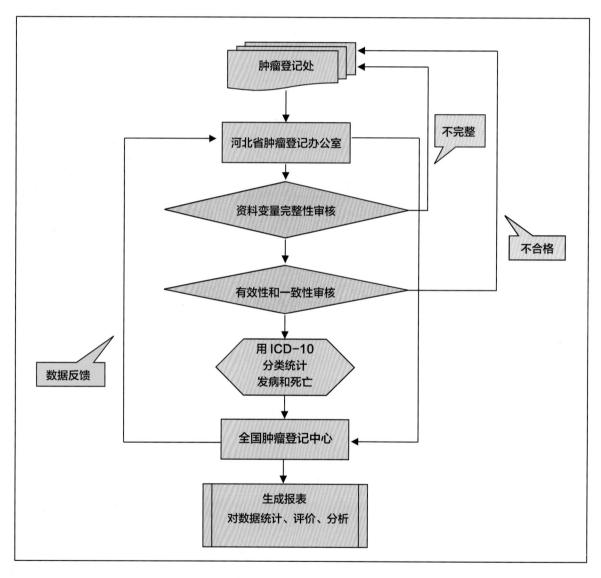

图 1-4　河北省肿瘤登记办公室对上报的登记资料审核流程

（单保恩　贺宇彤　梁迪）

第二章　肿瘤登记资料质量评价

一、河北省肿瘤登记地区 2011 年各登记处发病率与死亡率

河北省登记地区 2011 年登记覆盖人口 4573293 人，其中城市地区 2139779 人，农村地区 2433514 人。报告新发病例数 11269 例，其中城市地区 5192 例，农村地区 6077 例，恶性肿瘤发病率为 246.41/10 万，城市地区为 242.64/10 万，农村地区为 249.72/10 万。涉县恶性肿瘤发病率最高为 311.43/10 万，迁西县最低为 206.14/10 万。报告恶性肿瘤死亡病例 7477 例，其中城市地区 3391 例，农村地区 4086 例。恶性肿瘤死亡率为 163.49/10 万，城市地区 158.47/10 万，农村地区 167.91/10 万。涉县恶性肿瘤死亡率最高为 202.87/10 万，迁西县最低为 120.73/10 万（表 2-1）。

表 2-1　河北省肿瘤登记地区 2011 年各登记处发病率与死亡率

肿瘤登记处	人口数	发病数	发病率（1/10万）	死亡数	死亡率（1/10万）
全省	4573293	11269	246.41	7477	163.49
城市	2139779	5192	242.64	3391	158.47
保定市	1056181	2745	259.90	1750	165.69
秦皇岛市	590891	1403	237.44	1017	172.11
沧州市	492707	1044	211.89	624	126.65
农村	2433514	6077	249.72	4086	167.91
磁县	639336	1818	284.36	1297	202.87
涉县	372476	1160	311.43	820	220.15
迁西县	385168	794	206.14	465	120.73
赞皇县	261612	600	229.35	405	154.81
武安市	774922	1705	220.02	1099	141.82

二、河北省肿瘤登记地区 2011 年恶性肿瘤质控指标

1. 病理组织学诊断比例

病理组织学诊断比例 (MV%) 指病理组织学诊断的病例（包括诊断依据为 5,6,7,8 的病例）占全部发病病例的百分比，在各类诊断依据中病理组织学诊断可靠性最高。是评价登记资料完整性和有效性的重要指标。要求病理组织学诊断所占比例大于 66%，且小于 95%。过高的 MV% 提示登记处的病例来源过度依赖组织学、细胞学及血液学诊断，其他途径病例发现来源缺乏或不完善。过低的 MV% 提示上报单位报告流程欠完善或报告卡填写不认真。MV% 是一相对指标，与当地的医疗诊治水平有关。

MV%= 诊断依据为 5,6,7,8 的病例／全部发病病例 *100%

河北省肿瘤登记地区 2011 年病理组织学诊断比例（MV%）为 75.26%，城市地区为 80.93%，农村地区为 70.41%。城市地区高于农村地区。8 个登记处中沧州市 MV% 比例最高为 94.64%，其

次是迁西县和磁县在 80% 以上；武安 MV% 比例最低为 58.89%。

2. 只有死亡医学证明书比例

肿瘤登记处定期将全死因监测数据中死于恶性肿瘤的病例与恶性肿瘤发病数据库进行核对，对恶性肿瘤发病数据库中没有的死亡病例即从死亡数据库中发现的新病例（DCN）进行医学追访，能追访到进一步诊断信息的（包括首次诊断名称、诊断日期、诊断医院、诊断依据等），将其作为新病例补充到发病数据库中，未追踪到诊断信息的病例，即为仅有死亡医学证明书病例（DCO）。

只有死亡医学证明书比例(DCO%)指仅有死亡医学证明书病例（DCO）占全部发病病例的百分比，也是评价登记资料完整性和有效性的重要指标。若该指标过高，说明发病数据漏报严重，过低说明死亡补发病流程不完善。

DCO%= 仅有死亡医学证明书病例（DCO）／全部发病病例 *100%

河北省肿瘤登记地区 2011 年 DCO% 比例为 3.85%，城市地区为 5.93%，农村地区为 2.07%，城市地区高于农村地区。秦皇岛市 DCO% 比例最高为 7.63%，其次是保定市和武安，其中磁县、迁西县、沧州市和涉县四个登记处 DCO% 低于 2%。

3. 死亡发病比

死亡发病比（M/I）是指同期恶性肿瘤死亡病例数与同期恶性肿瘤发病病例数的比值，既是评价完整性的指标，也是评价可靠性的重要指标，理论上，M/I=1-生存率。M/I 介于 0.6-0.8 之间，小于 0.6 提示死亡可能漏报；大于 0.8 提示发病可能漏报。预后较差的恶性肿瘤如肝癌、肺癌、胰腺癌、食管癌等，M/I 接近于 1。

M/I= 同期恶性肿瘤死亡病例数／同期恶性肿瘤发病病例数

河北省肿瘤登记地区 2011 年 M/I 为 0.66，城市地区为 0.65，农村地区为 0.67。秦皇岛市 M/I 比例最高为 0.72，其次是磁县、涉县和赞皇县。迁西县最低为 0.59。（表 2-2）

表 2-2　河北省肿瘤登记地区 2011 年肿瘤登记质量控制指标

登记处	MV%	DCO%	M/I
全省	75.26	3.85	0.66
城市	80.93	5.93	0.65
保定市	77.45	6.78	0.64
秦皇岛	77.55	7.63	0.72
沧州市	94.64	1.44	0.60
农村	70.41	2.07	0.67
磁县	80.09	1.76	0.71
涉县	60.60	0.34	0.71
迁西县	87.91	1.51	0.59
赞皇县	69.67	2.50	0.68
武安	58.89	3.70	0.64

三、河北省肿瘤登记地区 2011 年恶性肿瘤别质控指标

河北省常见的恶性肿瘤中，胃癌的病理组织学诊断比例为 77.00%，只有死亡证明书比例为 2.55%，死亡发病比为 0.71；肺癌的病理组织学诊断比例为 70.45%，只有死亡证明书比例为 7.27%，死亡发病比为 0.85；食管癌的病理组织学诊断比例为 75.49%，只有死亡证明书比例为 1.51%，死亡发病比为 0.75。（表 2-3）

表 2-3 河北省肿瘤登记恶性肿瘤别质量评价

部位	全省			城市			农村		
	MV%	DCO%	M/I	MV%	DCO%	M/I	MV%	DCO%	M/I
口腔和咽喉(除外鼻咽)	76.28	0.00	0.16	75.70	0.00	0.12	77.55	0.00	0.24
鼻咽	76.32	0.00	0.84	79.17	0.00	0.58	71.43	0.00	1.29
食管	75.49	1.51	0.75	84.62	2.20	0.92	74.26	1.41	0.73
胃	77.00	2.55	0.71	84.85	7.16	0.81	75.37	1.60	0.69
结直肠肛门	83.60	3.97	0.51	87.34	4.94	0.53	77.59	2.41	0.48
肝脏	52.36	8.68	1.02	67.53	11.53	0.94	34.36	5.31	1.10
胆囊及其他	63.64	5.05	0.77	69.09	7.27	1.04	56.82	2.27	0.43
胰腺	68.45	5.36	0.84	72.57	6.19	0.90	60.00	3.64	0.71
喉	80.36	7.14	0.70	89.66	6.90	0.48	70.37	7.41	0.93
气管, 支气管, 肺	70.45	7.27	0.85	77.08	9.63	0.85	59.17	3.25	0.83
其他的胸腔器官	47.06	8.82	0.35	50.00	15.00	0.55	42.86	0.00	0.07
骨	60.00	1.43	0.67	75.00	3.13	0.22	47.37	0.00	1.05
皮肤的黑色素瘤	94.44	0.00	0.11	92.86	0.00	0.14	100.00	0.00	0.00
乳房	90.31	1.10	0.25	91.92	1.41	0.24	86.59	0.41	0.28
子宫颈	88.31	1.00	0.25	92.77	1.81	0.19	85.17	0.42	0.29
子宫体及子宫部位不明	88.08	0.87	0.22	90.12	1.85	0.20	86.26	0.00	0.24
卵巢	84.48	0.43	0.22	88.39	0.00	0.31	80.83	0.83	0.14
前列腺	75.00	1.14	0.45	75.68	1.35	0.43	71.43	0.00	0.57
睾丸	80.00	0.00	0.10	100.00	0.00	0.00	60.00	0.00	0.20
肾及泌尿系统不明	68.63	1.96	0.47	74.79	2.52	0.49	47.06	0.00	0.41
膀胱	81.94	1.94	0.47	83.06	2.42	0.39	77.42	0.00	0.81
脑, 神经系统	51.65	7.69	0.62	64.12	9.16	0.56	40.14	6.34	0.67
甲状腺	90.82	0.00	0.08	96.49	0.00	0.06	82.93	0.00	0.10
淋巴瘤	96.55	0.69	0.63	96.91	1.03	0.66	95.83	0.00	0.58
白血病	95.88	1.76	1.05	96.40	1.80	0.83	94.92	1.69	1.47
不明及其它恶性肿瘤	59.17	9.56	1.13	64.68	10.04	1.25	46.61	8.47	0.86
所有部位合计	75.26	3.85	0.66	80.93	5.93	0.65	70.41	2.07	0.67

（贺宇彤 梁迪 李道娟）

第三章　河北省肿瘤登记地区恶性肿瘤的发病与死亡

河北省肿瘤登记数据仅反映目前我省肿瘤登记地区的发病与死亡的情况，由于登记点覆盖人口较少，对全省的代表性尚需进一步评价。但由于我省尚缺乏相关数据，因此本书在一定程度上可以反映我省恶性肿瘤的发病与死亡情况以及疾病负担。

一、河北省肿瘤登记地区覆盖人口

河北省肿瘤登记地区覆盖人口 4573293 人，占全省 2011 年年末人口数的 6.37%。其中男性2318664 人，女性 2254629 人，性别比为 1.03。其中 0–14 岁人口占 16.88%，15–44 岁人口占50.08%，45–64 岁人口占 25.52%，65 岁及以上人口占 7.52%。其中城市人口 2139779 人（男性1076153 人，女性 1063626 人），占全省登记地区人口数的 46.79%；农村人口 2433514 人（男性1242511 人，女性 1191003 人），占全省登记地区人口数的 53.21%。（表 3-1，图 3-1）

表 3-1　河北省肿瘤登记地区覆盖人口（2011 年）

年龄组	全省			城市			农村		
	合计	男性	女性	合计	男性	女性	合计	男性	女性
合计	4573293	2318664	2254629	2139779	1076153	1063626	2433514	1242511	1191003
0-	58791	30994	27797	20260	10596	9664	38531	20398	18133
1-	231292	123149	108143	80710	43061	37649	150582	80088	70494
5-	256234	136462	119772	101099	52585	48514	155135	83877	71258
10-	225735	121514	104221	88828	46435	42393	136907	75079	61828
15-	297412	154360	143052	109439	55654	53785	187973	98706	89267
20-	405295	204904	200391	144787	73992	70795	260508	130912	129596
25-	440708	218692	222016	251910	123108	128802	188798	95584	93214
30-	338894	173472	165422	194658	99234	95424	144236	74238	69998
35-	405520	203980	201540	219468	109863	109605	186052	94117	91935
40-	402561	204844	197717	192033	98265	93768	210528	106579	103949
45-	356478	181882	174596	175462	90542	84920	181016	91340	89676
50-	320885	163815	157070	156928	80030	76898	163957	83785	80172
55-	286937	141648	145289	141502	69520	71982	145435	72128	73307
60-	202758	98021	104737	94716	45209	49507	108042	52812	55230
65-	133456	64800	68656	63628	30402	33226	69828	34398	35430
70-	104377	49795	54582	51839	23966	27873	52538	25829	26709
75-	64454	29729	34725	31783	14823	16960	32671	14906	17765
80-	32197	13288	18909	16514	7181	9333	15683	6107	9576
85+	9309	3315	5994	4215	1687	2528	5094	1628	3466

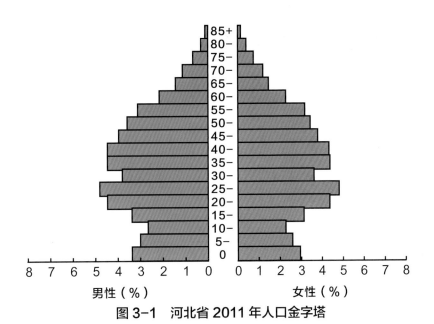

图 3-1　河北省 2011 年人口金字塔

二、河北省肿瘤登记地区全部恶性肿瘤发病与死亡

（一）全部恶性肿瘤发病情况

河北省肿瘤登记地区 2011 年新发病例数达 11269 例（男性 6134 例，女性 5135 例），其中城市地区 5192 例，占新发病例数的 46.07%，农村地区 6077 例，占 53.93%。

河北省肿瘤登记地区发病率 246.41/10 万（男性 264.55/10 万，女性 227.75/10 万），中标率 207.13/10 万，世标率 206.61/10 万，累积率(0~64 岁）为 12.14%，累积率(0~74 岁）为 23.57%。

城市地区肿瘤登记地区发病率 242.64/10 万（男性 248.48/10 万，女性 236.74/10 万），中标率 200.19/10 万，世标率 200.78/10 万，累积率(0~64 岁）为 10.67%，累积率(0~74 岁）为 21.72%。

农村地区肿瘤登记地区发病率 249.72/10 万（男性 278.47/10 万，女性 219.73/10 万），中标率 214.11/10 万，世标率 212.90/10 万，累积率(0~64 岁）为 13.52%，累积率(0~74 岁）为 25.29%。

城市与农村相比，城市男女合计和男性发病率、中标率、世标率、累积率和截缩率均略低于农村，而城市女性发病率、中标率、世标率、累积率(0~74 岁）均高于农村，累积率(0~64 岁）和截缩率城市低于农村。（表 3-2）

表 3-2　河北省肿瘤登记地区全部恶性肿瘤发病主要指标

地区	性别	发病数	发病粗率 (1/10⁵)	中国人口标化率 (1/10⁵)	世界人口标化率 (1/10⁵)	累积率 0-64%	累积率 0-74%	截缩率 (1/10⁵)
全省	合计	11269	246.41	207.13	206.61	12.14	23.57	339.28
	男	6134	264.55	237.18	241.43	12.81	27.06	353.24
	女	5135	227.75	184.05	179.77	11.57	20.39	327.94
城市	合计	5192	242.64	200.19	200.78	10.67	21.72	299.70
	男	2674	248.48	222.50	228.89	10.41	23.19	284.45
	女	2518	236.74	185.07	181.20	11.01	20.54	317.64
农村	合计	6077	249.72	214.11	212.90	13.52	25.29	375.61
	男	3460	278.47	248.96	251.01	15.02	30.58	416.19
	女	2617	219.73	183.71	179.10	12.11	20.21	337.05

（二）全部恶性肿瘤年龄别发病率

河北省肿瘤登记地区全部恶性肿瘤年龄别发病率，0~39岁年龄段发病率处于较低水平，40-岁组快速升高，85-岁组发病率处于最高水平。城市和农村地区变化趋势基本相同。

年龄别发病率男女城乡比较，男性35岁以前发病率较低，随后逐渐升高，45岁前大部分年龄段城市高于农村，45~80岁年龄段发病农村高于城市，80岁以后城市高于农村；女性在35岁前在大部分年龄段发病率农村高于城市，35~45年龄段城市高于农村，45~60年龄段农村高于城市，65-岁年龄组及以后城市发病率高于农村，除80-岁年龄组以外。（表3-3，图3-2~3-5）

表3-3 河北省肿瘤登记地区恶性肿瘤年龄别发病率（1/10万）

年龄组	全省			城市			农村		
	合计	男性	女性	合计	男性	女性	合计	男性	女性
合计	246.41	264.55	227.75	242.64	248.48	236.74	249.72	278.47	219.73
0-	8.50	9.68	7.20	4.94	0.00	10.35	10.38	14.71	5.51
1-	4.76	4.87	4.62	9.91	11.61	7.97	1.99	1.25	2.84
5-	5.46	3.66	7.51	2.97	5.71	0.00	7.09	2.38	12.63
10-	10.19	13.99	5.76	9.01	12.92	4.72	10.96	14.65	6.47
15-	11.43	12.31	10.49	18.28	17.97	18.59	7.45	9.12	5.60
20-	20.73	14.15	27.45	20.72	20.27	21.19	20.73	10.69	30.87
25-	25.41	14.63	36.03	21.04	15.43	26.40	31.25	13.60	49.35
30-	47.51	29.40	66.50	46.23	36.28	56.59	49.22	20.21	80.00
35-	72.25	47.55	97.25	81.56	53.70	109.48	61.27	40.38	82.67
40-	138.36	96.17	182.08	158.31	106.85	212.23	120.17	86.32	154.88
45-	262.85	213.87	313.87	236.52	178.92	297.93	288.37	248.52	328.96
50-	362.44	362.60	362.26	313.52	286.14	342.01	409.25	435.64	381.68
55-	608.50	698.21	521.03	510.95	523.59	498.74	703.41	866.52	542.92
60-	857.67	1049.78	677.89	705.27	814.00	605.97	991.28	1251.61	742.35
65-	1082.00	1341.05	837.51	1005.85	1151.24	872.81	1151.40	1508.81	804.40
70-	1204.29	1508.18	927.05	1205.66	1406.16	1033.26	1202.94	1602.85	816.20
75-	1466.16	2011.50	999.28	1481.92	1949.67	1073.11	1450.83	2072.99	928.79
80-	1580.89	2347.98	1041.83	1780.31	2757.28	1028.61	1370.91	1866.71	1054.72
85+	2524.44	4434.39	1468.13	3985.77	7053.94	1938.29	1315.27	1719.90	1125.22

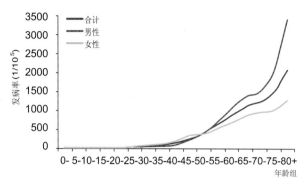

图3-2　河北省肿瘤登记地区恶性肿瘤年龄别发病率

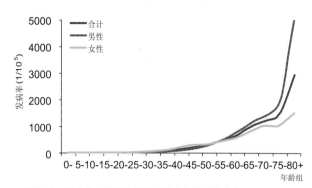

图3-3　城市肿瘤登记地区恶性肿瘤年龄别发病率

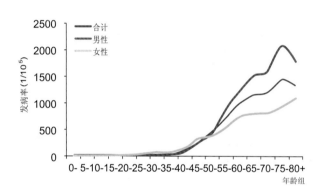

图3-4　农村肿瘤登记地区恶性肿瘤年龄别发病率

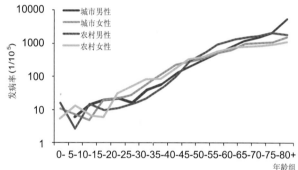

图3-5　河北省城市和农村肿瘤登记地区恶性肿瘤年龄别发病率

（三）全部恶性肿瘤死亡情况

河北省肿瘤登记地区 2011 年报告死亡病例数达 7477 例（男性 4557 例，女性 2920 例），其中城市地区 3391 例，占死亡例数的 45.35%，农村地区 4086 例，占 54.65%。

河北省肿瘤登记地区死亡率 163.49/10 万（男性 196.54/10 万，女性 129.51/10 万），中标率 144.48/10 万，世标率 147.69/10 万，累积率（0~64 岁）为 6.07%，累积率（0~74 岁）为 14.71%。

城市地区肿瘤登记地区死亡率 158.47/10 万（男性 184.08/10 万，女性 132.57/10 万），中标率 141.27/10 万，世标率 148.91/10 万，累积率（0~64 岁）为 4.81%，累积率（0~74 岁）为 12.42%。

农村地区肿瘤登记地区死亡率 167.91/10 万（男性 207.32/10 万，女性 126.78/10 万），中标率 148.56/10 万，世标率 148.28/10 万，累积率（0~64 岁）为 7.26%，累积率（0~74 岁）为 16.87%。

城市与农村相比，农村男女合计和男性的死亡率、中标率、累积率（0~64 岁）、累积率（0~74 岁）和截缩率均高于城市，而城市女性死亡率、中标率、世标率和累积率均高于农村。世标率男女合计和女性城市高于农村，男性城市低于农村。（表 3-4）

表 3-4 河北省肿瘤登记地区恶性肿瘤死亡主要指标

地区	性别	死亡数	死亡粗率 (1/10⁵)	中国人口标化率 (1/10⁵)	世界人口标化率 (1/10⁵)	累积率 0-64%	累积率 0-74%	截缩率 (1/10⁵)
	合计	7477	163.49	144.48	147.69	6.07	14.71	167.89
全省	男	4557	196.54	188.22	193.16	7.70	18.82	211.87
	女	2920	129.51	107.12	109.65	4.50	10.84	125.03
	合计	3391	158.47	141.27	148.91	4.81	12.42	132.49
城市	男	1981	184.08	176.63	186.92	6.02	15.41	165.10
	女	1410	132.57	111.27	117.28	3.65	9.68	101.15
	合计	4086	167.91	148.56	148.28	7.26	16.87	200.68
农村	男	2576	207.32	197.50	196.82	9.25	21.94	254.78
	女	1510	126.78	105.21	105.59	5.31	11.93	147.35

（四）全部恶性肿瘤年龄别死亡率

河北省肿瘤登记地区恶性肿瘤合计年龄别死亡率在 0~39 岁年龄段处于较低水平，40- 岁组开始快速升高，在 85+ 组达到最高，城乡趋势基本相似。

年龄别死亡率男女城乡比较，40 岁以前死亡率处于较低水平，城乡相差较小，男性在 30~74 岁年龄段城市死亡率总体低于农村，75 岁以后城市高于农村；女性在 40~74 岁年龄段农村高于城市，70- 岁年龄组以后城市死亡率高于农村。（表 3-5，图 3-6~3-9）

表 3-5 河北省肿瘤登记地区恶性肿瘤年龄别死亡率（1/10 万）

年龄组	全省			城市			农村		
	合计	男性	女性	合计	男性	女性	合计	男性	女性
合计	163.49	196.54	129.51	158.47	184.08	132.57	167.91	207.32	126.78
0-	17.01	19.36	14.39	34.55	37.75	31.04	7.79	9.80	5.51
1-	4.32	3.25	5.55	6.20	4.64	7.97	3.32	2.50	4.26
5-	1.95	2.20	1.67	0.99	1.90	0.00	2.58	2.38	2.81
10-	2.66	3.29	1.92	3.38	2.15	4.72	2.19	4.00	0.00
15-	5.38	5.18	5.59	4.57	3.59	5.58	5.85	6.08	5.60
20-	8.39	10.74	5.99	9.67	12.16	7.06	7.68	9.93	5.40
25-	6.81	8.23	5.41	3.18	4.87	1.55	11.65	12.55	10.73
30-	17.41	23.63	10.88	15.41	19.15	11.53	20.11	29.63	10.00
35-	25.15	24.02	26.30	24.15	21.85	26.46	26.34	26.56	26.11
40-	56.64	67.86	45.01	52.07	61.06	42.66	60.80	74.12	47.14
45-	108.28	134.15	81.33	86.63	103.82	68.30	129.27	164.22	93.67
50-	162.68	194.73	129.24	130.00	147.44	111.84	193.95	239.90	145.94
55-	303.20	386.17	222.32	234.63	306.39	165.32	369.92	463.07	278.28
60-	509.47	673.33	356.13	385.36	508.75	272.69	618.28	814.21	430.93
65-	727.58	964.51	503.96	597.22	779.55	430.39	846.37	1127.97	572.96
70-	1000.22	1259.16	763.99	924.01	1097.39	774.94	1075.41	1409.27	752.56
75-	1593.38	2092.23	1166.31	1604.63	1969.91	1285.38	1582.44	2213.87	1052.63
80-	2155.48	3032.81	1538.95	2531.19	3328.23	1917.93	1759.87	2685.44	1169.59
85+	4619.19	6515.84	3570.24	7710.56	9899.23	6250.00	2061.25	3009.83	1615.70

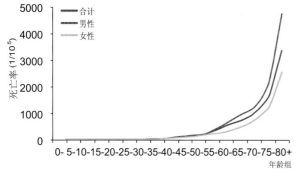

图3-6 河北省肿瘤登记地区恶性肿瘤年龄别死亡率

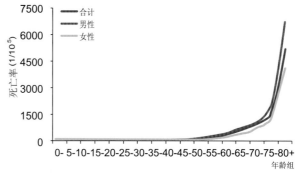

图3-7 城市肿瘤登记地区恶性肿瘤年龄别死亡率

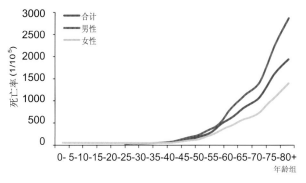
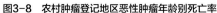

图3-8 农村肿瘤登记地区恶性肿瘤年龄别死亡率

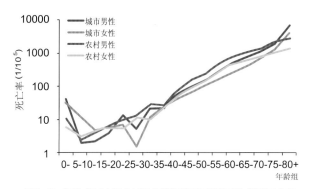

图3-9 河北省城市和农村肿瘤登记地区恶性肿瘤年龄别死亡率

三、河北省肿瘤登记地区前 10 位恶性肿瘤

（一）前 10 位恶性肿瘤发病情况

河北省肿瘤登记地区恶性肿瘤发病第 1 位的是胃癌，其次是肺癌、食管癌、乳腺癌和肝癌，前 10 位恶性肿瘤占全部恶性肿瘤的 82.76%。男性恶性肿瘤发病第 1 位的是胃癌，其次为肺癌、食管癌、肝癌和结直肠癌，男性前 10 位恶性肿瘤占全部恶性肿瘤的 87.74%；女性恶性肿瘤发病第 1 位的是乳腺癌，其次为肺癌、胃癌、食管癌和子宫颈癌，女性前 10 位恶性肿瘤占全部恶性肿瘤的 84.77%。（表 3-6, 图 3-10, 图 3-11）

表 3-6 河北省肿瘤登记地区前 10 位恶性肿瘤发病

顺位	合 计				男 性				女 性			
	部 位	发病率(1/10⁵)	构成(%)	中标率(1/10⁵)	部 位	发病率(1/10⁵)	构成(%)	中标率(1/10⁵)	部 位	发病率(1/10⁵)	构成(%)	中标率(1/10⁵)
1	胃(C16)	46.29	18.79	37.87	胃(C16)	65.64	24.81	56.31	乳房(C50)	34.82	15.29	27.92
2	气管, 支气管, 肺(C33-C34)	45.44	18.44	38.55	气管, 支气管, 肺(C33-C34)	56.93	21.52	52.10	气管, 支气管, 肺(C33-C34)	33.62	14.76	26.99
3	食管(C15)	33.37	13.54	27.55	食管(C15)	42.18	15.94	36.76	胃(C16)	26.39	11.59	20.77
4	乳房(C50)	17.82	7.23	14.57	肝脏(C22)	24.19	9.15	21.08	食管(C15)	24.31	10.67	19.06
5	肝脏(C22)	17.12	6.95	14.25	结直肠(C18-C21)	18.55	7.01	16.68	子宫颈(C53)	17.83	7.83	14.57
6	结直肠(C18-C21)	16.53	6.71	13.82	脑, 神经系统(C70-C72)	5.91	2.23	5.65	子宫体及子宫部位不明(C54-C55)	15.26	6.70	12.18
7	子宫颈(C53)	8.79	3.57	7.27	膀胱(C67)	5.65	2.14	5.75	结直肠(C18-C21)	14.46	6.35	11.44
8	子宫体及子宫部位不明(C54-C55)	7.52	3.05	6.11	肾及泌尿系统(C64-C66, C68)	4.53	1.71	4.07	卵巢(C56)	10.29	4.52	8.92
9	脑, 神经系统(C70-C72)	5.97	2.42	5.20	口腔和咽喉(C00-C10;C12-C14)	4.40	1.66	3.69	肝脏(C22)	9.85	4.32	7.98
10	卵巢(C56)	5.07	2.06	4.48	白血病(C91-C95)	4.14	1.57	4.00	甲状腺(C73)	6.25	2.75	5.25
合计	所有部位	246.41	100.00	207.13	所有部位	264.55	100.00	237.18	所有部位	227.75	100.00	184.05

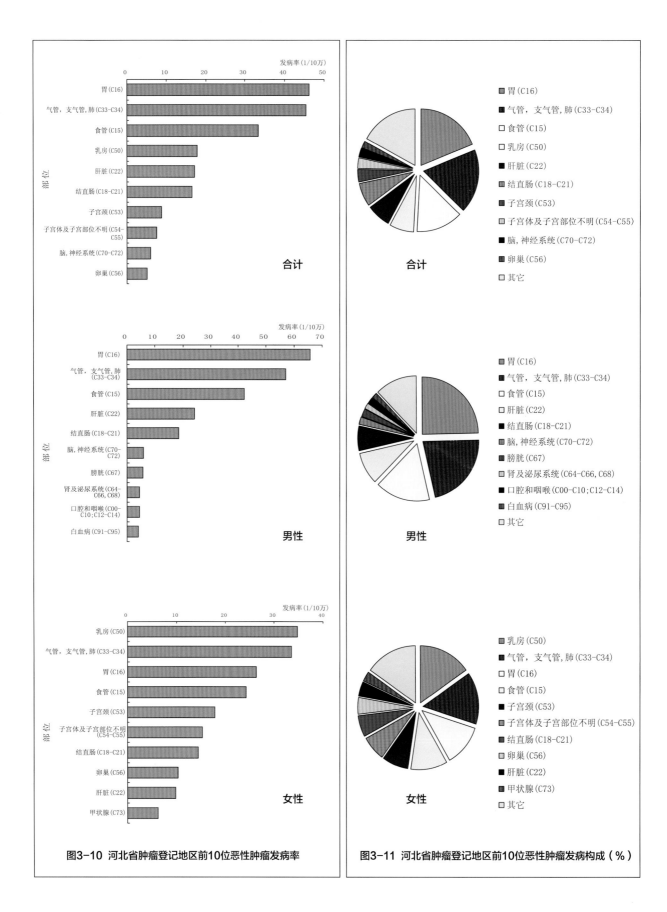

图3-10 河北省肿瘤登记地区前10位恶性肿瘤发病率

图3-11 河北省肿瘤登记地区前10位恶性肿瘤发病构成（％）

（二）前10位恶性肿瘤死亡情况

河北省肿瘤登记地区恶性肿瘤和男性恶性肿瘤死亡第 1 位的均是肺癌，其次为胃癌、食管癌、肝癌和结直肠癌，前 10 位恶性肿瘤死亡分别占全部恶性肿瘤的 84.55% 和 89.29%；女性恶性肿瘤死亡第 1 位的为肺癌，其次为胃癌、食管癌、肝癌和乳腺癌。女性前 10 位恶性肿瘤占全部恶性肿瘤的 83.08%。（表 3-7, 图 3-12, 图 3-13）

表 3-7　河北省肿瘤登记地区前 10 位恶性肿瘤死亡

顺位	合计 部位	死亡率(1/10⁵)	构成(%)	中标率(1/10⁵)	男性 部位	死亡率(1/10⁵)	构成(%)	中标率(1/10⁵)	女性 部位	死亡率(1/10⁵)	构成(%)	中标率(1/10⁵)
1	气管,支气管,肺(C33-C34)	38.46	23.53	34.59	气管,支气管,肺(C33-C34)	48.43	24.64	47.35	气管,支气管,肺(C33-C34)	28.21	21.78	23.64
2	胃(C16)	32.97	20.17	28.36	胃(C16)	45.16	22.98	41.50	胃(C16)	20.45	15.79	16.58
3	食管(C15)	25.01	15.30	21.78	食管(C15)	31.40	15.98	29.43	食管(C15)	18.45	14.25	15.12
4	肝脏(C22)	17.41	10.65	14.84	肝脏(C22)	23.85	12.14	21.24	肝脏(C22)	10.78	8.32	8.92
5	结直肠(C18-C21)	8.42	5.15	7.52	结直肠(C18-C21)	10.05	5.11	10.08	乳房(C50)	8.69	6.71	6.98
6	乳房(C50)	4.53	2.77	3.80	脑,神经系统(C70-C72)	4.36	2.22	4.22	结直肠(C18-C21)	6.74	5.21	5.50
7	白血病(C91-C95)	3.91	2.39	3.73	白血病(C91-C95)	4.31	2.19	4.51	子宫颈(C53)(C53)	4.44	3.42	3.44
8	脑,神经系统(C70-C72)	3.70	2.26	3.39	胰腺(C25)	3.23	1.65	3.05	白血病(C91-C95)	3.50	2.71	3.20
9	子宫颈(C53)	2.19	1.34	1.77	淋巴瘤(C81-C85,88,90,96)	2.42	1.23	2.40	子宫体及子宫部位不明(C54-C55)	3.33	2.57	2.64
10	子宫体及子宫部位不明(C54-C55)	1.64	1.00	1.38	膀胱(C67)	2.29	1.16	2.50	脑,神经系统(C70-C72)	3.02	2.33	2.68
合计	所有部位	163.49	100.00	144.48	所有部位	196.54	100.00	188.22	所有部位	129.51	100.00	107.12

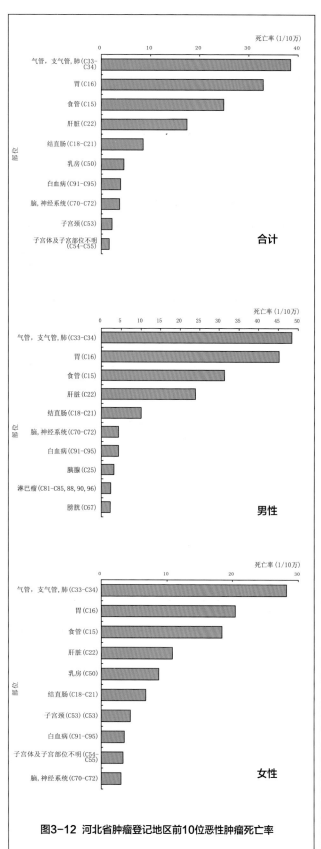

图3-12 河北省肿瘤登记地区前10位恶性肿瘤死亡率

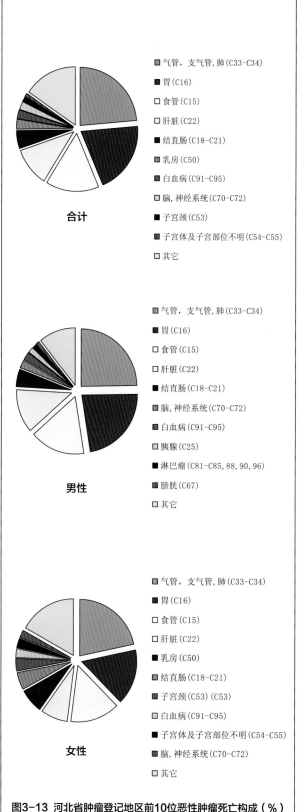

图3-13 河北省肿瘤登记地区前10位恶性肿瘤死亡构成（%）

（三）城市地区前 10 位恶性肿瘤发病情况

城市地区恶性肿瘤发病第 1 位的是肺癌，其次为乳腺癌、结直肠癌、肝癌和胃癌，前 10 位恶性肿瘤占全部恶性肿瘤的 75.06%。男性恶性肿瘤发病第 1 位的是肺癌，其次为肝癌、结直肠癌、胃癌和食管癌，男性前 10 位恶性肿瘤占全部恶性肿瘤的 83.40%；女性恶性肿瘤发病第 1 位的是乳腺癌，其次为肺癌、结直肠癌、子宫颈癌和子宫体癌，女性前 10 位恶性肿瘤占全部恶性肿瘤的 81.53 %。（表 3-8, 图 3-14, 图 3-15）

表 3-8　河北省城市肿瘤登记地区前 10 位恶性肿瘤发病主要指标

顺位	合计				男性				女性			
	部 位	发病率(1/10⁵)	构成(%)	中标率(1/10⁵)	部 位	发病率(1/10⁵)	构成(%)	中标率(1/10⁵)	部 位	发病率(1/10⁵)	构成(%)	中标率(1/10⁵)
1	气管, 支气管, 肺(C33-C34)	61.17	25.21	50.70	气管, 支气管, 肺(C33-C34)	75.36	30.33	67.45	乳房(C50)	51.43	21.72	39.07
2	乳房(C50)	26.59	10.96	20.47	肝脏(C22)	28.81	11.59	24.40	气管, 支气管, 肺(C33-C34)	46.82	19.78	36.57
3	结直肠(C18-C21)	21.78	8.98	17.66	结直肠(C18-C21)	24.90	10.02	21.58	结直肠(C18-C21)	18.62	7.86	14.28
4	肝脏(C22)	19.86	8.19	16.13	胃(C16)	22.49	9.05	20.26	子宫颈(C53)	15.61	6.59	12.39
5	胃(C16)	16.96	6.99	14.29	食管(C15)	12.82	5.16	11.39	子宫体及子宫部位不明(C54-C55)	15.23	6.43	11.49
6	食管(C15)	8.51	3.51	7.12	膀胱(C67)	9.76	3.93	9.73	胃(C16)	11.38	4.81	9.10
7	子宫颈(C53)	7.76	3.20	6.16	肾及泌尿系统(C64-C66, C68)	7.81	3.14	6.63	肝脏(C22)	10.81	4.57	8.57
8	子宫体及子宫部位不明(C54-C55)	7.57	3.12	5.82	口腔和咽喉(C00-C10;C12-C14)	7.81	3.14	6.27	卵巢(C56)	10.53	4.45	8.34
9	脑, 神经系统(C70-C72)	6.12	2.52	5.47	前列腺(C61)	6.88	2.77	7.64	甲状腺(C73)	6.68	2.82	5.24
10	膀胱(C67)	5.79	2.39	5.25	脑, 神经系统(C70-C72)	6.32	2.54	6.30	脑, 神经系统(C70-C72)	5.92	2.50	4.84
合计	所有部位	242.64	100.00	200.19	所有部位	248.48	100.00	222.50	所有部位	236.74	100.00	185.07

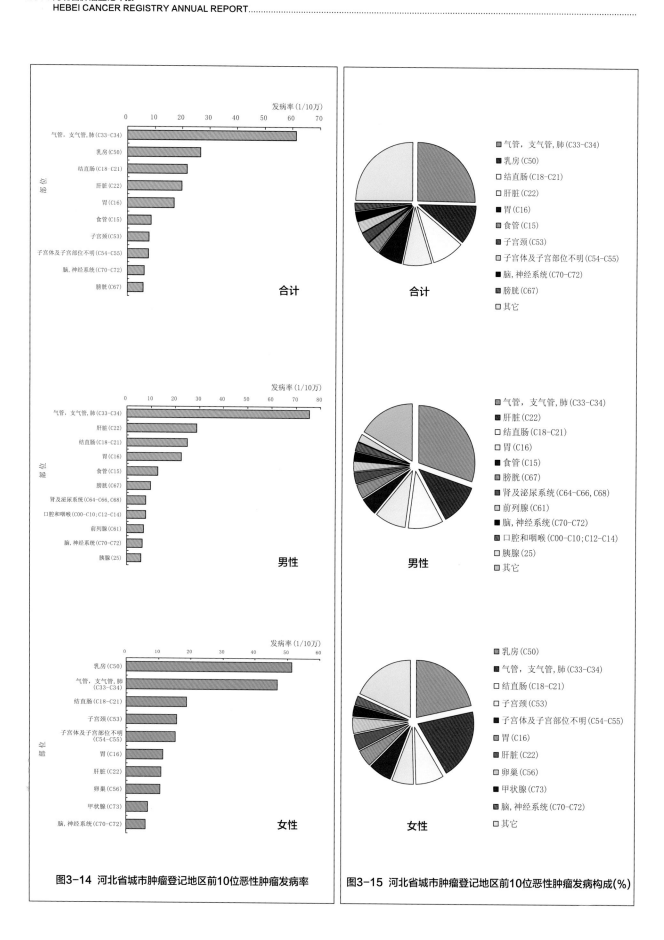

图3-14 河北省城市肿瘤登记地区前10位恶性肿瘤发病率

图3-15 河北省城市肿瘤登记地区前10位恶性肿瘤发病构成(%)

（四）城市地区前 10 位恶性肿瘤死亡情况

河北省城市肿瘤登记地区男女合计和男性恶性肿瘤死亡第 1 位的均是肺癌，其次为肝癌、胃癌、结直肠癌和食管癌，前 10 位恶性肿瘤死亡分别占全部恶性肿瘤的 78.59% 和 83.34%；女性恶性肿瘤死亡第 1 位的也是肺癌，其次为乳腺癌、肝癌、胃癌和结直肠癌，女性前 10 位恶性肿瘤死亡占全部恶性肿瘤的 79.86%。（表 3-9, 图 3-16, 图 3-17）

表 3-9　河北省城市肿瘤登记地区前 10 位恶性肿瘤死亡主要指标

顺位	合计				男性				女性			
	部位	死亡率 (1/10⁵)	构成 (%)	中标率 (1/10⁵)	部位	死亡率 (1/10⁵)	构成 (%)	中标率 (1/10⁵)	部位	死亡率 (1/10⁵)	构成 (%)	中标率 (1/10⁵)
1	气管，支气管, 肺 (C33-C34)	52.20	32.94	46.65	气管，支气管, 肺 (C33-C34)	63.84	34.68	60.78	气管，支气管, 肺 (C33-C34)	40.43	30.50	34.27
2	肝脏(C22)	18.74	11.83	15.73	肝脏(C22)	25.65	13.93	22.35	乳房(C50)	12.32	9.29	9.92
3	胃(C16)	13.74	8.67	12.42	胃(C16)	18.03	9.79	17.47	肝脏(C22)	11.75	8.87	9.68
4	结直肠(C18-C21)	11.45	7.23	10.12	结直肠(C18-C21)	14.50	7.87	14.13	胃(C16)	9.40	7.09	8.05
5	食管(C15)	7.80	4.92	7.08	食管(C15)	9.48	5.15	9.50	结直肠(C18-C21)	8.37	6.31	6.81
6	乳房(C50)	6.45	4.07	5.39	胰腺(C25)	5.20	2.83	4.67	食管(C15)	6.11	4.61	5.09
7	胰腺(C25)	4.77	3.01	4.09	白血病(C91-C95)	4.74	2.57	4.98	胰腺(C25)	4.32	3.26	3.52
8	白血病(C91-C95)	4.30	2.71	4.09	脑, 神经系统 (C70-C72)	4.37	2.37	4.44	白血病(C91-C95)	3.85	2.91	3.52
9	脑, 神经系统 (C70-C72)	3.46	2.18	3.37	淋巴瘤 (C81-C85, 88, 90, 96)	4.18	2.27	3.95	卵巢(C56)	3.29	2.48	2.82
10	卵巢(C56)	1.64	1.03	1.51	肾及泌尿系统 (C64-C66, C68)	3.44	1.87	3.26	子宫颈(C53)	3.01	2.27	2.29
合计	所有部位	158.47	100.00	141.27	所有部位	184.08	100.00	176.63	所有部位	132.57	100.00	111.27

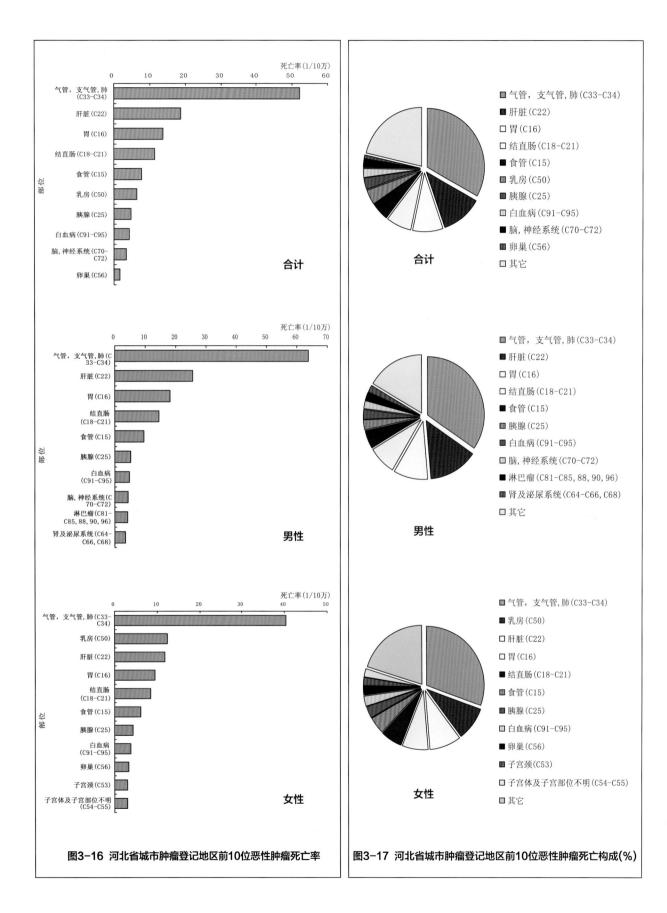

图3-16 河北省城市肿瘤登记地区前10位恶性肿瘤死亡率

图3-17 河北省城市肿瘤登记地区前10位恶性肿瘤死亡构成(%)

（五）农村地区前10位恶性肿瘤发病情况

河北省农村肿瘤登记地区男女合计和男性恶性肿瘤发病第1位的均是胃癌，其次为食管癌、肺癌、肝癌和结直肠癌，前10位恶性肿瘤发病分别占全部恶性肿瘤的89.53%和93.55%；女性发病第1位恶性肿瘤为食管癌，其次为胃癌、肺癌、乳腺癌和子宫颈癌，女性前10位恶性肿瘤占全部恶性肿瘤的88.73%。（表3-10,图3-18,图3-19）

表3-10　河北省农村肿瘤登记地区前10位恶性肿瘤发病主要指标

顺位	合计				男性				女性			
	部位	发病率 (1/10⁵)	构成 (%)	中标率 (1/10⁵)	部位	发病率 (1/10⁵)	构成 (%)	中标率 (1/10⁵)	部位	发病率 (1/10⁵)	构成 (%)	中标率 (1/10⁵)
1	胃(C16)	72.08	28.86	60.04	胃(C16)	103.02	36.99	89.72	食管(C15)	42.32	19.26	34.09
2	食管(C15)	55.23	22.12	46.87	食管(C15)	67.61	24.28	60.58	胃(C16)	39.80	18.11	31.88
3	气管，支气管,肺 (C33-C34)	31.60	12.65	27.23	气管，支气管,肺 (C33-C34)	40.97	14.71	37.22	气管，支气管,肺 (C33-C34)	21.83	9.94	17.91
4	肝脏(C22)	14.71	5.89	12.51	肝脏(C22)	20.20	7.25	17.85	乳房(C50)	19.98	9.09	17.45
5	结直肠(C18-C21)	11.92	4.77	10.21	结直肠(C18-C21)	13.04	4.68	11.91	子宫颈(C53)	19.82	9.02	16.63
6	乳房(C50)	10.11	4.05	9.00	脑,神经系统 (C70-C72)	5.55	1.99	5.02	子宫体及子宫部位不明(C54-C55)	15.28	6.95	13.01
7	子宫颈(C53)	9.70	3.88	8.30	白血病(C91-C95)	2.82	1.01	2.81	结直肠(C18-C21)	10.75	4.89	8.79
8	子宫体及子宫部位不明(C54-C55)	7.48	2.99	6.50	口腔和咽喉 (C00-C10;C12-C14)	2.74	0.98	2.46	卵巢(C56)	10.08	4.59	9.61
9	脑,神经系统 (C70-C72)	5.84	2.34	5.00	胰腺(C25)	2.49	0.90	2.30	肝脏(C22)	8.98	4.09	7.46
10	卵巢(C56)	4.93	1.97	4.76	膀胱(C67)	2.09	0.75	1.85	脑,神经系统 (C70-C72)	6.13	2.79	5.17
合计	所有部位	249.72	100.00	214.11	所有部位	278.47	100.00	248.96	所有部位	219.73	100.00	183.71

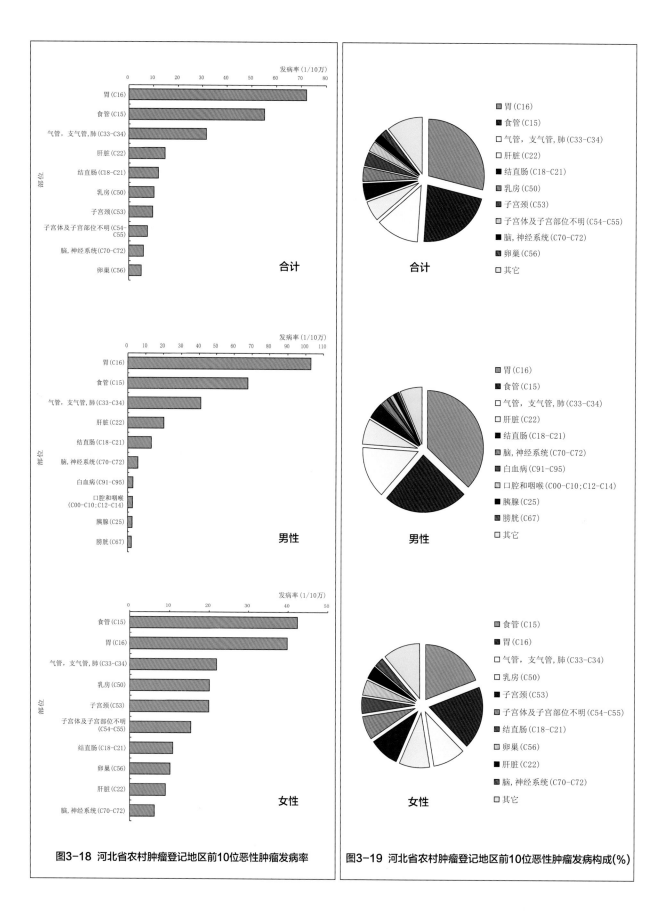

图3-18 河北省农村肿瘤登记地区前10位恶性肿瘤发病率

图3-19 河北省农村肿瘤登记地区前10位恶性肿瘤发病构成(%)

（六）农村地区前 10 位恶性肿瘤死亡情况

河北省农村肿瘤登记地区恶性肿瘤和男性恶性肿瘤死亡第 1 位的均是胃癌，其次为食管癌、肺癌、肝癌和结直肠癌，前 10 位恶性肿瘤死亡分别占全部恶性肿瘤的 91.29% 和 94.33%；女性恶性肿瘤死亡第 1 位的也是胃癌，其次为食管癌、肺癌、肝癌和子宫颈癌。女性前 10 位恶性肿瘤占全部恶性肿瘤的 89.67%。（表 3-11, 图 3-20, 图 3-21）

表 3-11　河北省农村肿瘤登记地区前 10 位恶性肿瘤死亡主要指标

顺位	合计				男性				女性			
	部位	死亡率(1/10⁵)	构成(%)	中标率(1/10⁵)	部位	死亡率(1/10⁵)	构成(%)	中标率(1/10⁵)	部位	死亡率(1/10⁵)	构成(%)	中标率(1/10⁵)
1	胃(C16)	49.89	29.71	43.56	胃(C16)	68.65	33.11	64.10	胃(C16)	30.31	23.91	24.88
2	食管(C15)	40.15	23.91	35.85	食管(C15)	50.38	24.30	48.48	食管(C15)	29.47	23.25	24.74
3	气管，支气管,肺(C33-C34)	26.38	15.71	23.48	气管，支气管,肺(C33-C34)	35.09	16.93	34.02	气管，支气管,肺(C33-C34)	17.30	13.64	14.22
4	肝脏(C22)	16.23	9.67	14.04	肝脏(C22)	22.29	10.75	20.09	肝脏(C22)	9.91	7.81	8.28
5	结直肠(C18-C21)	5.75	3.43	5.12	结直肠(C18-C21)	6.20	2.99	6.07	子宫颈(C53)	5.71	4.50	4.50
6	脑,神经系统(C70-C72)	3.90	2.33	3.51	脑,神经系统(C70-C72)	4.35	2.10	3.94	乳房(C50)	5.46	4.30	4.37
7	白血病(C91-C95)	3.58	2.13	3.45	白血病(C91-C95)	3.94	1.90	4.00	结直肠(C18-C21)	5.29	4.17	4.33
8	乳房(C50)	2.84	1.69	2.35	喉(C32)	1.69	0.82	1.91	子宫体及子宫部位不明(C54-C55)	3.61	2.85	2.88
9	子宫颈(C53)	2.79	1.66	2.32	胰腺(C25)	1.53	0.74	1.52	脑,神经系统(C70-C72)	3.44	2.72	3.12
10	子宫体及子宫部位不明(C54-C55)	1.77	1.05	1.47	骨(C40-C41)	1.45	0.70	1.57	白血病(C91-C95)	3.19	2.52	2.95
合计	所有部位	167.91	100.00	148.56	所有部位	207.32	100.00	197.50	所有部位	126.78	100.00	105.21

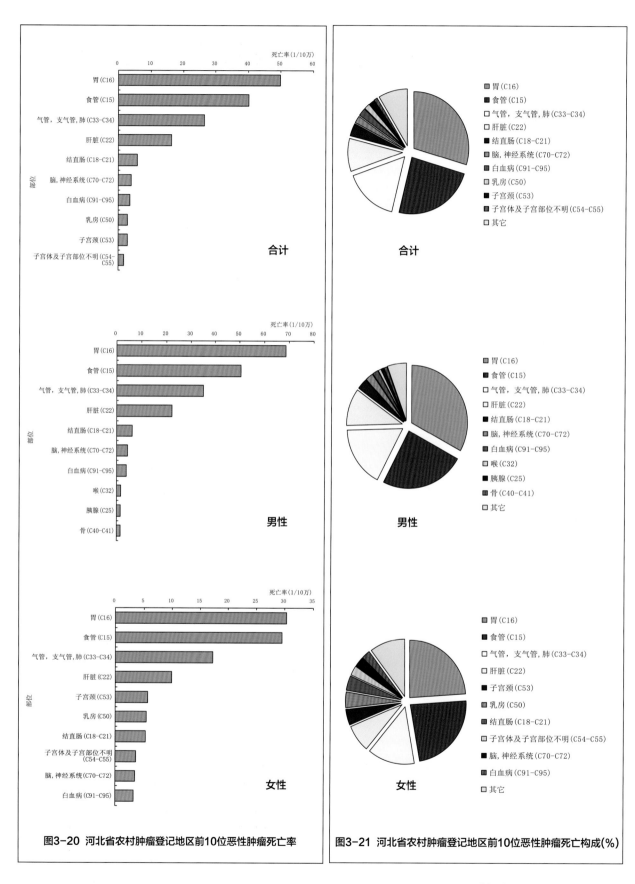

图3-20 河北省农村肿瘤登记地区前10位恶性肿瘤死亡率

图3-21 河北省农村肿瘤登记地区前10位恶性肿瘤死亡构成(%)

（贺宇彤　梁迪　靳晶）

第四章　各部位恶性肿瘤的发病与死亡

一、胃 (C16)

河北省肿瘤登记地区胃癌的发病率为 46.29/10 万，中国人口标化率为 37.87/10 万，世界人口标化率为 38.61/10 万。城市发病率为 16.96/10 万，农村发病率为 72.08/10 万，农村发病率是城市的 4.25 倍，年龄标化后降至 4.20 倍。同期胃癌的死亡率为 32.97/10 万，城市死亡率为 13.74/10 万，农村死亡率为 49.89/10 万，农村是城市的 3.63 倍，年龄标化后降为 3.51 倍。

胃癌年龄别发病率在 0-30 岁年龄段处于较低水平，35- 岁组以后逐渐升高，在 85+ 岁组达到高峰。农村地区在 75- 岁组达到高峰。胃癌的年龄别死亡率在 0-45 岁年龄段处于较低水平，50- 岁组以后迅速上升，在 85+ 岁组达到高峰。城市和农村地区年龄别死亡趋势与全省基本一致。（表 4-1a，图 4-1a~4-1f）

表 4-1a　河北省肿瘤登记地区胃癌发病与死亡

地区	性别	病例数	粗率 (1/10⁵)	构成 (%)	中国人口标化率 (1/10⁵)	世界人口标化率 (1/10⁵)	累积率 0-74%
发病							
全省	合计	2117	46.29	18.79	37.87	38.61	4.82
	男	1522	65.64	24.81	56.31	57.42	7.17
	女	595	26.39	11.59	20.77	21.18	2.58
城市	合计	363	16.96	6.99	14.29	14.57	1.66
	男	242	22.49	9.05	20.26	20.73	2.30
	女	121	11.38	4.81	9.10	9.23	1.08
农村	合计	1754	72.08	28.86	60.04	61.14	7.77
	男	1280	103.02	36.99	89.72	91.17	11.61
	女	474	39.80	18.11	31.88	32.52	4.01
死亡							
全省	合计	1508	32.97	20.17	28.36	28.88	3.28
	男	1047	45.16	22.98	41.50	41.92	4.79
	女	461	20.45	15.79	16.58	17.20	1.87
城市	合计	294	13.74	8.67	12.42	13.02	1.10
	男	194	18.03	9.79	17.47	17.94	1.55
	女	100	9.40	7.09	8.05	8.80	0.70
农村	合计	1214	49.89	29.71	43.56	43.89	5.34
	男	853	68.65	33.11	64.10	64.18	7.74
	女	361	30.31	23.91	24.88	25.37	3.00

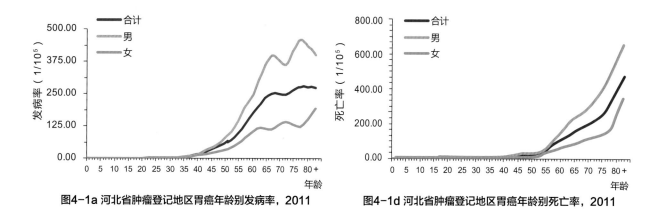

图4-1a 河北省肿瘤登记地区胃癌年龄别发病率，2011　　　　图4-1d 河北省肿瘤登记地区胃癌年龄别死亡率，2011

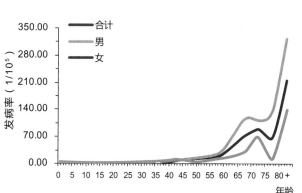
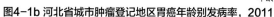
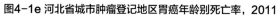

图4-1b 河北省城市肿瘤登记地区胃癌年龄别发病率，2011　　　图4-1e 河北省城市肿瘤登记地区胃癌年龄别死亡率，2011

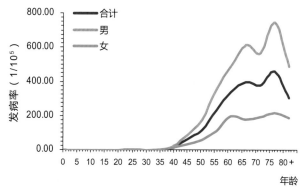
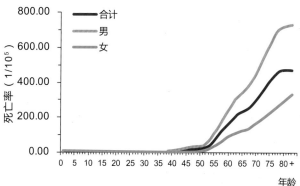

图4-1c 河北省农村肿瘤登记地区胃癌年龄别发病率，2011　　　图4-1f 河北省农村肿瘤登记地区胃癌年龄别死亡率，2011

在3个城市肿瘤登记地区和5个农村肿瘤登记地区中，男性胃癌标化发病率最高的是涉县（161.11/10万），其次是赞皇县和磁县；女性发病率最高的也是涉县（75.61/10万），其次是赞皇县和磁县。男性标化死亡率最高的是涉县（123.81/10万），女性死亡率最高的也是涉县（55.19/10万）。（表4-1b）

表4-1b　城市和农村肿瘤登记地区胃癌发病和死亡标化率

地区	发病中标率(1/10⁵)			死亡中标率(1/10⁵)		
	合计	男	女	合计	男	女
涉县	119.25	161.11	75.61	89.84	123.81	55.19
赞皇县	71.55	104.36	40.17	48.27	66.42	30.78
磁县	57.66	89.55	29.79	41.56	62.96	24.76
武安	55.65	88.81	24.84	43.85	66.86	23.57
迁西县	22.02	35.28	8.33	13.96	21.47	6.21
保定市	15.81	22.23	10.66	11.57	16.01	7.90
沧州市	13.58	17.69	9.64	14.01	19.31	9.18
秦皇岛市	12.23	18.75	6.22	12.82	18.70	7.58

二、气管，支气管，肺 (C33-C34)

河北省肿瘤登记地区肺癌的发病率为 45.44/10 万，中国人口标化率为 38.55/10 万，世界人口标化率为 39.01/10 万，男性发病率为 56.93/10 万，女性发病率为 33.62/10 万，男性为女性的 1.69 倍。城市发病率为 61.17/10 万，农村发病率为 31.60/10 万，城市发病率是农村的 1.94 倍，年龄标化后为 1.86 倍。同期肺癌的死亡率为 38.46/10 万，男性死亡率为 48.43/10 万，女性死亡率为 28.21/10 万，男性为女性的 1.72 倍。城市死亡率为 52.20/10 万，农村死亡率为 26.38/10 万，城市是农村的 1.98 倍，年龄标化后增至 1.99 倍。

肺癌年龄别发病率在 0-40 岁年龄段处于较低水平，45- 岁组后迅速上升，发病率在 85+ 岁组达到高峰。肺癌年龄别死亡率在 0-50 岁年龄段处于较低水平，55- 岁组后迅速上升，死亡率在 85+ 岁组达到高峰。城市、农村地区发病率均在 85+ 岁组达到最高水平，死亡率也均在 85+ 岁组达到最高水平。(表 4-2a，图 4-2a~4-2f)

表 4-2a 河北省肿瘤登记地区肺癌发病与死亡

地区	性别	病例数	粗率 (1/10⁵)	构成 (%)	中国人口标化率 (1/10⁵)	世界人口标化率 (1/10⁵)	累积率 0-74%
发病							
全省	合计	2078	45.44	18.44	38.55	39.01	4.46
	男	1320	56.93	21.52	52.10	53.58	5.93
	女	758	33.62	14.76	26.99	26.85	3.07
城市	合计	1309	61.17	25.21	50.70	51.82	5.68
	男	811	75.36	30.33	67.45	70.19	7.29
	女	498	46.82	19.78	36.57	36.57	4.22
农村	合计	769	31.60	12.65	27.23	27.24	3.31
	男	509	40.97	14.71	37.22	37.48	4.70
	女	260	21.83	9.94	17.91	17.76	1.95
死亡							
全省	合计	1759	38.46	23.53	34.59	35.87	3.34
	男	1123	48.43	24.64	47.35	49.26	4.58
	女	636	28.21	21.78	23.64	24.64	2.16
城市	合计	1117	52.20	32.94	46.65	49.46	4.06
	男	687	63.84	34.68	60.78	64.36	5.47
	女	430	40.43	30.50	34.27	36.58	2.77
农村	合计	642	26.38	15.71	23.48	23.70	2.66
	男	436	35.09	16.93	34.02	34.43	3.79
	女	206	17.30	13.64	14.22	14.46	1.56

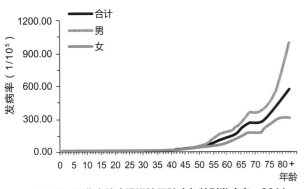

图4-2a 河北省肿瘤登记地区肺癌年龄别发病率，2011

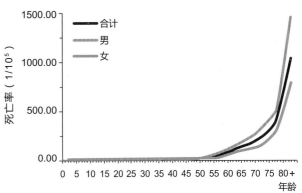

图4-2d 河北省肿瘤登记地区肺癌年龄别死亡率，2011

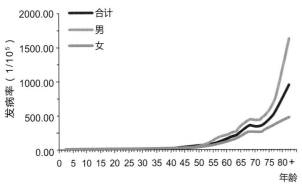

图4-2b 河北省城市肿瘤登记地区肺癌年龄别发病率，2011

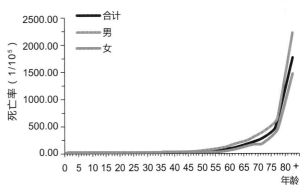

图4-2e 河北省城市肿瘤登记地区肺癌年龄别死亡率，2011

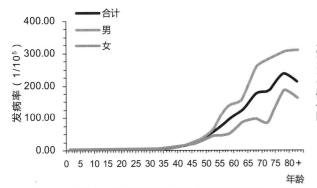

图4-2c 河北省农村肿瘤登记地区肺癌年龄别发病率，2011

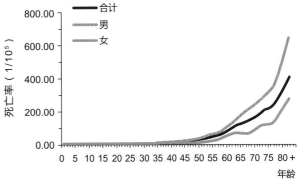

图4-2f 河北省农村肿瘤登记地区肺癌年龄别死亡率，2011

在 3 个城市肿瘤登记地区和 5 个农村肿瘤登记地区中，男性肺癌标化发病率最高的是保定市（82.18/10 万），其次是磁县和沧州市；死亡率最高的是秦皇岛市（69.48/10 万），其次是保定市和磁县。女性发病率最高的是沧州市（43.65/10 万），其次是保定市和秦皇岛市；死亡率最高的是秦皇岛市（40.37/10 万），其次是沧州市和保定市。(表 4-2b)

表 4-2b　城市和农村肿瘤登记地区肺癌发病和死亡标化率

地区	发病中标率(1/10⁵)			死亡中标率(1/10⁵)		
	合计	男	女	合计	男	女
保定市	56.74	82.18	35.95	45.26	61.94	31.30
沧州市	50.83	58.79	43.65	40.57	47.23	33.81
磁县	45.86	66.10	28.46	31.93	49.31	18.02
秦皇岛市	40.21	48.60	33.14	53.98	69.48	40.37
迁西县	22.84	25.45	20.41	20.08	28.02	12.43
赞皇县	22.36	28.51	16.32	26.05	35.20	17.38
涉县	21.95	32.11	11.42	16.68	22.44	10.59
武安	21.58	32.40	11.99	21.49	33.49	11.58

三、食管 (C15)

　　河北省肿瘤登记地区食管癌的发病率为 33.37/10 万，中国人口标化率为 27.55/10 万，世界人口标化率为 28.09/10 万。城市发病率为 8.51/10 万，农村发病率为 55.23/10 万，农村发病率是城市的 6.49 倍，年龄标化后差距为 6.58 倍。同期食管癌的死亡率为 25.01/10 万，城市死亡率为 7.80/10 万，农村死亡率为 40.15/10 万，农村是城市的 5.14 倍，年龄标化后差距为 5.06 倍。

　　食管癌年龄别发病率在 0-40 岁年龄段处于较低水平，45- 岁组以后迅速上升，在 85+ 岁组达到高峰，农村地区在 75- 岁组达到高峰。食管癌年龄别死亡率在 0-40 岁年龄段处于较低水平，45- 岁组以后迅速升高，在 85+ 岁组达到高峰，农村地区在 80- 岁组达到高峰。(表 4-3a，图 4-3a~4-3f)

表 4-3a　河北省肿瘤登记地区食管癌发病与死亡

地区	性别	病例数	粗率 (1/10⁵)	构成 (%)	中国人口标化率 (1/10⁵)	世界人口标化率 (1/10⁵)	累积率 0-74%
发病							
全省	合计	1526	33.37	13.54	27.55	28.09	3.41
	男	978	42.18	15.94	36.76	37.38	4.52
	女	548	24.31	10.67	19.06	19.53	2.36
城市	合计	182	8.51	3.51	7.12	7.35	0.80
	男	138	12.82	5.16	11.39	11.88	1.23
	女	44	4.14	1.75	3.26	3.33	0.40
农村	合计	1344	55.23	22.12	46.87	47.57	5.85
	男	840	67.61	24.28	60.58	61.12	7.51
	女	504	42.32	19.26	34.09	34.80	4.24
死亡							
全省	合计	1144	25.01	15.30	21.78	21.99	2.42
	男	728	31.40	15.98	29.43	29.71	3.16
	女	416	18.45	14.25	15.12	15.35	1.72
城市	合计	167	7.80	4.92	7.08	7.75	0.59
	男	102	9.48	5.15	9.50	10.62	0.74
	女	65	6.11	4.61	5.09	5.46	0.45
农村	合计	977	40.15	23.91	35.85	35.53	4.13
	男	626	50.38	24.30	48.48	47.73	5.35
	女	351	29.47	23.25	24.74	24.81	2.94

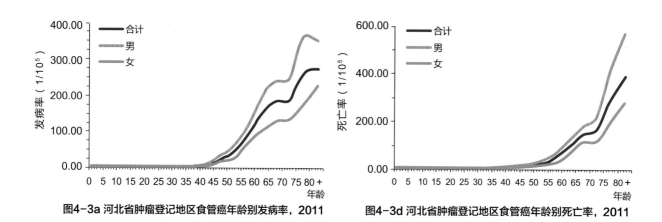

图4-3a 河北省肿瘤登记地区食管癌年龄别发病率，2011

图4-3d 河北省肿瘤登记地区食管癌年龄别死亡率，2011

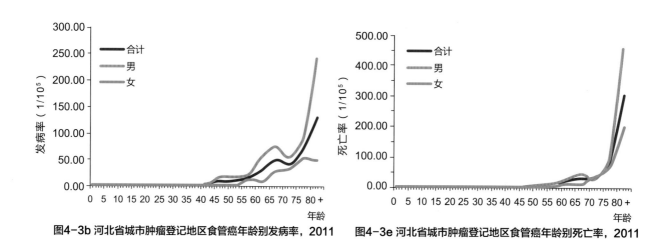

图4-3b 河北省城市肿瘤登记地区食管癌年龄别发病率，2011

图4-3e 河北省城市肿瘤登记地区食管癌年龄别死亡率，2011

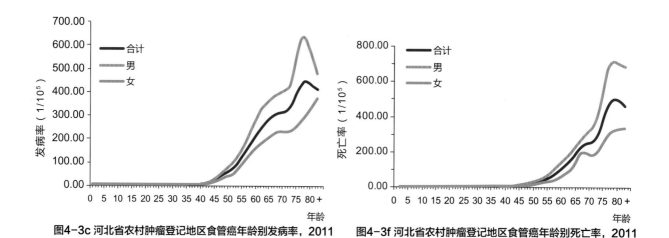

图4-3c 河北省农村肿瘤登记地区食管癌年龄别发病率，2011

图4-3f 河北省农村肿瘤登记地区食管癌年龄别死亡率，2011

在3个城市肿瘤登记地区和5个农村肿瘤登记地区中，男性食管癌标化发病率最高的是磁县（106.95/10万），其次是涉县和武安；女性发病率最高的也是磁县（73.52/10万），其次是涉县和武安。男性标化死亡率最高的是磁县（104.98/10万），女性死亡率最高的也是磁县（53.58/10万）。（表4-3b）

表4-3b　城市和农村肿瘤登记地区食管癌发病和死亡标化率

地区	发病中标率(1/10⁵)			死亡中标率(1/10⁵)		
	合计	男	女	合计	男	女
磁县	88.87	106.95	73.52	75.64	104.98	53.58
涉县	57.41	72.71	40.97	52.13	62.44	41.44
武安	44.17	63.68	27.46	25.10	35.93	15.71
赞皇县	18.91	26.13	12.09	15.07	22.57	7.88
迁西县	12.35	19.72	4.61	10.51	16.88	4.35
保定市	8.42	12.26	4.97	5.44	5.92	4.84
秦皇岛市	6.30	11.86	1.23	7.88	14.21	2.81
沧州市	5.19	8.81	1.83	9.90	11.20	8.81

四、乳房（C50）

河北省肿瘤登记地区女性乳腺癌的发病率为 34.82/10 万，中国人口标化率为 27.92/10 万，世界人口标化率为 26.04/10 万，占女性全部恶性肿瘤发病的 15.29%。城市地区女性乳腺癌发病率显著高于农村地区，城市地区发病率为 51.43/10 万，是农村地区（19.98/10 万）的 2.57 倍，年龄标化后为 2.24 倍。同期女性乳腺癌的死亡率为 8.69/10 万，中国人口标化率为 6.98/10 万，世界人口标化率为 6.64/10 万，占女性全部恶性肿瘤死亡的 6.71%。城市地区女性乳腺癌死亡率（12.32/10 万）是农村地区死亡率（5.46/10 万）的 2.26 倍，年龄标化后为 2.27 倍。

女性乳腺癌年龄别发病率在 0-20 岁年龄段处于较低水平，25- 岁组后迅速上升，发病率在 55- 岁组达到高峰，之后逐渐下降。农村地区发病率高峰出现在 80- 岁组，城市地区年龄别发病变化趋势与全省基本一致。女性乳腺癌年龄别死亡率在 0-35 岁年龄段处于较低水平，40- 岁组后迅速上升，死亡率在 80- 岁组达到高峰。城市和农村地区年龄别死亡变化趋势与全省基本一致。（表4-4a，图 4-4a~4-4b）

表 4-4a　河北省肿瘤登记地区乳腺癌发病与死亡

地区	性别	病例数	粗率 (1/10⁵)	构成 (%)	中国人口标化率 (1/10⁵)	世界人口标化率 (1/10⁵)	累积率 0-74%
发病							
全省	合计	815	17.82	7.23	14.57	13.59	1.47
	男	30	1.29	0.49	1.11	0.98	0.10
	女	785	34.82	15.29	27.92	26.04	2.83
城市	合计	569	26.59	10.96	20.47	19.35	2.11
	男	22	2.04	0.82	1.62	1.46	0.15
	女	547	51.43	21.72	39.07	36.90	4.01
农村	合计	246	10.11	4.05	9.00	8.18	0.88
	男	8	0.64	0.23	0.60	0.51	0.04
	女	238	19.98	9.09	17.45	15.86	1.71
死亡							
全省	合计	207	4.53	2.77	3.80	3.60	0.36
	男	11	0.47	0.24	0.38	0.35	0.03
	女	196	8.69	6.71	6.98	6.64	0.68
城市	合计	138	6.45	4.07	5.39	5.17	0.48
	男	7	0.65	0.35	0.50	0.46	0.04
	女	131	12.32	9.29	9.92	9.55	0.90
农村	合计	69	2.84	1.69	2.35	2.22	0.25
	男	4	0.32	0.16	0.26	0.24	0.02
	女	65	5.46	4.30	4.37	4.14	0.48

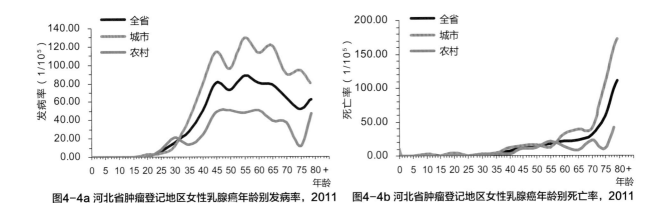

图4-4a 河北省肿瘤登记地区女性乳腺癌年龄别发病率，2011　　图4-4b 河北省肿瘤登记地区女性乳腺癌年龄别死亡率，2011

在 3 个城市肿瘤登记地区和 5 个农村肿瘤登记地区中，女性乳腺癌标化发病率最高的是秦皇岛市（44.03/10 万），其次是沧州市和保定市，最低的是赞皇县（10.04/10 万）；死亡率最高的是沧州市（19.29/10 万），其次是秦皇岛市和磁县，死亡率最低的是赞皇县（1.25/10 万）。（表 4-4b）

表 4-4b　城市和农村肿瘤登记地区乳腺癌发病和死亡标化率

地区	发病中标率(1/10⁵)			死亡中标率(1/10⁵)		
	合计	男	女	合计	男	女
秦皇岛市	23.02	1.79	44.03	5.75	1.43	9.85
沧州市	22.27	1.87	42.13	9.93	0.23	19.29
保定市	18.06	1.47	34.40	3.20	0.13	5.95
迁西县	12.33	0.35	24.95	1.19	0.00	2.50
武安	10.27	1.63	19.07	1.88	0.20	3.38
磁县	7.89	0.00	15.60	4.03	0.00	7.68
涉县	7.81	0.00	15.75	3.54	1.37	5.78
赞皇县	4.99	0.00	10.04	0.62	0.00	1.25

五、肝脏 (C22)

河北省肿瘤登记地区肝癌的发病率为 17.12/10 万，中国人口标化率为 14.25/10 万，世界人口标化率为 14.52/10 万。城市发病率为 19.86/10 万，农村发病率为 14.71/10 万，城市发病率比农村高 35.01%，年龄标化后高 28.94%。同期肝癌的死亡率为 17.41/10 万，城市死亡率为 18.74/10 万，农村死亡率为 16.23/10 万，城市比农村高 15.45%，年龄标化后高 12.06%。

肝癌年龄别发病率在 0-40 岁年龄段处于较低水平，在 45- 岁组以后迅速上升，85+ 岁组达到高峰。其中农村地区男性在 80- 岁组达到高峰。肝癌年龄别死亡率在 0-35 岁年龄段处于较低水平，40- 岁组后逐渐升高，85+ 岁组达到高峰。城市地区、农村地区年龄别死亡趋势与全省基本一致。(表4-5a，图 4-5a~4-5f)

表4-5a　河北省肿瘤登记地区肝癌发病与死亡

地区	性别	病例数	粗率 (1/10⁵)	构成 (%)	中国人口标化率 (1/10⁵)	世界人口标化率 (1/10⁵)	累积率 0-74%
发病							
全省	合计	783	17.12	6.95	14.25	14.52	1.68
	男	561	24.19	9.15	21.08	21.34	2.45
	女	222	9.85	4.32	7.98	8.28	0.94
城市	合计	425	19.86	8.19	16.13	16.56	1.86
	男	310	28.81	11.59	24.40	24.82	2.77
	女	115	10.81	4.57	8.57	9.05	1.02
农村	合计	358	14.71	5.89	12.51	12.66	1.50
	男	251	20.20	7.25	17.85	17.95	2.15
	女	107	8.98	4.09	7.46	7.61	0.87
死亡							
全省	合计	796	17.41	10.65	14.84	15.13	1.59
	男	553	23.85	12.14	21.24	21.49	2.31
	女	243	10.78	8.32	8.92	9.24	0.91
城市	合计	401	18.74	11.83	15.73	16.24	1.63
	男	276	25.65	13.93	22.35	22.85	2.38
	女	125	11.75	8.87	9.68	10.19	0.92
农村	合计	395	16.23	9.67	14.04	14.18	1.56
	男	277	22.29	10.75	20.09	20.12	2.25
	女	118	9.91	7.81	8.28	8.49	0.89

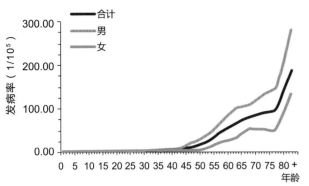

图4-5a 河北省肿瘤登记地区肝癌年龄别发病率，2011

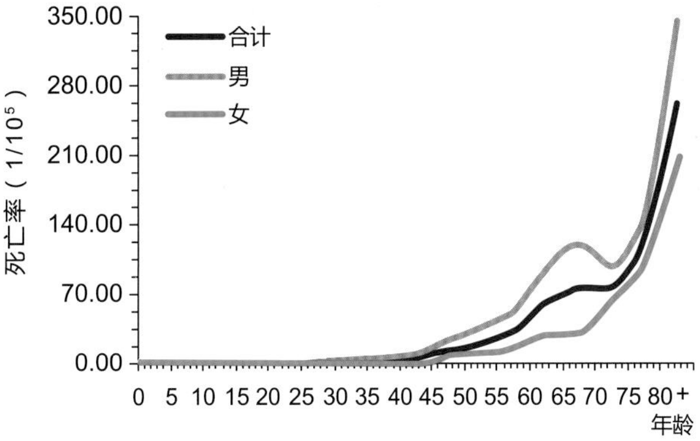

图4-5d 河北省肿瘤登记地区肝癌年龄别死亡率，2011

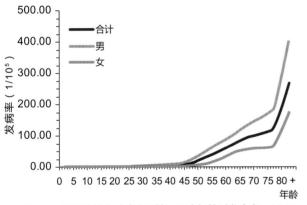
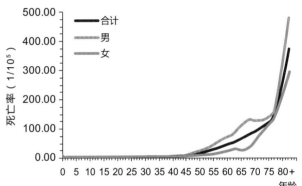

图4-5b 河北省城市肿瘤登记地区肝癌年龄别发病率，2011

图4-5e 河北省城市肿瘤登记地区肝癌年龄别死亡率，2011

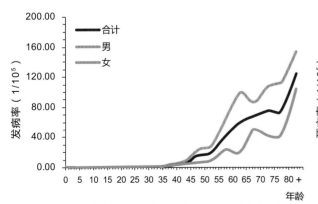
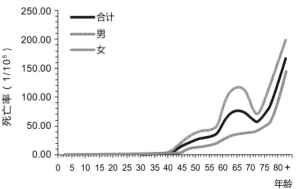

图4-5c 河北省农村肿瘤登记地区肝癌年龄别发病率，2011

图4-5f 河北省农村肿瘤登记地区肝癌年龄别死亡率，2011

在 3 个城市肿瘤登记地区和 5 个农村肿瘤登记地区中,男性肝癌标化发病率最高的是保定市(30.15/10万),其次是涉县和磁县;死亡率最高的是秦皇岛市(28.17/10万),其次是武安和赞皇县。女性发病率最高的是磁县(12.91/10万),其次是保定市和武安;死亡率最高的是秦皇岛市(14.59/10万),其次是磁县和保定市。(表 4-5b)

表 4-5b　城市和农村肿瘤登记地区肝癌发病和死亡标化率

地区	发病中标率(1/10^5)			死亡中标率(1/10^5)		
	合计	男	女	合计	男	女
保定市	19.81	30.15	10.58	14.81	21.75	8.79
磁县	17.14	21.72	12.91	15.31	19.49	11.64
涉县	13.52	23.33	4.67	11.87	15.91	7.84
沧州市	12.89	19.78	6.29	10.57	16.39	4.81
武安	12.25	18.25	7.10	14.97	22.68	8.05
秦皇岛市	11.94	17.92	6.48	21.13	28.17	14.59
迁西县	11.82	17.24	6.11	14.77	21.71	7.45
赞皇县	5.59	8.26	3.02	13.60	22.10	5.24

六、结直肠肛门(C18-C21)

　　河北省肿瘤登记地区结直肠癌的发病率为 16.53/10 万，中国人口标化率为 13.82/10 万，世界人口标化率为 13.82/10 万。城市发病率为 21.78/10 万，农村发病率为 11.92/10 万，城市发病率是农村的 1.83 倍，年龄标化后高 72.91%。同期结直肠癌的死亡率为 8.42/10 万，城市死亡率为 11.45/10 万，农村死亡率为 5.75/10 万，城市是农村的 1.99 倍，年龄标化后高 97.51%。

　　结直肠癌年龄别发病率在 0-35 岁年龄段处于较低水平，40- 岁组后迅速升高，在 85+ 岁组达到高峰。结直肠癌年龄别死亡率在 0-45 岁年龄段处于较低水平，在 50- 岁组后逐渐上升，在 85+ 岁组达到高峰。农村地区女性年龄别死亡率在 70- 岁组达到高峰。(表 4-6 a，图 4-6a~4-6f)

表 4-6a　河北省肿瘤登记地区结直肠癌发病与死亡

地区	性别	病例数	粗率 (1/10⁵)	构成 (%)	中国人口标化率 (1/10⁵)	世界人口标化率 (1/10⁵)	累积率 0-74%
发病							
全省	合计	756	16.53	6.71	13.82	13.82	1.61
	男	430	18.55	7.01	16.68	16.92	1.84
	女	326	14.46	6.35	11.44	11.33	1.38
城市	合计	466	21.78	8.98	17.66	17.86	2.03
	男	268	24.90	10.02	21.58	22.17	2.37
	女	198	18.62	7.86	14.28	14.23	1.71
农村	合计	290	11.92	4.77	10.21	10.08	1.20
	男	162	13.04	4.68	11.91	11.82	1.36
	女	128	10.75	4.89	8.79	8.65	1.06
死亡							
全省	合计	385	8.42	5.15	7.52	7.61	0.73
	男	233	10.05	5.11	10.08	10.49	0.87
	女	152	6.74	5.21	5.50	5.46	0.59
城市	合计	245	11.45	7.23	10.12	10.49	0.87
	男	156	14.50	7.87	14.13	15.13	1.13
	女	89	8.37	6.31	6.81	6.76	0.62
农村	合计	140	5.75	3.43	5.12	5.00	0.60
	男	77	6.20	2.99	6.07	5.90	0.63
	女	63	5.29	4.17	4.33	4.31	0.56

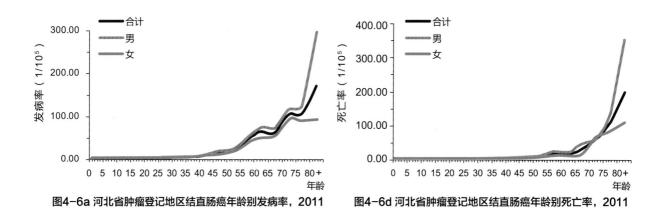

图4-6a 河北省肿瘤登记地区结直肠癌年龄别发病率，2011

图4-6d 河北省肿瘤登记地区结直肠癌年龄别死亡率，2011

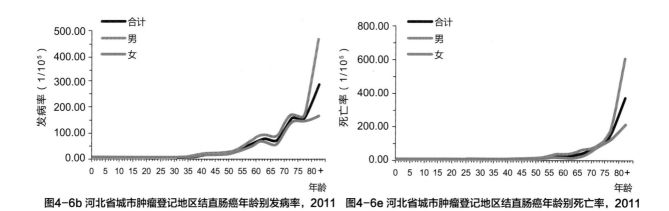

图4-6b 河北省城市肿瘤登记地区结直肠癌年龄别发病率，2011

图4-6e 河北省城市肿瘤登记地区结直肠癌年龄别死亡率，2011

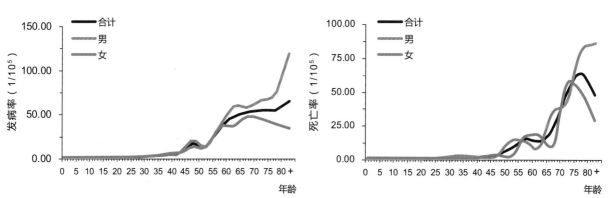

图4-6c 河北省农村肿瘤登记地区结直肠癌年龄别发病率，2011

图4-6f 河北省农村肿瘤登记地区结直肠癌年龄别死亡率，2011

在 3 个城市肿瘤登记地区和 5 个农村肿瘤登记地区中，男性结直肠癌标化发病率最高的是秦皇岛市(24.03/10 万)，其次是保定市和迁西县；死亡率最高的也是秦皇岛市(19.14/10 万)，其次是保定市和沧州市。女性发病率最高的是秦皇岛市(17.55/10 万)，其次是保定市和赞皇县；死亡率最高的是保定市(7.48/10 万)，其次是秦皇岛市和涉县。(表 4-6b)

表 4-6b　城市和农村肿瘤登记地区结直肠癌发病和死亡标化率

地区	发病中标率(1/10⁵)			死亡中标率(1/10⁵)		
	合计	男	女	合计	男	女
秦皇岛市	20.67	24.03	17.55	12.13	19.14	6.26
保定市	18.01	23.22	13.64	10.40	13.97	7.48
沧州市	13.16	14.69	11.89	6.66	7.96	5.67
赞皇县	12.73	13.60	12.07	4.73	5.34	4.09
迁西县	12.24	15.75	8.86	3.67	5.90	1.43
涉县	10.37	12.02	8.48	6.00	6.66	6.29
磁县	10.09	12.52	8.07	6.02	7.83	4.22
武安	8.21	8.57	8.03	4.73	4.36	5.08

七、子宫颈 (C53)

河北省肿瘤登记地区子宫颈癌的发病率为 17.83/10 万，中国人口标化率为 14.57/10 万，世界人口标化率为 13.23/10 万，占女性全部恶性肿瘤发病的 7.83%。同期子宫颈癌的死亡率为 4.44/10 万，占女性全部恶性肿瘤死亡的 3.42%。农村略高于城市。

子宫颈癌年龄别发病率在 0-20 岁年龄段处于较低水平，25- 岁组后迅速上升，发病率在 45- 岁组达到高峰，之后逐渐下降，城市地区发病率在 45- 岁组、75- 岁组和 85+ 岁组出现高峰。年龄别死亡率在 0-40 岁年龄段处于较低水平，45- 岁组后迅速上升，死亡率在 80- 岁组达到高峰。城市地区和农村地区年龄别死亡变化趋势和全省基本一致。（表 4-7a，图 4-7a~4-7b）

表 4-7a 河北省肿瘤登记地区子宫颈癌发病与死亡

指标	地区	病例数	粗率 (1/10⁵)	构成 (%)	中国人口标化率 (1/10⁵)	世界人口标化率 (1/10⁵)	累积率 0-74%
发病							
	全省	402	17.83	7.83	14.57	13.23	1.33
	城市	166	15.61	6.59	12.39	11.01	1.04
	农村	236	19.82	9.02	16.63	15.32	1.61
死亡							
	全省	100	4.44	3.42	3.44	3.29	0.36
	城市	32	3.01	2.27	2.29	2.05	0.19
	农村	68	5.71	4.50	4.50	4.44	0.51

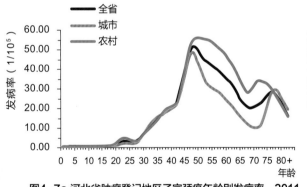

图4-7a 河北省肿瘤登记地区子宫颈癌年龄别发病率，2011

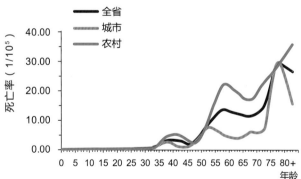

图4-7b 河北省肿瘤登记地区子宫颈癌年龄别死亡率，2011

在 3 个城市肿瘤登记地区和 5 个农村肿瘤登记地区中，子宫颈癌标化发病率最高的是涉县（28.90/10 万），其次是秦皇岛市和武安，最低的是沧州市（8.40/10 万）；子宫颈癌死亡率最高的也是涉县（13.76/10 万），其次是磁县和沧州市，死亡率最低的是迁西县（0.90/10 万）。（表 4-7b）

表 4-7b 城市和农村肿瘤登记地区子宫颈癌发病和死亡标化率

地区	发病中标率(1/10^5)		死亡中标率(1/10^5)	
	合计	女	合计	女
涉县	14.19	28.90	6.72	13.76
秦皇岛市	8.85	17.73	0.81	1.62
武安	8.75	17.51	1.61	2.97
迁西县	7.45	15.25	0.50	0.90
赞皇县	6.94	14.11	0.51	1.05
保定市	5.46	11.05	1.11	2.14
磁县	5.49	10.57	3.02	5.78
沧州市	4.23	8.40	1.83	3.57

八、脑及中枢神经系统 (C70-C72)

河北省肿瘤登记地区脑及中枢神经系统肿瘤（简称脑瘤）的发病率为 5.97/10 万，中国人口标化率为 5.20/10 万，世界人口标化率为 5.20/10 万，城市发病率为 6.12/10 万，农村发病率为 5.84/10 万。城市发病率比农村高 4.92%，年龄标化后城市比农村高 9.47%。同期脑瘤的死亡率为 3.70/10 万，城市死亡率为 3.46/10 万，农村死亡率为 3.90/10 万，农村比城市高 12.88%，年龄标化后高 4.32%。

脑瘤年龄别发病率在 0-35 岁年龄段处于较低水平，40- 岁组后逐渐升高，在 85+ 岁组达到高峰。脑瘤年龄别死亡率在 0-50 岁年龄段处于较低水平，55- 岁组后逐渐升高，死亡率在 85+ 岁组达到高峰。（表 4-8a，图 4-8a~4-8f）

表 4-8a　河北省肿瘤登记地区脑及中枢神经系统肿瘤发病与死亡

地区	性别	病例数	粗率 (1/10⁵)	构成 (%)	中国人口标化率 (1/10⁵)	世界人口标化率 (1/10⁵)	累积率 0-74%
发病							
全省	合计	273	5.97	2.42	5.20	5.20	0.53
	男	137	5.91	2.23	5.65	5.82	0.51
	女	136	6.03	2.65	4.97	4.90	0.56
城市	合计	131	6.12	2.52	5.47	5.59	0.55
	男	68	6.32	2.54	6.30	6.54	0.52
	女	63	5.92	2.50	4.84	4.92	0.57
农村	合计	142	5.84	2.34	5.00	4.95	0.53
	男	69	5.55	1.99	5.02	5.16	0.51
	女	73	6.13	2.79	5.17	4.99	0.54
死亡							
全省	合计	169	3.70	2.26	3.39	3.59	0.32
	男	101	4.36	2.22	4.22	4.42	0.39
	女	68	3.02	2.33	2.68	2.91	0.25
城市	合计	74	3.46	2.18	3.37	3.80	0.26
	男	47	4.37	2.37	4.44	4.71	0.36
	女	27	2.54	1.91	2.45	3.08	0.18
农村	合计	95	3.90	2.33	3.51	3.51	0.37
	男	54	4.35	2.10	3.94	4.03	0.43
	女	41	3.44	2.72	3.12	3.04	0.32

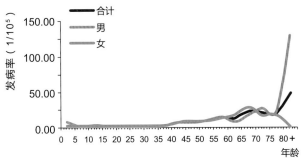

图4-8a 河北省肿瘤登记地区脑及中枢神经系统肿瘤年龄别发病率，2011

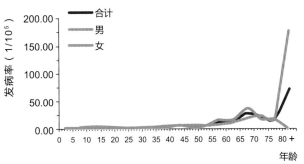

图4-8b 河北省城市肿瘤登记地区脑及中枢神经系统肿瘤年龄别发病率，2011

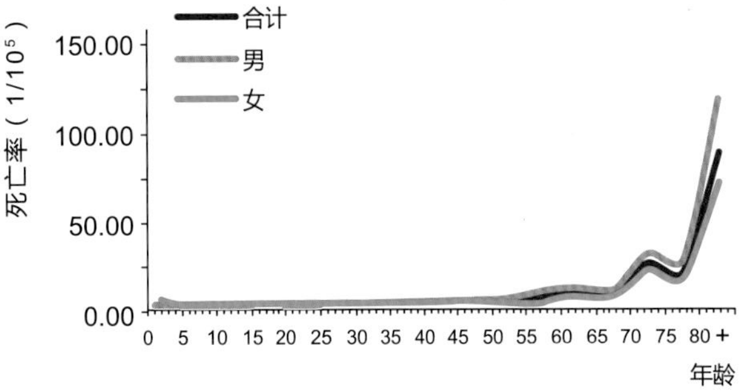

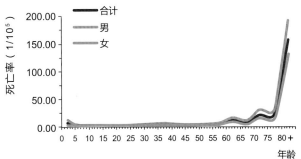

图4-8d 河北省肿瘤登记地区脑及中枢神经系统肿瘤年龄别死亡率，2011

图4-8e 河北省城市肿瘤登记地区脑及中枢神经系统肿瘤年龄别死亡率，2011

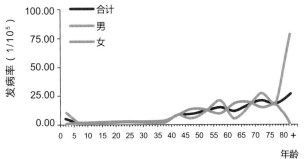

图4-8c 河北省农村肿瘤登记地区脑及中枢神经系统肿瘤年龄别发病率，2011

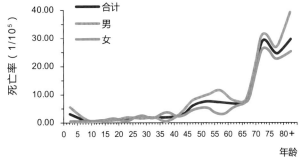

图4-8f 河北省农村肿瘤登记地区脑及中枢神经系统肿瘤年龄别死亡率，2011

在 3 个城市肿瘤登记地区和 5 个农村肿瘤登记地区中，男性脑瘤标化发病率最高的是秦皇岛市（9.32/10 万），其次是磁县和迁西县；死亡率最高的是赞皇县（6.18/10 万），其次是磁县和秦皇岛市。女性发病率最高的是迁西县（11.32/10 万），其次是秦皇岛市和磁县；死亡率最高的是迁西县（3.77/10 万），其次是磁县和保定市。（表 4-8b）

表 4-8b　城市和农村肿瘤登记地区脑及中枢神经系统肿瘤发病和死亡标化率

地区	发病中标率(1/10⁵)			死亡中标率(1/10⁵)		
	合计	男	女	合计	男	女
迁西县	8.73	6.44	11.32	3.99	4.03	3.77
秦皇岛市	8.23	9.32	7.37	4.06	5.75	2.67
磁县	6.69	8.57	5.52	4.23	5.77	3.02
保定市	5.44	6.38	4.69	4.06	5.31	2.95
武安	3.66	3.79	3.56	2.35	1.82	2.91
涉县	3.44	2.96	4.01	3.17	3.70	2.65
沧州市	2.23	2.35	2.17	0.87	0.98	0.79
赞皇县	2.23	2.29	2.21	4.55	6.18	2.91

九、卵巢（C56）

　　河北省肿瘤登记地区卵巢癌的发病率为 10.29/10 万，中国人口标化率为 8.92/10 万，世界人口标化率为 8.22/10 万，城市发病率为 10.53/10 万，农村发病率为 10.08/10 万，城市地区发病率高于农村地区，标化后低于农村地区。同期卵巢癌的死亡率为 2.31/10 万，城市死亡率为 3.29/10 万，农村死亡率为 1.43/10 万，城市地区死亡率高于农村地区。

　　卵巢癌年龄别发病率在 0-15 岁年龄段处于较低水平，20- 岁组后逐渐升高。城市地区发病高峰出现在 45- 岁组、65- 岁组和 85+ 岁组。农村地区发病高峰出现在 25- 岁组和 55- 岁组。年龄别死亡率在 0-60 岁年龄段处于较低水平，65- 岁组后逐渐升高，城市地区和农村地区死亡高峰均出现在 85+ 岁组。（表 4-9a，图 4-9a~4-9b）

表4-9a　河北省肿瘤登记地区卵巢癌发病与死亡

指标	地区	病例数	粗率 (1/10⁵)	构成 (%)	中国人口标化率 (1/10⁵)	世界人口标化率 (1/10⁵)	累积率 0-74%
发病							
	全省	232	10.29	4.52	8.92	8.22	0.88
	城市	112	10.53	4.45	8.34	7.91	0.96
	农村	120	10.08	4.59	9.61	8.52	0.80
死亡							
	全省	52	2.31	1.78	1.97	2.08	0.19
	城市	35	3.29	2.48	2.82	3.08	0.29
	农村	17	1.43	1.13	1.19	1.19	0.09

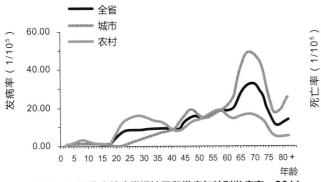

图4-9a 河北省肿瘤登记地区卵巢癌年龄别发病率，2011

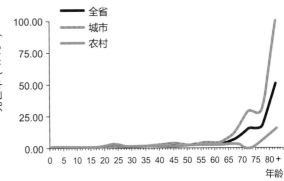

图4-9b 河北省肿瘤登记地区卵巢癌年龄别死亡率，2011

在 3 个城市肿瘤登记地区和 5 个农村肿瘤登记地区中，卵巢癌标化发病率最高的是武安（19.62/10 万），其次是迁西县和保定市；卵巢癌死亡率最高的是保定市（4.13/10 万），其次是武安和沧州市。（表 4-9b）

表 4-9b　城市和农村肿瘤登记地区卵巢癌发病和死亡标化率

地区	发病中标率(1/10^5)		死亡中标率(1/10^5)	
	合计	女	合计	女
武安	9.58	19.62	1.00	2.01
迁西县	7.01	14.43	0.18	0.37
保定市	4.81	9.52	2.26	4.13
秦皇岛市	3.73	7.27	0.63	1.24
沧州市	3.70	7.25	0.99	1.90
磁县	1.77	3.48	0.74	1.46
赞皇县	1.48	2.96	0.78	1.36
涉县	0.00	0.00	0.00	0.00

十、甲状腺 (C73)

河北省肿瘤登记地区甲状腺癌的发病率为 4.29/10 万，中国人口标化率为 3.71/10 万，世界人口标化率为 3.36/10 万，城市发病率为 5.33/10 万，农村发病率为 3.37/10 万，城市发病率是农村的 1.58 倍，年龄标化后城市是农村的 1.43 倍。同期甲状腺癌的死亡率为 0.33/10 万，城市和农村死亡率均为 0.33/10 万，城市与农村相同，年龄标化后城市比农村高 16.78%。

甲状腺癌年龄别发病率在 0-10 岁年龄段处于较低水平，15- 岁组后逐渐升高，在 60- 岁组达到高峰，女性在 80- 岁组达到高峰。城市男性甲状腺发病率在 65- 岁组达到高峰，农村男性在 60- 岁组达到高峰，农村女性在 45- 岁组达到高峰。甲状腺癌年龄别死亡率在 0-65 岁年龄段处于较低水平，70- 岁组后逐渐升高，死亡率在 85+ 岁组达到高峰。男性在 80- 岁组达到高峰。（表 4-10a，图 4-10a~4-10f）

表 4-10a　河北省肿瘤登记地区甲状腺癌发病与死亡

地区	性别	病例数	粗率 (1/10⁵)	构成 (%)	中国人口标化率 (1/10⁵)	世界人口标化率 (1/10⁵)	累积率 0-74%
发病							
全省	合计	196	4.29	1.74	3.71	3.36	0.33
	男	55	2.37	0.90	2.15	1.92	0.19
	女	141	6.25	2.75	5.25	4.78	0.47
城市	合计	114	5.33	2.20	4.33	3.87	0.37
	男	43	4.00	1.61	3.39	3.00	0.29
	女	71	6.68	2.82	5.24	4.72	0.46
农村	合计	82	3.37	1.35	3.03	2.82	0.29
	男	12	0.97	0.35	0.90	0.88	0.09
	女	70	5.88	2.67	5.19	4.77	0.48
死亡							
全省	合计	15	0.33	0.20	0.33	0.36	0.02
	男	1	0.04	0.02	0.05	0.04	0.00
	女	14	0.62	0.48	0.54	0.60	0.03
城市	合计	7	0.33	0.21	0.35	0.40	0.01
	男	1	0.09	0.05	0.09	0.07	0.00
	女	6	0.56	0.43	0.54	0.63	0.02
农村	合计	8	0.33	0.20	0.30	0.33	0.02
	男	0	0.00	0.00	0.00	0.00	0.00
	女	8	0.67	0.53	0.56	0.60	0.05

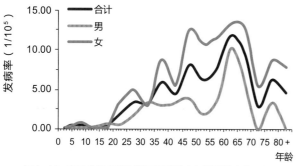

图4-10a 河北省肿瘤登记地区甲状腺癌年龄别发病率，2011

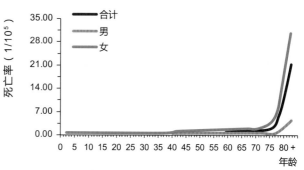

图4-10d 河北省肿瘤登记地区甲状腺癌年龄别死亡率，2011

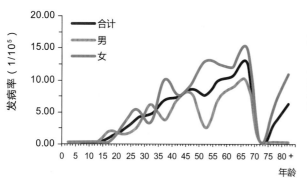

图4-10b 河北省城市肿瘤登记地区甲状腺癌年龄别发病率，2011

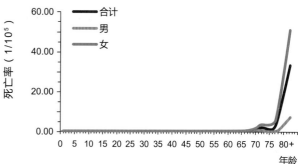

图4-10e 河北省城市肿瘤登记地区甲状腺癌年龄别死亡率，2011

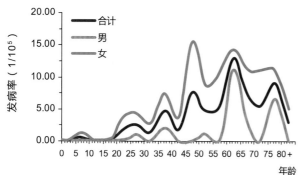

图4-10c 河北省农村肿瘤登记地区甲状腺癌年龄别发病率，2011

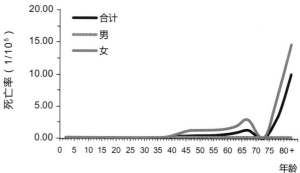

图4-10f 河北省农村肿瘤登记地区甲状腺癌年龄别死亡率，2011

在 3 个城市肿瘤登记地区和 5 个农村肿瘤登记地区中，男性甲状腺癌标化发病率最高的是沧州市（6.33/10 万），其次是保定市和秦皇岛市。女性发病率最高的是迁西县（17.80/10 万），其次是沧州市和保定市；死亡率最高的是迁西县（1.90/10 万）。（表 4-10b)

表 4-10b　城市和农村肿瘤登记地区甲状腺癌发病和死亡标化率

地区	发病中标率(1/10^5)			死亡中标率(1/10^5)		
	合计	男	女	合计	男	女
迁西县	9.42	1.53	17.80	1.00	0.00	1.90
沧州市	7.92	6.33	9.46	0.37	0.00	0.64
保定市	3.40	2.82	3.90	0.54	0.18	0.80
秦皇岛市	2.93	2.03	3.89	0.00	0.00	0.00
涉县	2.05	1.60	2.50	0.00	0.00	0.00
武安	1.99	0.77	3.27	0.08	0.00	0.16
磁县	1.70	0.78	2.62	0.38	0.00	0.76
赞皇县	0.72	0.00	1.37	0.00	0.00	0.00

十一、白血病 (C91-C95)

河北省肿瘤登记地区白血病的发病率为 3.72/10 万，中国人口标化率为 3.51/10 万，世界人口标化率为 3.51/10 万，城市发病率为 5.19/10 万，农村发病率为 2.42/10 万，城市发病率是农村的 2.14 倍，年龄标化后城市是农村的 2.02 倍。同期白血病的死亡率为 3.91/10 万，城市死亡率为 4.30/10 万，农村死亡率为 3.58/10 万，城市比农村高 20.26%，年龄标化后高 18.65%。

白血病年龄别发病率在 0-4 岁年龄段处于较低水平，5- 岁组后趋于平缓，40- 岁组开始快速升高，85+ 岁组达到高峰。白血病年龄别死亡率在 0-55 岁年龄段处于较低水平， 60- 岁组后逐渐升高，死亡率在 85+ 岁组达到高峰。女性在 80- 岁组达到高峰。（表 4-11a）

表 4-11a　河北省肿瘤登记地区白血病发病与死亡

地区	性别	病例数	粗率 (1/10⁵)	构成 (%)	中国人口标化率 (1/10⁵)	世界人口标化率 (1/10⁵)	累积率 0-74%
发病							
全省	合计	170	3.72	1.51	3.51	3.51	0.32
	男	96	4.14	1.57	4.00	3.96	0.36
	女	74	3.28	1.44	3.07	3.13	0.29
城市	合计	111	5.19	2.14	4.76	4.85	0.47
	男	61	5.67	2.28	5.22	5.21	0.53
	女	50	4.70	1.99	4.36	4.55	0.41
农村	合计	59	2.42	0.97	2.36	2.33	0.19
	男	35	2.82	1.01	2.81	2.78	0.19
	女	24	2.02	0.92	2.00	2.00	0.18
死亡							
全省	合计	179	3.91	2.39	3.73	3.72	0.33
	男	100	4.31	2.19	4.51	4.77	0.39
	女	79	3.50	2.71	3.20	3.05	0.27
城市	合计	92	4.30	2.71	4.09	4.30	0.35
	男	51	4.74	2.57	4.98	5.64	0.43
	女	41	3.85	2.91	3.52	3.41	0.29
农村	合计	87	3.58	2.13	3.45	3.24	0.30
	男	49	3.94	1.90	4.00	3.79	0.34
	女	38	3.19	2.52	2.95	2.78	0.26

在 3 个城市肿瘤登记地区和 5 个农村肿瘤登记地区中，男性白血病标化发病率最高的是秦皇岛市（6.69/10 万），其次是涉县和保定市；死亡率最高的也是秦皇岛市（7.42/10 万），其次是武安和保定市。女性发病率最高的是保定市（6.83/10 万），其次是涉县和磁县；死亡率最高的是秦皇岛市（4.95/10 万），其次是武安和保定市。（表 4-11b）

表 4-11b　城市和农村肿瘤登记地区白血病发病和死亡标化率

地区	发病中标率(1/10⁵)			死亡中标率(1/10⁵)		
	合计	男	女	合计	男	女
保定市	6.65	6.43	6.83	4.04	4.83	3.54
涉县	5.08	6.64	3.63	2.28	3.12	1.33
秦皇岛市	4.37	6.69	2.32	5.93	7.42	4.95
磁县	3.86	4.10	3.57	3.54	3.71	3.36
赞皇县	3.07	4.50	1.94	2.04	3.73	0.41
沧州市	1.05	0.91	1.20	1.74	2.20	1.46
武安	0.98	0.78	1.29	4.98	5.63	4.65
迁西县	0.00	0.00	0.00	3.42	4.36	2.40

不同白血病病理学类型中，髓样白血病发病率为 1.25/10 万（男性 1.38/10 万，女性 1.11/10 万），远高于淋巴样白血病发病率 0.46/10 万（男性 0.56/10 万，女性 0.35/10 万）。从年龄别发病率来看，淋巴样白血病在 5- 岁组有个明显的高峰，髓样白血病则未出现，之后淋巴样白血病随年龄增长有所波动，在 75- 岁组达到高峰。而髓样白血病发病率随年龄的增长而升高，在 80- 岁组达到最高峰，分别为 1.55/10 万和 6.21/10 万。城市地区髓样白血病发病率为 2.10/10 万，淋巴样白血病发病率为 0.37/10 万；农村分别为 0.49/10 万和 0.53/10 万。城市地区有病理学类型的白血病占全部病例的 47.75%，而农村这一比例仅为 42.37%。

髓样白血病死亡率为 0.79/10 万（男性 0.91/10 万，女性 0.67/10 万），略低于淋巴样白血病死亡率 0.81/10 万（男性 1.04/10 万，女性 0.58/10 万）。城市地区髓样白血病死亡率为 1.31/10 万，淋巴样白血病死亡率为 0.51/10 万；农村分别为 0.33/10 万和 1.07/10 万。从年龄别死亡率来看，髓样白血病和淋巴样白血病低年龄组均较平缓，之后随年龄的增长而升高，均在 85+ 岁组达到最高峰，分别为 32.23/10 万和 42.97/10 万。城市地区有病理学类型的白血病占全部病例的 42.39%，而农村这一比例仅为 39.08%。

十二、胰腺 (C25)

河北省肿瘤登记地区胰腺癌的发病率为 3.67/10 万，中国人口标化率为 3.12/10 万，世界人口标化率为 3.14/10 万。城市发病率为 5.28/10 万，农村发病率为 2.26/10 万，城市发病率是农村的 2.34 倍，年龄标化后是农村的 2.16 倍。同期胰腺癌的死亡率为 3.08/10 万，城市死亡率为 4.77/10 万，农村死亡率为 1.60/10 万，城市是农村的 2.97 倍，年龄标化后是农村的 2.88 倍。

胰腺癌年龄别发病率在 0-40 岁年龄段处于较低水平，在 45- 岁组后逐渐升高，85+ 岁组达到高峰。胰腺癌年龄别死亡率在 0-45 岁年龄段处于较低水平，在 50- 岁组后逐渐升高，在 65-80 岁年龄段有所波动，在 85+ 岁组达到高峰。城市和农村地区胰腺癌年龄别死亡趋势与全省基本一致。（表 4-12a）

表 4-12a 河北省肿瘤登记地区胰腺癌发病与死亡

地区	性别	病例数	粗率 (1/10⁵)	构成 (%)	中国人口标化率 (1/10⁵)	世界人口标化率 (1/10⁵)	累积率 0-74%
发病							
全省	合计	168	3.67	1.49	3.12	3.14	0.37
	男	93	4.01	1.52	3.69	3.75	0.39
	女	75	3.33	1.46	2.69	2.69	0.36
城市	合计	113	5.28	2.18	4.32	4.34	0.51
	男	62	5.76	2.32	5.12	5.13	0.48
	女	51	4.79	2.03	3.65	3.69	0.52
农村	合计	55	2.26	0.91	2.00	2.03	0.25
	男	31	2.49	0.90	2.30	2.42	0.30
	女	24	2.02	0.92	1.75	1.72	0.20
死亡							
全省	合计	141	3.08	1.89	2.71	2.77	0.29
	男	75	3.23	1.65	3.05	2.97	0.27
	女	66	2.93	2.26	2.40	2.57	0.30
城市	合计	102	4.77	3.01	4.09	4.19	0.42
	男	56	5.20	2.83	4.67	4.49	0.43
	女	46	4.32	3.26	3.52	3.85	0.42
农村	合计	39	1.60	0.95	1.42	1.46	0.15
	男	19	1.53	0.74	1.52	1.56	0.12
	女	20	1.68	1.32	1.37	1.44	0.19

在 3 个城市肿瘤登记地区和 5 个农村肿瘤登记地区中，男性胰腺癌标化发病率最高的是保定市
（5.24/10 万），其次是沧州市和秦皇岛市；死亡率最高的也是保定市（5.29/10 万），其次是秦皇岛
市和沧州市。女性发病率最高的是秦皇岛市（4.01/10 万），其次是保定市和武安；死亡率最高的
也是秦皇岛市（4.61/10 万），其次是保定市和迁西县。（表 4-12b)

表 4-12b　城市和农村肿瘤登记地区胰腺癌发病和死亡标化率

地区	发病中标率(1/10⁵)			死亡中标率(1/10⁵)		
	合计	男	女	合计	男	女
保定市	4.44	5.24	3.79	4.59	5.29	3.92
秦皇岛市	4.35	4.90	4.01	4.78	4.99	4.61
沧州市	3.95	5.02	2.87	1.87	2.69	1.10
磁县	2.68	4.68	1.20	1.84	2.17	1.86
迁西县	2.48	2.86	2.08	2.50	1.76	3.26
武安	2.08	0.72	3.29	0.63	0.79	0.46
涉县	1.38	1.73	1.02	1.10	0.93	1.33
赞皇县	0.87	1.74	0.00	1.18	2.00	0.36

十三、口腔和咽喉（除外鼻咽）（C00-C10;C12-C14）

河北省肿瘤登记地区口腔和咽喉恶性肿瘤的发病率为 3.41/10 万，中国人口标化率为 2.81/10 万，世界人口标化率为 2.74/10 万；城市发病率为 5.00/10 万，农村发病率为 2.01/10 万，城市是农村的 2.48 倍，年龄标化后是农村的 2.26 倍。同期口腔和咽喉恶性肿瘤的死亡率为 0.55/10 万，城市死亡率为 0.61/10 万，农村死亡率为 0.49/10 万，城市比农村高 23.20%，年龄标化后高 18.05%。

口腔和咽喉癌（除外鼻咽）年龄别发病率在 0-30 岁年龄段处于较低水平，35- 岁组后迅速上升，70- 岁组达到高峰，75- 岁组有所下降，之后再次上升。农村地区在 80- 岁组出现高峰。口腔和咽喉癌（除外鼻咽）年龄别死亡率在 0-45 岁年龄段死亡率处于较低水平，50- 岁组以后逐渐上升，在 85- 岁组达到高峰，男性年龄别死亡率在 70- 岁组达到高峰。（表 4-13a）

表 4-13a　河北省肿瘤登记地区口腔和咽喉（除外鼻咽）恶性肿瘤发病与死亡

地区	性别	病例数	粗率 (1/10⁵)	构成 (%)	中国人口标化率 (1/10⁵)	世界人口标化率 (1/10⁵)	累积率 0-74%
发病							
全省	合计	156	3.41	1.38	2.81	2.74	0.34
	男性	102	4.40	1.66	3.69	3.68	0.48
	女性	54	2.40	1.05	1.95	1.82	0.21
城市	合计	107	5.00	2.06	3.90	3.80	0.49
	男性	68	6.32	2.54	4.98	4.98	0.67
	女性	39	3.67	1.55	2.83	2.65	0.32
农村	合计	49	2.01	0.81	1.73	1.70	0.20
	男性	34	2.74	0.98	2.46	2.47	0.30
	女性	15	1.26	0.57	1.05	0.97	0.10
死亡							
全省	合计	25	0.55	0.33	0.48	0.48	0.06
	男性	15	0.65	0.33	0.58	0.55	0.08
	女性	10	0.44	0.34	0.37	0.38	0.04
城市	合计	13	0.61	0.38	0.51	0.47	0.06
	男性	8	0.74	0.40	0.67	0.61	0.10
	女性	5	0.47	0.35	0.37	0.32	0.03
农村	合计	12	0.49	0.29	0.44	0.48	0.06
	男性	7	0.56	0.27	0.48	0.48	0.06
	女性	5	0.42	0.33	0.36	0.42	0.05

在 3 个城市肿瘤登记地区和 5 个农村肿瘤登记地区中，男性口腔和咽喉恶性肿瘤标化发病率最高的是秦皇岛市（5.74/10 万），其次是保定市和磁县；女性发病率最高的是沧州市（3.74/10 万），其次是保定市和武安。男性标化死亡率最高的是秦皇岛市（1.81/10 万），女性死亡率最高的是磁县（1.03/10 万）。（表 4-13b）

表 4-13b　城市和农村肿瘤登记地区口腔和咽喉恶性肿瘤发病和死亡标化率

地区	发病中标率(1/10^5)			死亡中标率 (1/10^5)		
	合计	男	女	合计	男	女
保定市	4.29	5.02	3.47	0.38	0.18	0.57
沧州市	3.88	4.03	3.74	0.30	0.26	0.34
秦皇岛市	3.24	5.74	0.90	0.88	1.81	0.00
磁县	2.35	4.14	0.83	1.12	1.29	1.03
武安	1.97	2.13	1.82	0.12	0.26	0.00
迁西县	1.82	2.98	0.65	0.00	0.00	0.00
涉县	0.96	0.97	0.98	0.59	0.80	0.35
赞皇县	0.55	1.10	0.00	0.53	0.00	0.86

十四、膀胱 (C67)

河北省肿瘤登记地区膀胱癌的发病率为 3.39/10 万，中国人口标化率为 3.08/10 万，世界人口标化率为 3.25/10 万，城市发病率为 5.79/10 万，农村发病率为 1.27/10 万，城市发病率高于农村地区，男性高于女性。同期膀胱癌的死亡率为 1.60/10 万，城市死亡率为 2.24/10 万，农村死亡率为 1.03/10 万，城市死亡率高于农村，男性高于女性。

膀胱癌年龄别发病率在 50 岁前处于较低水平，55- 岁组后逐渐升高，85+ 岁组达到高峰。农村男性膀胱癌发病率在 60- 岁组和 75- 岁组达到高峰，农村女性在 80- 岁组出现高峰。膀胱癌年龄别死亡率在 50 岁前处于较低水平，55- 岁组后逐渐升高，死亡率在 85+ 岁组达到高峰。(表 4-14a)

表 4-14a　河北省肿瘤登记地区膀胱癌发病与死亡

地区	性别	病例数	粗率 (1/10⁵)	构成 (%)	中国人口标化率 (1/10⁵)	世界人口标化率 (1/10⁵)	累积率 0-74%
发病							
全省	合计	155	3.39	1.38	3.08	3.25	0.29
	男	131	5.65	2.14	5.75	6.29	0.51
	女	24	1.06	0.47	0.91	0.87	0.08
城市	合计	124	5.79	2.39	5.25	5.66	0.46
	男	105	9.76	3.93	9.73	10.78	0.82
	女	19	1.79	0.75	1.52	1.52	0.14
农村	合计	31	1.27	0.51	1.08	1.07	0.12
	男	26	2.09	0.75	1.85	1.87	0.23
	女	5	0.42	0.19	0.33	0.29	0.03
死亡							
全省	合计	73	1.60	0.98	1.53	1.62	0.10
	男	53	2.29	1.16	2.50	2.66	0.15
	女	20	0.89	0.68	0.77	0.84	0.05
城市	合计	48	2.24	1.42	2.12	2.30	0.12
	男	36	3.35	1.82	3.50	3.76	0.20
	女	12	1.13	0.85	1.00	1.15	0.05
农村	合计	25	1.03	0.61	0.97	1.00	0.08
	男	17	1.37	0.66	1.46	1.51	0.12
	女	8	0.67	0.53	0.58	0.60	0.05

在 3 个城市肿瘤登记地区和 5 个农村肿瘤登记地区中，男性膀胱癌标化发病率最高的是沧州市（11.79/10 万），其次是保定市和秦皇岛市；死亡率最高的是保定市（4.14/10 万），其次是沧州市和秦皇岛市。女性发病率最高的也是沧州市（2.02/10 万），其次是秦皇岛市和保定市；死亡率最高的是磁县（1.36/10 万），其次是秦皇岛市和赞皇县。（表 4-14b)

表 4-14b　城市和农村肿瘤登记地区膀胱癌发病和死亡标化率

地区	发病中标率(1/10⁵)			死亡中标率(1/10⁵)		
	合计	男	女	合计	男	女
沧州市	6.46	11.79	2.02	2.02	3.23	0.83
保定市	5.11	10.05	1.18	2.26	4.14	0.90
秦皇岛市	4.47	7.70	1.56	1.92	2.69	1.24
磁县	2.45	3.81	1.12	1.74	2.25	1.36
赞皇县	2.14	3.34	0.94	0.50	0.00	0.94
涉县	0.74	1.59	0.00	1.04	2.21	0.00
武安	0.74	1.55	0.00	0.82	1.28	0.43
迁西县	0.00	0.00	0.00	0.55	1.26	0.00

十五、肾及泌尿系统不明 (C64-C66,68)

河北省肿瘤登记地区肾及泌尿系统不明恶性肿瘤（简称肾癌）的发病率为 3.35/10 万，中国人口标化率为 2.84/10 万，世界人口标化率为 2.72/10 万，城市发病率为 5.56/10 万，农村发病率为 1.40/10 万，城市地区发病率高于农村地区，男性高于女性。同期肾癌的死亡率为 1.57/10 万，城市死亡率为 2.71/10 万，农村死亡率为 0.58/10 万，城市地区死亡率高于农村，男性高于女性。

肾癌年龄别发病率在 0-40 岁年龄段处于较低水平，45- 岁组后逐渐升高，男女发病率在 80- 岁组达到高峰。农村地区男性发病高峰出现在 60- 岁组和 75- 岁组，女性出现在 70- 岁组和 80- 岁组。肾癌年龄别死亡率在 0-50 岁年龄段处于较低水平，55- 岁组后逐渐升高，死亡率在 85+ 岁组达到高峰。其中农村地区死亡高峰出现在 80- 岁组。（表 4-15a）

表 4-15a　河北省肿瘤登记地区肾及泌尿系统不明恶性肿瘤发病与死亡

地区	性别	病例数	粗率 (1/10⁵)	构成 (%)	中国人口标化率 (1/10⁵)	世界人口标化率 (1/10⁵)	累积率 0-74%
发病							
全省	合计	153	3.35	1.36	2.84	2.72	0.33
	男	105	4.53	1.71	4.07	3.94	0.47
	女	48	2.13	0.93	1.70	1.61	0.20
城市	合计	119	5.56	2.29	4.49	4.40	0.54
	男	84	7.81	3.14	6.63	6.56	0.79
	女	35	3.29	1.39	2.49	2.39	0.31
农村	合计	34	1.40	0.56	1.27	1.17	0.14
	男	21	1.69	0.61	1.60	1.49	0.18
	女	13	1.09	0.50	0.97	0.87	0.10
死亡							
全省	合计	72	1.57	0.96	1.39	1.41	0.11
	男	48	2.07	1.05	2.06	2.09	0.14
	女	24	1.06	0.82	0.87	0.89	0.09
城市	合计	58	2.71	1.71	2.37	2.46	0.19
	男	37	3.44	1.87	3.26	3.40	0.22
	女	21	1.97	1.49	1.62	1.68	0.16
农村	合计	14	0.58	0.34	0.47	0.45	0.04
	男	11	0.89	0.43	0.86	0.80	0.07
	女	3	0.25	0.20	0.17	0.17	0.02

在 3 个城市肿瘤登记地区和 5 个农村肿瘤登记地区中，男性肾癌标化发病率最高的是秦皇岛市（6.92/10 万），其次是沧州市和保定市；死亡率最高的是沧州市（4.06/10 万），其次是保定市和秦皇岛市。女性发病率最高的是沧州市（3.53/10 万），其次是迁西县和保定市；死亡率最高的是保定市（2.18/10 万），其次是沧州市和秦皇岛市。（表 4-15b）

表 4-15b　城市和农村肿瘤登记地区肾及泌尿系统不明恶性肿瘤发病和死亡标化率

地区	发病中标率(1/10⁵)			死亡中标率 (1/10⁵)		
	合计	男	女	合计	男	女
秦皇岛市	4.29	6.92	1.85	1.25	2.24	0.45
沧州市	5.16	6.90	3.53	2.88	4.06	1.82
保定市	4.25	6.31	2.35	2.78	3.48	2.18
磁县	1.24	2.43	0.19	0.43	0.90	0.19
涉县	1.71	2.40	1.10	0.21	0.00	0.44
迁西县	2.33	1.67	3.07	0.00	0.00	0.00
武安	0.90	1.12	0.68	0.77	1.58	0.16
赞皇县	0.70	0.91	0.50	0.69	1.39	0.00

十六、淋巴瘤 (C81-C85，88,90,96)

河北省肿瘤登记地区淋巴瘤的发病率为 3.17/10 万，中国人口标化率为 2.79/10 万，世界人口标化率为 2.83/10 万，城市发病率为 4.53/10 万，农村发病率为 1.97/10 万，城市发病率是农村的 2.30 倍，年龄标化后城市是农村的 2.09 倍。同期淋巴瘤的死亡率为 2.01/10 万，中国人口标化率为 1.84/10 万，世界人口标化率为 2.17/10 万，城市死亡率为 2.99/10 万，农村死亡率为 1.15/10 万，城市是农村的 2.60 倍，年龄标化后降至 2.57 倍。(表 4-16a)

表 4-16a　河北省肿瘤登记地区淋巴瘤发病与死亡

地区	性别	病例数	粗率 (1/10⁵)	构成 (%)	中国人口标化率 (1/10⁵)	世界人口标化率 (1/10⁵)	累积率 0-74%
发病							
全省	合计	145	3.17	1.29	2.79	2.83	0.31
	男	76	3.28	1.24	3.05	3.14	0.29
	女	69	3.06	1.34	2.56	2.59	0.32
城市	合计	97	4.53	1.87	3.78	3.78	0.42
	男	51	4.74	1.91	4.30	4.43	0.38
	女	46	4.32	1.83	3.30	3.22	0.44
农村	合计	48	1.97	0.79	1.81	1.89	0.20
	男	25	2.01	0.72	1.84	1.91	0.20
	女	23	1.93	0.88	1.76	1.88	0.21
死亡							
全省	合计	92	2.01	1.23	1.84	1.85	0.16
	男	56	2.42	1.23	2.40	2.44	0.20
	女	36	1.60	1.23	1.36	1.38	0.13
城市	合计	64	2.99	1.89	2.66	2.80	0.23
	男	45	4.18	2.27	3.95	4.09	0.34
	女	19	1.79	1.35	1.53	1.70	0.13
农村	合计	28	1.15	0.69	1.04	0.97	0.09
	男	11	0.89	0.43	0.80	0.75	0.07
	女	17	1.43	1.13	1.24	1.16	0.12

　　在 3 个城市肿瘤登记地区和 5 个农村肿瘤登记地区中，男性淋巴瘤标化发病率最高的是秦皇岛市（7.03/10 万），其次是保定市和磁县；死亡率最高的是秦皇岛市（8.03/10 万），其次是保定市和磁县。女性发病率最高的是磁县（4.38/10 万），其次是保定市和秦皇岛市；死亡率最高的是磁县（2.86/10 万），其次是迁西县和保定市。（表 4-16b）

表 4-16b　城市和农村肿瘤登记地区淋巴瘤发病和死亡标化率

地区	发病中标率(1/10⁵)			死亡中标率(1/10⁵)		
	合计	男	女	合计	男	女
秦皇岛市	5.28	7.03	3.56	4.68	8.03	1.67
保定市	3.99	4.06	3.87	2.15	2.57	1.83
磁县	3.59	2.81	4.38	2.43	2.00	2.86
迁西县	2.15	2.03	2.27	1.67	0.67	2.68
沧州市	1.42	1.58	1.42	1.15	1.77	0.58
涉县	1.28	1.55	1.04	0.51	0.40	0.64
武安	0.98	1.16	0.72	0.18	0.31	0.00
赞皇县	0.82	1.65	0.00	0.00	0.00	0.00

十七、胆囊及其他(C23-C24)

河北省肿瘤登记地区胆囊及胆道其它恶性肿瘤的发病率为 2.16/10 万，中国人口标化率为 1.90/10 万，世界人口标化率为 1.96/10 万。城市发病率为 2.57/10 万，农村发病率为 1.81/10 万，城市地区发病率比农村高 42.16%，年龄标化后高 38.17%。同期胆囊及胆道其它恶性肿瘤的死亡率为 1.66/10 万，城市死亡率为 2.66/10 万，农村死亡率为 0.78/10 万，城市地区是农村的 3.41 倍，年龄标化后差距降至 3.36 倍。

胆囊及胆道其它恶性肿瘤年龄别发病率在 0-45 岁年龄段处于较低水平，在 50- 岁组逐渐升高，85+ 岁组达到高峰。城市地区与农村地区有所波动，但总体趋势与全省基本一致。胆囊及胆道其它恶性肿瘤年龄别死亡率在 0-45 岁年龄段处于较低水平，在 50- 岁组后迅速上升，在 80- 岁组达到高峰。其中城市地区男性与农村地区女性在 75- 岁组达到高峰。（表 4-17a）

表4-17a 河北省肿瘤登记地区胆囊及胆道其它恶性肿癌发病与死亡

地区	性别	病例数	粗率 (1/10⁵)	构成 (%)	中国人口标化率 (1/10⁵)	世界人口标化率 (1/10⁵)	累积率 0-74%
发病							
全省	合计	99	2.16	0.88	1.90	1.96	0.23
	男	41	1.77	0.67	1.69	1.71	0.15
	女	58	2.57	1.13	2.09	2.20	0.30
城市	合计	55	2.57	1.06	2.20	2.24	0.25
	男	25	2.32	0.93	2.11	2.11	0.19
	女	30	2.82	1.19	2.26	2.33	0.30
农村	合计	44	1.81	0.72	1.59	1.68	0.20
	男	16	1.29	0.46	1.28	1.32	0.11
	女	28	2.35	1.07	1.93	2.07	0.29
死亡							
全省	合计	76	1.66	1.02	1.46	1.41	0.13
	男	36	1.55	0.79	1.53	1.44	0.11
	女	40	1.77	1.37	1.41	1.39	0.15
城市	合计	57	2.66	1.68	2.27	2.20	0.18
	男	28	2.60	1.41	2.40	2.25	0.16
	女	29	2.73	2.06	2.13	2.13	0.20
农村	合计	19	0.78	0.47	0.67	0.65	0.08
	男	8	0.64	0.31	0.64	0.60	0.06
	女	11	0.92	0.73	0.73	0.72	0.10

在 3 个城市肿瘤登记地区和 5 个农村肿瘤登记地区中，男性胆囊及胆道其它恶性肿瘤标化发病率最高的是磁县（2.85/10 万），其次是保定市和赞皇县；死亡率最高的是保定市（3.64/10 万），其次是秦皇岛市和磁县。女性发病率最高的是磁县（3.38/10 万），其次是保定市和涉县；死亡率最高的是保定市（3.35/10 万），其次是磁县和沧州市。（表 4-17b）

表 4-17b　城市和农村肿瘤登记地区胆囊及胆道其它恶性肿瘤发病和死亡标化率

地区	发病中标率(1/10⁵)			死亡中标率(1/10⁵)		
	合计	男	女	合计	男	女
磁县	3.20	2.85	3.38	1.37	1.59	1.30
保定市	2.69	2.36	2.95	3.48	3.64	3.35
赞皇县	1.80	2.28	1.30	0.54	1.11	0.00
秦皇岛市	1.75	2.19	1.34	1.12	1.81	0.52
沧州市	1.67	1.50	1.80	0.82	0.32	1.27
涉县	1.42	0.62	2.33	0.79	0.62	1.02
迁西县	1.02	1.27	0.95	0.46	0.89	0.00
武安	0.96	0.20	1.67	0.46	0.00	0.87

十八、前列腺 (C61)

河北省肿瘤登记地区前列腺癌的发病率为 3.80/10 万，中国人口标化率为 4.42/10 万，世界人口标化率为 4.74/10 万，城市发病率为 6.88/10 万，农村发病率为 1.13/10 万，城市发病率高于农村地区。同期前列腺癌的死亡率为 1.73/10 万，城市死亡率为 2.97/10 万，农村死亡率为 0.64/10 万，城市死亡率高于农村。

前列腺癌年龄别发病率在 0-60 岁年龄段处于较低水平， 65- 岁组后逐渐升高，城市发病率在 85+ 岁组达到高峰，农村地区发病率在 75- 岁组达到高峰。年龄别死亡率在 0-60 岁年龄段处于较低水平， 65- 岁组后逐渐升高，85+ 岁组最高。（ 表 4-18a）

表 4-18a　河北省肿瘤登记地区前列腺癌发病与死亡

指标	地区	病例数	粗率 (1/10^5)	构成 (%)	中国人口标化率 (1/10^5)	世界人口标化率 (1/10^5)	累积率 0-74%
发病							
	全省	88	3.80	1.43	4.42	4.74	0.27
	城市	74	6.88	2.77	7.64	8.38	0.43
	农村	14	1.13	0.40	1.10	1.01	0.11
死亡							
	全省	40	1.73	0.88	2.07	2.27	0.11
	城市	32	2.97	1.62	3.22	3.48	0.19
	农村	8	0.64	0.31	0.91	1.05	0.03

在 3 个城市肿瘤登记地区和 5 个农村肿瘤登记地区中，前列腺癌标化发病率最高的是保定市（10.02/10 万），其次是秦皇岛市和沧州市；前列腺癌死亡率最高的也是保定市（3.94/10 万），其次是沧州市和迁西县。磁县和武安发病率和死亡率相对较低。（表 4-18b）

表 4-18b　城市和农村肿瘤登记地区前列腺癌发病率和死亡率

地区	发病中标率(1/10^5)		死亡中标率(1/10^5)	
	合计	男	合计	男
保定市	4.21	10.02	1.67	3.94
秦皇岛市	2.92	6.35	0.85	1.84
沧州市	1.99	4.25	1.73	3.64
赞皇县	1.31	2.72	0.21	0.43
迁西县	0.98	1.96	1.28	2.95
涉县	0.40	0.80	0.00	0.00
武安	0.30	0.65	0.11	0.25
磁县	0.16	0.50	0.16	0.50

十九、骨 (C40-C41)

河北省肿瘤登记地区骨和关节软骨恶性肿瘤的发病率为 1.53/10 万,中国人口标化率为 1.50/10 万,世界人口标化率为 1.46/10 万。城市发病率为 1.50/10 万,农村发病率为 1.56/10 万,农村发病率比城市高 4.42%,年龄标化后城市比农村高 5.03%。同期骨和关节软骨恶性肿瘤的死亡率为 1.03/10 万,城市死亡率为 0.33/10 万,农村死亡率为 1.64/10 万,农村是城市的 5.02 倍,年龄标化后降至 4.77 倍。

骨和关节软骨恶性肿瘤年龄别发病率在 0-45 岁年龄段处于较低水平, 50- 岁组后迅速上升,发病率在 85+ 岁组达到高峰。骨和关节软骨恶性肿瘤年龄别死亡率在 0-45 岁年龄段处于较低水平,50- 岁组后迅速上升,死亡率也在 85+ 岁组达到高峰。城市地区发病率在 85+ 岁组达到最高水平,农村地区发病率在 75- 岁组达到最高水平。城市地区女性和农村地区男性死亡率均在 80- 岁组达到最高水平,其它死亡率均在 85+ 岁组达到最高水平。(表 4-19a)

表 4-19a　河北省肿瘤登记地区骨和关节软骨恶性肿瘤发病与死亡

地区	性别	病例数	粗率 (1/10⁵)	构成 (%)	中国人口标化率 (1/10⁵)	世界人口标化率 (1/10⁵)	累积率 0-74%
发病							
全省	合计	70	1.53	0.62	1.50	1.46	0.13
	男	42	1.81	0.68	1.92	1.85	0.15
	女	28	1.24	0.55	1.09	1.11	0.11
城市	合计	32	1.50	0.62	1.55	1.57	0.13
	男	23	2.14	0.86	2.27	2.27	0.18
	女	9	0.85	0.36	0.88	0.93	0.08
农村	合计	38	1.56	0.63	1.48	1.40	0.13
	男	19	1.53	0.55	1.58	1.45	0.13
	女	19	1.60	0.73	1.34	1.32	0.14
死亡							
全省	合计	47	1.03	0.63	0.95	0.96	0.08
	男	23	0.99	0.50	1.06	1.04	0.09
	女	24	1.06	0.82	0.84	0.88	0.08
城市	合计	7	0.33	0.21	0.33	0.37	0.03
	男	5	0.46	0.25	0.55	0.69	0.05
	女	2	0.19	0.14	0.14	0.12	0.01
农村	合计	40	1.64	0.98	1.55	1.50	0.14
	男	18	1.45	0.70	1.57	1.36	0.12
	女	22	1.85	1.46	1.47	1.56	0.15

在 3 个城市肿瘤登记地区和 5 个农村肿瘤登记地区中，男性骨和关节软骨恶性肿瘤标化发病率最高的是涉县（3.16/10 万），其次是保定市和秦皇岛市；死亡率最高的也是涉县（3.50/10 万），其次是磁县和赞皇县。女性发病率最高的是磁县（2.62/10 万），其次是赞皇县和沧州市；死亡率最高的是赞皇县（1.80/10 万），其次是武安、磁县和涉县。（表 4-19b）

表 4-19b　城市和农村肿瘤登记地区骨和关节软骨恶性肿瘤发病和死亡标化率

地区	发病中标率(1/10^5)			死亡中标率(1/10^5)		
	合计	男	女	合计	男	女
涉县	2.39	3.16	1.52	2.61	3.50	1.61
磁县	2.19	1.64	2.62	2.00	2.37	1.72
保定市	1.88	2.98	0.90	0.23	0.18	0.28
沧州市	1.36	0.93	1.81	0.22	0.44	0.00
武安	1.21	1.86	0.58	1.01	0.24	1.72
秦皇岛市	1.06	2.11	0.00	0.60	1.31	0.00
赞皇县	0.99	0.00	1.96	1.84	1.56	1.80
迁西县	0.40	0.40	0.41	0.99	1.17	0.81

二十、鼻咽（C11）

河北省肿瘤登记地区鼻咽癌的发病率为 0.83/10 万，中国人口标化率为 0.70/10 万，世界人口标化率为 0.69/10 万。城市发病率为 1.12/10 万，农村发病率为 0.58/10 万，城市比农村高 94.96%，年龄标化后高 78.57%。同期鼻咽癌的死亡率为 0.70/10 万，城市死亡率 0.65/10 万，农村死亡率为 0.74/10 万，农村比城市高 13.05%，年龄标化后高 8.93%。

鼻咽癌年龄别发病率在 0-40 岁年龄段处于较低水平，45- 岁组以后逐渐升高，在 85+ 岁组达到高峰，农村地区在 70- 岁组达到高峰，农村男性在 65- 岁组达到高峰。鼻咽癌年龄别死亡率在 0-50 岁年龄段处于较低水平，55- 岁组逐渐上升，在 85+ 岁组达到高峰，农村地区波动较大，在 70- 岁组达到高峰。（表 4-20a）

表 4-20a　河北省肿瘤登记地区鼻咽癌发病与死亡

地区	性别	病例数	粗率 (1/10⁵)	构成 (%)	中国人口标化率 (1/10⁵)	世界人口标化率 (1/10⁵)	累积率 0-74%
发病							
全省	合计	38	0.83	0.34	0.70	0.69	0.08
	男性	26	1.12	0.42	1.00	1.05	0.11
	女	12	0.53	0.23	0.42	0.38	0.05
城市	合计	24	1.12	0.46	0.90	0.88	0.10
	男	16	1.49	0.60	1.28	1.32	0.12
	女	8	0.75	0.32	0.55	0.51	0.07
农村	合计	14	0.58	0.23	0.50	0.50	0.07
	男	10	0.80	0.29	0.68	0.72	0.10
	女	4	0.34	0.15	0.33	0.28	0.04
死亡							
全省	合计	32	0.70	0.43	0.65	0.72	0.06
	男	23	0.99	0.50	0.97	1.09	0.10
	女	9	0.40	0.31	0.36	0.40	0.03
城市	合计	14	0.65	0.41	0.68	0.83	0.04
	男	10	0.93	0.50	0.99	1.18	0.08
	女	4	0.38	0.28	0.40	0.52	0.01
农村	合计	18	0.74	0.44	0.62	0.64	0.09
	男	13	1.05	0.50	0.90	0.94	0.13
	女	5	0.42	0.33	0.35	0.34	0.05

在 3 个城市肿瘤登记地区和 5 个农村肿瘤登记地区中，男性鼻咽癌标化发病率最高的是沧州市（1.69/10 万），其次是磁县和赞皇县；女性发病率最高的也是沧州市（0.93/10 万），其次是武安和保定市。男性标化死亡率最高的是涉县（1.86/10 万），女性死亡率最高的也是涉县（1.49/10 万）。（表 4-20b）

表 4-20b 城市和农村肿瘤登记地区鼻咽癌发病和死亡标化率

地区	发病中标率(1/10⁵)			死亡中标率(1/10⁵)		
	合计	男	女	合计	男	女
沧州市	1.32	1.69	0.93	0.31	0.28	0.34
磁县	0.89	1.51	0.31	0.96	1.60	0.35
赞皇县	0.66	1.32	0.00	0.45	0.40	0.50
保定市	0.81	1.28	0.46	0.83	1.10	0.62
秦皇岛市	0.75	1.04	0.44	0.65	1.37	0.00
涉县	0.38	0.75	0.00	1.67	1.86	1.49
武安	0.44	0.20	0.66	0.10	0.22	0.00
迁西县	0.00	0.00	0.00	0.36	0.70	0.00

（梁迪 李道娟 靳晶）

第五章　河北省肿瘤登记地区主要恶性肿瘤

第一节　磁县肿瘤发病死亡情况

一、磁县肿瘤登记基本情况

　　磁县位于河北省最南端，太行山东麓，冀豫交接处，19个乡镇，地势自西向东梯级下降，呈山区、丘陵、平原阶梯地域分布。北纬36°30′，东经114°40′，面积约1014平方千米。人口约62万。

　　磁县肿瘤登记处于1973年成立并开展工作，地点设在磁县肿瘤防治研究所流行病学室内，担负着全县62万居民全死因登记及恶性肿瘤发病统计工作，为政府及卫生行政部门制定卫生保健和肿瘤控制规划及防癌研究提供科学依据。磁县成立了县、乡、村三级防癌网，按户口所在地对全县居民全死因、肿瘤发病情况进行监测和登记，县直各医疗单位有责任、有义务将发现和诊断出的恶性肿瘤病例（包括中枢神经系统良性肿瘤）以及各种原因导致的死亡病例向肿瘤登记处报告。病例发现采用主动与被动两种方法，主动：由乡镇肿瘤医生和村医生对全乡镇各村进行访问，并结合日常诊疗工作调查、登记、随访，了解区域肿瘤发病、死亡情况；也通过医院就诊登记、病案登记、计算机电子记录以及全县农村合作医疗系统进行主动收集。被动：通过登记报告网络、医疗记录或死亡医学证明书接受登记报告，同时也通过民政部门获取登记的死亡信息等。

　　村肿瘤医生将本村新发肿瘤病例和死亡病例及时填报，每月按时上报乡（镇）卫生院肿瘤主管医生，然后再上报肿瘤登记处；县直各医疗机构将门诊和住院收治的肿瘤病例定期统计后向肿瘤登记处报告。肿瘤登记处综合全死因、肿瘤发病病例数据，将死亡病例卡与发病病例卡进行核对整理，发现重复、错报、漏报及时更正补充。登记处每年年末到乡、村、户进行调查，全面复核。此项作为卫生系统质量考核的重要程序之一，保证数据可靠、准确。登记处每年通过入户随访了解肿瘤患者的生存情况。每月底，从各报告点获得上月全部恶性肿瘤发病、死亡病例资料，年底，把收集到的发病报告卡与死亡报告卡核对，入户随访和电话随访，以确定死亡病例的生存时间。

　　登记处建立健全了各种报表和原始卡片保存的数据库，80年代初就应用计算机管理系统进行统计和分析。全死因统计使用国际疾病分类（ICD-10）的4位编码，恶性肿瘤发病数据均依据ICD-O-3解剖学及形态学数字编写。1993-1997年、2003-2007年磁县肿瘤登记资料先后被《五大洲癌症发病率》第八卷、第十卷收录，扩大了国际交流合作。在国家、省领导及专家的业务指导下，配合完成了国家"八五"、"九五"、"十五"、"十一五"食管癌科技攻关项目在磁县现场的实施，科研成果多次在国内国际获奖。1996年成为国际肿瘤登记协会正式会员；2002年被国家卫生部、全国肿瘤防办授予"全国肿瘤登记中心示范基地"；2004年，被评为我国首批"食管癌早诊早治示范基地"之一，并开展上消化道癌早诊早治普查工作，对全县40-69岁居民进行内镜碘染色大普查，提高了我县上消化道癌症的早诊早治率。

　　四十年来积累了宝贵的肿瘤流行病学资料，分析显示磁县是恶性肿瘤高发区。其中尤以食管恶性肿瘤发病最高，占恶性肿瘤发病构成的 41.56%，男性食管癌平均发病率 139.96/10 万，女性 92.79/10 万。磁县地理位置优越，交通便利，当地群众就医较方便，北临邯郸市，南临安阳市，当地及周边市区医疗条件较好，患者就诊率和病理诊断率较高。

二、磁县主要恶性肿瘤发病情况

磁县恶性肿瘤发病率为 284.36/10 万，其中男性 320.21/10 万，女性 247.9/10 万。发病第 1 位的是食管癌，其次是胃癌、肺癌、肝癌和结直肠癌，前 10 位恶性肿瘤占全部恶性肿瘤的 90.26%。男性发病第 1 位恶性肿瘤是食管癌，其次是胃癌、肺癌、肝癌和结直肠癌，男性前 10 位的恶性肿瘤占全部恶性肿瘤的 95.25%；女性发病第 1 位的是食管癌，其次是胃癌、肺癌、乳腺癌和肝癌，女性前 10 位的恶性肿瘤占全部恶性肿瘤的 88.17%。（表 5-1-1，图 5-1-1a~5-1-1d）

表 5-1-1　磁县主要恶性肿瘤发病指标

顺位	合计				男性				女性			
	部位	发病率(1/10⁵)	构成(%)	中标率(1/10⁵)	部位	发病率(1/10⁵)	构成(%)	中标率(1/10⁵)	部位	发病率(1/10⁵)	构成(%)	中标率(1/10⁵)
1	食管(C15)	91.50	32.18	88.87	食管(C15)	98.67	30.81	106.95	食管(C15)	84.21	33.97	73.52
2	胃(C16)	58.50	20.57	57.66	胃(C16)	83.78	26.16	89.55	胃(C16)	32.80	13.23	29.79
3	气管,支气管,肺(C33-C34)	45.67	16.06	45.86	气管,支气管,肺(C33-C34)	59.88	18.70	66.10	气管,支气管,肺(C33-C34)	31.23	12.60	28.46
4	肝脏(C22)	17.67	6.22	17.14	肝脏(C22)	21.10	6.59	21.72	乳房(C50)	16.72	6.74	15.60
5	结直肠肛门(C18-C21)	10.79	3.80	10.09	结直肠肛门(C18-C21)	11.79	3.68	12.52	肝脏(C22)	14.19	5.73	12.91
6	乳房(C50)	8.29	2.92	7.89	脑,神经系统(C70-C72)	8.38	2.62	8.57	子宫颈(C53)	11.67	4.71	10.57
7	脑,神经系统(C70-C72)	7.35	2.59	6.69	白血病(C91-C95)	4.03	1.26	4.10	结直肠肛门(C18-C21)	9.78	3.94	8.07
8	子宫颈(C53)	5.79	2.04	5.49	胰腺(C25)	4.03	1.26	4.68	子宫体及子宫部位不明(C54-C55)	7.25	2.93	5.85
9	淋巴瘤(C81-C85,88,90,96)	3.75	1.32	3.59	膀胱(C67)	4.03	1.26	3.81	脑,神经系统(C70-C72)	6.31	2.54	5.52
10	白血病(C91-C95)	3.75	1.32	3.86	口腔和咽喉(除外鼻咽)(C00-C10;C12-C14)	3.41	1.07	4.14	淋巴瘤(C81-C85,88,90,96)	4.42	1.78	4.38
合计	所有部位	284.36	100.00	277.75	所有部位	320.21	100.00	344.92	所有部位	247.91	100.00	221.58

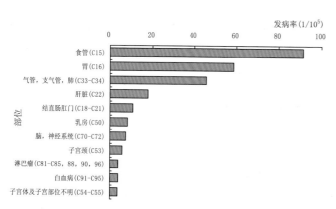

图5-1-1a 磁县主要恶性肿瘤发病率

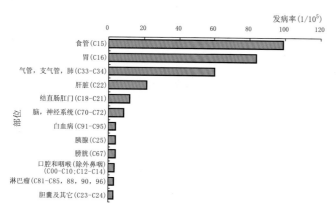

图5-1-1b 磁县男性主要恶性肿瘤发病率

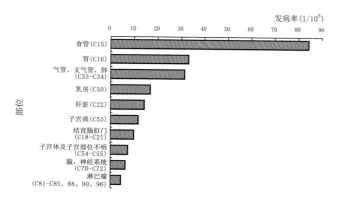

图5-1-1c 磁县女性主要恶性肿瘤发病率

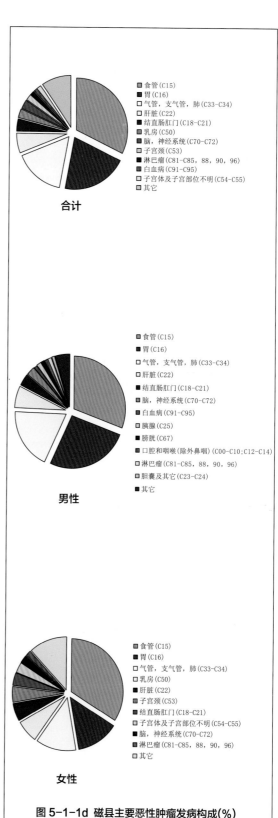

图 5-1-1d 磁县主要恶性肿瘤发病构成(%)

三、磁县主要恶性肿瘤死亡情况

磁县恶性肿瘤死亡率为202.87/10万，其中男性240.78/10万，女性164.33/10万。磁县恶性肿瘤死亡第1位的是食管癌，其次是胃癌、肺癌、肝癌和结直肠癌，前10位的恶性肿瘤占全部恶性肿瘤的92.83%。男性死亡第1位的也是食管癌，其次是胃癌、肺癌、肝癌和结直肠癌，男性前10位的恶性肿瘤占全部恶性肿瘤的95.75%；女性死亡第1位的也是食管癌，其次为胃癌、肺癌、肝癌和乳腺癌，女性前10位的恶性肿瘤占全部恶性肿瘤的91.17%。（表5-1-2，图5-1-2a~5-1-2d）

表5-1-2 磁县主要恶性肿瘤死亡指标

顺位	合计				男性				女性			
	部位	死亡率 (1/10⁵)	构成 (%)	中标率 (1/10⁵)	部位	死亡率 (1/10⁵)	构成 (%)	中标率 (1/10⁵)	部位	死亡率 (1/10⁵)	构成 (%)	中标率 (1/10⁵)
1	食管(C15)	73.04	36.01	75.64	食管(C15)	89.05	36.98	104.98	食管(C15)	56.77	34.55	53.58
2	胃(C16)	41.61	20.51	41.56	胃(C16)	55.54	23.07	62.96	胃(C16)	27.44	16.70	24.76
3	气管,支气管,肺(C33-C34)	32.06	15.81	31.93	气管,支气管,肺(C33-C34)	43.13	17.91	49.31	气管,支气管,肺(C33-C34)	20.82	12.67	18.02
4	肝脏(C22)	15.80	7.79	15.31	肝脏(C22)	19.24	7.99	19.49	肝脏(C22)	12.30	7.49	11.64
5	结直肠肛门(C18-C21)	5.94	2.93	6.02	结直肠肛门(C18-C21)	7.14	2.96	7.83	乳房(C50)	8.83	5.37	7.68
6	乳房(C50)	4.38	2.16	4.03	脑,神经系统(C70-C72)	5.59	2.32	5.77	子宫颈(C53)	6.62	4.03	5.78
7	脑,神经系统(C70-C72)	4.38	2.16	4.23	白血病(C91-C95)	2.79	1.16	3.71	结直肠肛门(C18-C21)	4.73	2.88	4.22
8	子宫颈(C53)	3.28	1.62	3.02	喉(C32)	2.17	0.90	2.92	白血病(C91-C95)	3.47	2.11	3.36
9	白血病(C91-C95)	3.13	1.54	3.54	淋巴瘤(C81-C85,88,90,96)	2.17	0.90	2.00	脑,神经系统(C70-C72)	3.15	1.92	3.02
10	淋巴瘤(C81-C85,88,90,96)	2.66	1.31	2.43	骨(C40-C41)	1.86	0.77	2.37	淋巴瘤(C81-C85,88,90,96)	3.15	1.92	2.86
合计	所有部位	202.87	100.00	203.98	所有部位	240.78	100.00	276.19	所有部位	164.33	100.00	149.28

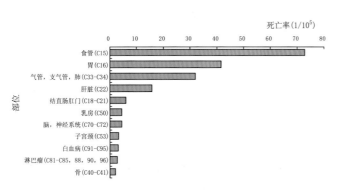

图5-1-2a 磁县主要恶性肿瘤死亡率

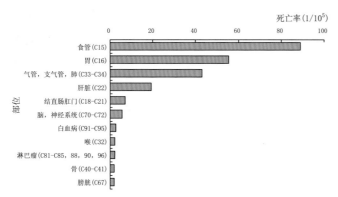

图5-1-2b 磁县男性主要恶性肿瘤死亡率

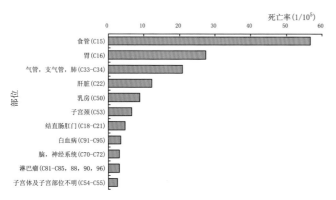

图5-1-2c 磁县女性主要恶性肿瘤死亡率

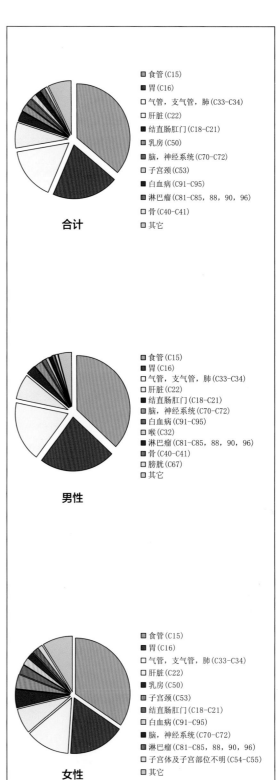

图 5-1-2d 磁县主要恶性肿瘤死亡构成（%）

（宋国慧　孟凡书　李东方）

第二节　涉县肿瘤发病死亡情况

一、涉县肿瘤登记基本情况

涉县位于河北省西南部，晋、冀、豫三省七县交接的太行山东麓，北纬 36°17′~36°55′，东经 113°26′~114°，境内峰峦叠嶂，峡谷纵横。全县总面积 1509 平方公里，辖 9 镇 8 乡，308 个行政村，464 个自然村，总人口 40.5 万，是食管、贲门、胃上消化道恶性肿瘤高发县。1975 年成立肿瘤防办，1984 年更名为肿瘤防治所，2007 年经政府批准设立肿瘤普查中心，肿瘤登记处设在县肿瘤防治所。

涉县于 1977 年成立肿瘤登记处，期间呈一度中断，1999 年在河北省肿瘤医院、河北省肿瘤研究所的帮助支持下恢复登记，与国家肿瘤登记制度接轨。从 2000 年起，登记资料录入国家肿瘤登记数据库编入《中国部分市、县恶性肿瘤的发病与死亡》（现更名为《中国肿瘤登记年报》），为肿瘤预防与控制提供科学依据。

资料收集主要通过县、乡、村三级网络：（1）县级：在县肿瘤普查中心（肿瘤防治所）设肿瘤登记处，有 4 名人员负责全县肿瘤登记工作的组织、指导、督查、考核、培训，解决登记中有关行政技术问题，对登记资料进行收集、审核、整理、统计、分析、录入、储存、上报，对口河北省肿瘤登记办公室。（2）乡级：在乡镇卫生院设 1 名登记员（肿瘤医生），负责收集辖区村级登记报告资料，进行核对上报，建立并管理两卡（全死因卡、肿瘤发病卡），三册（肿瘤发病登记表，肿瘤死亡登记表，其他死亡登记表），对口县肿瘤登记处。收集、指导、培训村级登记，总结通报、登报质量。（3）村级：在各村设肿瘤登记员（肿瘤医生），负责本村全死因登记、肿瘤发病登记，填两卡、三册登记，定时上报卫生院。

其次收集医院来源资料：在县一院、县二院、县三院、天铁医院设肿瘤登记点，负责院内就诊、住院确诊恶性肿瘤病人登记，登记工作由医院防保科或医务科负责，建立接诊医生、主治医生对恶性肿瘤病人填卡上报制度，主管科接卡片并对全院诊治病人进行核查后，填写肿瘤病人登记表，并录入微机，带卡、盘定期上报肿瘤登记处。

同时将医疗报销系统（医保、农合）作为补充报告，建立与县医保、农合组织协作，从审报医疗费时对恶性肿瘤病人进行摘录登记，由县登记处定期收集整理。

二、涉县主要恶性肿瘤发病情况

涉县恶性肿瘤发病率为 311.43/10 万，其中男性 368.29/10 万，女性 250.60/10 万。涉县恶性肿瘤发病第 1 位的是胃癌，其次是食管癌、肺癌、子宫颈癌和肝癌，前 10 位恶性肿瘤占全部恶性肿瘤的的 95.17%。男性发病第 1 位恶性肿瘤是胃癌，其次是食管癌、肺癌、肝癌和结直肠癌，男性前 10 位的恶性肿瘤占全部恶性肿瘤的 97.18%；女性发病第 1 位的是胃癌，其次是食管癌、子宫颈癌、乳腺癌和肺癌，女性前 10 位的恶性肿瘤占全部恶性肿瘤的 95.79%。（表 5-2-1，图 5-2-1a~5-2-1d）

表 5-2-1　涉县主要恶性肿瘤发病指标

顺位	合计 部位	发病率 (1/10⁵)	构成 (%)	中标率 (1/10⁵)	男性 部位	发病率 (1/10⁵)	构成 (%)	中标率 (1/10⁵)	女性 部位	发病率 (1/10⁵)	构成 (%)	中标率 (1/10⁵)
1	胃(C16)	137.46	44.14	119.25	胃(C16)	181.81	49.37	161.11	胃(C16)	90.02	35.92	75.61
2	食管(C15)	64.17	20.60	57.41	食管(C15)	81.55	22.14	72.71	食管(C15)	45.56	18.18	40.97
3	气管,支气管,肺 (C33-C34)	25.24	8.10	21.95	气管,支气管,肺 (C33-C34)	35.84	9.73	32.11	子宫颈(C53)	36.67	14.63	28.90
4	子宫颈(C53)	17.72	5.69	14.19	肝脏(C22)	24.41	6.63	23.33	乳房(C50)	18.89	7.54	15.75
5	肝脏(C22)	15.30	4.91	13.52	结直肠肛门 (C18-C21)	12.47	3.39	12.02	气管,支气管,肺 (C33-C34)	13.89	5.54	11.42
6	结直肠肛门 (C18-C21)	11.28	3.62	10.37	白血病(C91-C95)	7.27	1.97	6.64	结直肠肛门 (C18-C21)	10.00	3.99	8.48
7	乳房(C50)	9.13	2.93	7.81	脑,神经系统 (C70-C72)	3.64	0.99	2.96	子宫体及子宫部位 不明(C54-C55)	8.33	3.33	7.91
8	白血病(C91-C95)	5.37	1.72	5.08	喉(C32)	3.12	0.85	2.58	肝脏(C22)	5.56	2.22	4.67
9	子宫体及子宫部位 不明(C54-C55)	4.03	1.29	3.89	骨(C40-C41)	3.12	0.85	3.16	脑,神经系统 (C70-C72)	4.45	1.77	4.01
10	脑,神经系统 (C70-C72)	4.03	1.29	3.44	肾及泌尿系统 不明(C64-C66,68)	2.60	0.71	2.40	甲状腺(C73)	3.33	1.33	2.50
合计	所有部位	311.43	100.00	272.63	所有部位	368.29	100.00	329.60	所有部位	250.60	100.00	214.28

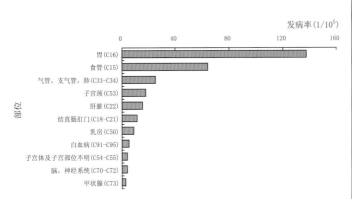

图5-2-1a　涉县主要恶性肿瘤发病率

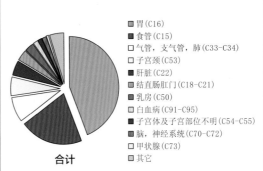

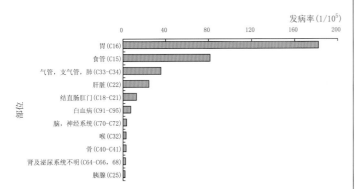

图5-2-1b　涉县男性主要恶性肿瘤发病率

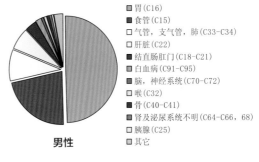

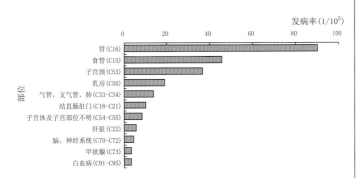

图5-2-1c　涉县女主要恶性肿瘤发病率

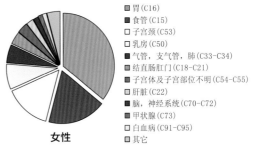

图 5-2-1d　涉县主要恶性肿瘤发病构成(%)

三、涉县主要恶性肿瘤死亡情况

涉县恶性肿瘤死亡率为 220.15/10 万，其中男性 261.29/10 万，女性 176.14/10 万。涉县恶性肿瘤死亡第 1 位的是胃癌，其次是食管癌、肺癌、肝癌和子宫颈癌，前 10 位的恶性肿瘤占全部恶性肿瘤的 93.54%。男性死亡第 1 位的也是胃癌，其次是食管癌、肺癌、肝癌和结直肠癌，男性前 10 位的恶性肿瘤占全部恶性肿瘤的 97.22%；女性死亡第 1 位的也是胃癌，其次为食管癌、子宫颈癌、肺癌和肝癌，女性前 10 位的恶性肿瘤占全部恶性肿瘤的 93.38%。（表 5-2-2，图 5-2-2a~5-2-2d）

表 5-2-2　涉县主要恶性肿瘤死亡指标

顺位	合 计				男 性				女 性			
	部 位	死亡率(1/10⁵)	构成(%)	中标率(1/10⁵)	部 位	死亡率(1/10⁵)	构成(%)	中标率(1/10⁵)	部 位	死亡率(1/10⁵)	构成(%)	中标率(1/10⁵)
1	胃(C16)	93.16	42.32	89.84	胃(C16)	125.19	47.91	123.81	胃(C16)	58.90	33.44	55.19
2	食管(C15)	54.23	24.63	52.13	食管(C15)	64.41	24.65	62.44	食管(C15)	43.34	24.61	41.44
3	气管,支气管,肺(C33-C34)	17.99	8.17	16.68	气管,支气管,肺(C33-C34)	23.89	9.15	22.44	子宫颈(C53)	16.67	9.46	13.76
4	肝脏(C22)	13.42	6.10	11.87	肝脏(C22)	17.66	6.76	15.91	气管,支气管,肺(C33-C34)	11.67	6.62	10.59
5	子宫颈(C53)	8.05	3.66	6.72	结直肠肛门(C18-C21)	4.68	1.79	6.66	肝脏(C22)	8.89	5.05	7.84
6	结直肠肛门(C18-C21)	6.17	2.80	6.00	脑,神经系统(C70-C72)	4.16	1.59	3.70	结直肠肛门(C18-C21)	7.78	4.42	6.29
7	乳房(C50)	4.30	1.95	3.54	白血病(C91-C95)	3.64	1.39	3.12	乳房(C50)	7.22	4.10	5.78
8	脑,神经系统(C70-C72)	3.49	1.59	3.17	骨(C40-C41)	3.12	1.19	3.50	子宫体及子宫部位不明(C54-C55)	5.56	3.15	5.72
9	子宫体及子宫部位不明(C54-C55)	2.68	1.22	2.82	鼻咽(C11)	2.08	0.80	1.86	脑,神经系统(C70-C72)	2.78	1.58	2.65
10	骨(C40-C41)	2.42	1.10	2.61	膀胱(C67)	2.08	0.80	2.21	鼻咽(C11)	1.67	0.95	1.49
合计	所有部位	220.15	100.00	209.22	所有部位	261.29	100.00	255.84	所有部位	176.14	100.00	162.83

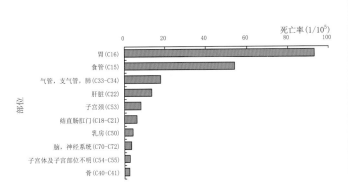

图5-2-2a 涉县主要恶性肿瘤死亡率

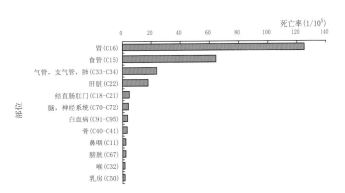

图5-2-2b 涉县男性主要恶性肿瘤死亡率

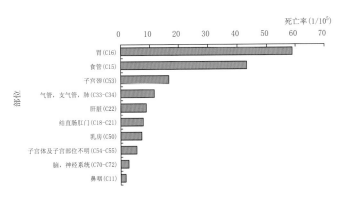

图5-2-2c 涉县女性主要恶性肿瘤死亡率

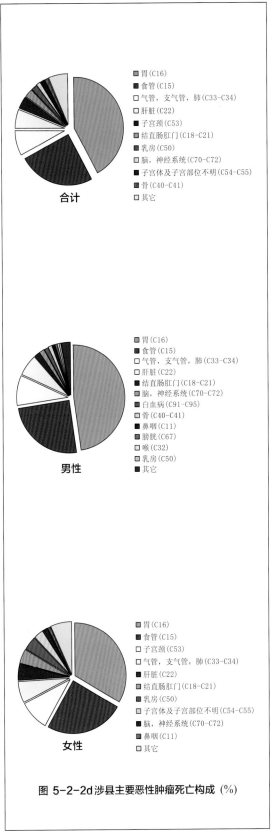

图 5-2-2d 涉县主要恶性肿瘤死亡构成（%）

（张富治　温登瑰　李永伟）

第三节 保定市肿瘤发病死亡情况

一、保定市肿瘤登记基本情况

保定市位于太行山东麓，冀中平原西部。市区面积 327 平方公里，总人口约 100 万人。中心北距北京 140 公里，东距天津 145 公里，西南距石家庄 125 公里，素有"首都南大门"之称。保定市海拔 18 米，年平均气温 13.8 摄氏度，四季分明，属温带季风气候。

2009 年经国家、省肿瘤防治办公室研究决定，我市成立了以人群为基础的覆盖保定市三区的肿瘤登记处。肿瘤登记处办公室设在保定市疾病预防控制中心慢病科，负责肿瘤登记资料的汇总上报。登记处下设新市区、北市区、南市区三个肿瘤登记点，负责辖区内户籍人口中全部新发恶性肿瘤、中枢神经系统良性肿瘤及全死亡病例信息的收集、录入和报告工作。

为保障我市肿瘤登记工作顺利开展，市卫生局成立了肿瘤登记工作领导小组，负责肿瘤登记的协调和实施工作。下发了《保定市肿瘤随访登记工作方案》，要求各区卫生局将肿瘤登记工作纳入辖区卫生工作考核内容。并且于 2014 年 1 月 6 日转发了省卫计委《关于做好死因监测和肿瘤登记工作的通知》的通知，对我市肿瘤随访登记工作提出了进一步要求。

肿瘤登记发病资料主要从市区 5 所大型综合医院以及 2 所肿瘤专科医院获得，同时利用县－乡－村三级医疗卫生保健网络对漏报的恶性肿瘤病例进行补充。针对各医疗单位肿瘤登记工作执行情况我市肿瘤登记处不定期组织人员对医疗机构进行督导检查，规范上报肿瘤发病及死亡资料，确保肿瘤上报的及时性。对工作执行不好的单位，卫生局采用下发督办卡、通报批评等方式，要求其限时整改。

人员的素质以及队伍的保障，是一项工作得以顺利开展的前提。为使我市肿瘤随访登记工作能保质保量地完成，我市肿瘤登记处对各级登记报告工作人员进行了培训。几年来，共培训基层医务人员 5 次，总计 300 人次。

为及时向广大社会公众宣传和普及肿瘤的严重危害及科学防治知识，提高市民对肿瘤的认识和关注，保定市肿瘤登记处联合专业医疗机构——市肿瘤医院、市癌症康复会多次举办大型肿瘤防治知识讲座，结合肿瘤防治宣传周开展多种形式的宣传活动。

自 2009 年 6 月建立肿瘤登记监测系统以来，经过不断的摸索、规范，我市的肿瘤登记工作取得了一定成效，数据资料更加真实可信，连续两年被收录到《中国肿瘤登记年报》，为今后制定恶性肿瘤防治规划提供了数据信息。

二、保定市主要恶性肿瘤发病情况

　　保定市恶性肿瘤发病率为 259.90/10 万，其中男性 280.23/10 万，女性 239.26/10 万。保定市恶性肿瘤发病第 1 位的是肺癌，其次是肝癌、乳腺癌、结直肠癌和胃癌，前 10 位恶性肿瘤占全部恶性肿瘤的 74.94%。男性发病第 1 位恶性肿瘤是肺癌，其次是肝癌、结直肠癌、胃癌和食管癌，男性前 10 位的恶性肿瘤占全部恶性肿瘤的 81.82%；女性发病第 1 位的是肺癌，其次是乳腺癌、结直肠癌、肝癌和子宫体癌，女性前 10 位的恶性肿瘤占全部恶性肿瘤的 81.58%。（表 5-3-1，图 5-3-1a~5-3-1d）

表 5-3-1　保定市主要恶性肿瘤发病指标

顺位	合计				男性				女性			
	部位	发病率 (1/10⁵)	构成 (%)	中标率 (1/10⁵)	部位	发病率 (1/10⁵)	构成 (%)	中标率 (1/10⁵)	部位	发病率 (1/10⁵)	构成 (%)	中标率 (1/10⁵)
1	气管,支气管,肺 (C33-C34)	69.12	26.59	56.74	气管,支气管,肺 (C33-C34)	91.15	32.53	82.18	气管,支气管,肺 (C33-C34)	46.75	19.54	35.95
2	肝脏(C22)	24.52	9.44	19.81	肝脏(C22)	34.96	12.47	30.15	乳房(C50)	44.65	18.66	34.40
3	乳房(C50)	23.10	8.89	18.06	结直肠肛门(C18-C21)	26.31	9.39	23.22	结直肠肛门 (C18-C21)	17.94	7.50	13.64
4	结直肠肛门 (C18-C21)	22.16	8.52	18.01	胃(C16)	23.87	8.52	22.23	肝脏(C22)	13.93	5.82	10.58
5	胃(C16)	18.65	7.18	15.81	食管(C15)	14.28	5.10	12.26	子宫体及子宫部位不明(C54-C55)	13.74	5.74	10.41
6	食管(C15)	10.51	4.04	8.42	膀胱(C67)	9.59	3.42	10.05	胃(C16)	13.36	5.58	10.66
7	白血病 (C91-C95)	7.10	2.73	6.65	前列腺(C61)	8.27	2.95	10.02	子宫颈(C53)	13.36	5.58	11.05
8	子宫体及子宫部位不明(C54-C55)	6.82	2.62	5.28	肾及泌尿系统不明(C64-C66,68)	7.33	2.62	6.31	卵巢(C56)	11.83	4.94	9.52
9	子宫颈(C53)	6.63	2.55	5.46	白血病 (C91-C95)	6.95	2.48	6.43	白血病(C91-C95)	7.25	3.03	6.83
10	脑,神经系统 (C70-C72)	6.15	2.37	5.44	脑,神经系统 (C70-C72)	6.58	2.35	6.38	食管(C15)	6.68	2.79	4.97
合计	所有部位	259.90	100.00	214.75	所有部位	280.23	100.00	254.23	所有部位	239.26	100.00	186.88

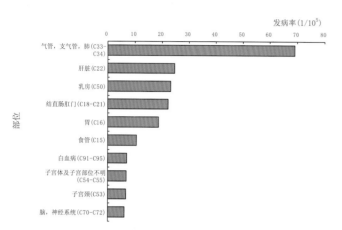

图5-3-1a 保定市主要恶性肿瘤发病率

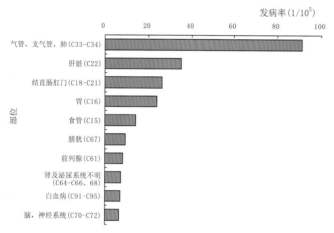

图5-3-1b 保定市男性主要恶性肿瘤发病率

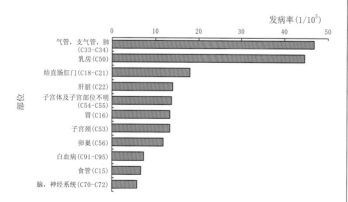

图5-3-1c 保定市女性主要恶性肿瘤发病率

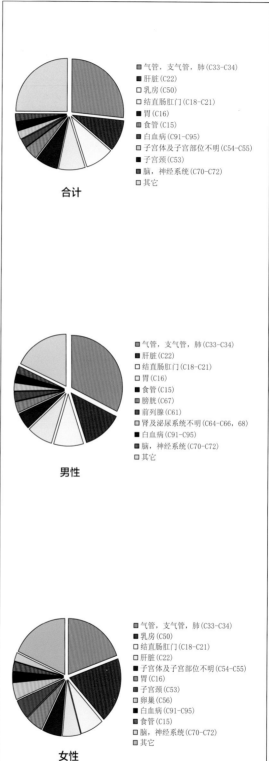

图 5-3-1d 保定市主要恶性肿瘤发病构成(%)

三、保定市主要恶性肿瘤死亡情况

保定市恶性肿瘤死亡率为 165.69/10 万，其中男性 191.33/10 万，女性 139.66/10 万。保定市恶性肿瘤死亡第 1 位的是肺癌，其次是肝癌、胃癌、结直肠癌和食管癌，前 10 位的恶性肿瘤占全部恶性肿瘤的 73.66%。男性死亡第 1 位的也是肺癌，其次是肝癌、胃癌、结直肠癌和食管癌，男性前 10 位的恶性肿瘤占全部恶性肿瘤的 77.80%；女性死亡第 1 位的也是肺癌，其次为肝癌、胃癌、结直肠癌和乳腺癌，女性前 10 位的恶性肿瘤占全部恶性肿瘤的 73.77%。（表 5-3-2，图 5-3-2a~5-3-2d）

表 5-3-2　保定市主要恶性肿瘤死亡指标

顺位	合计				男性				女性			
	部 位	死亡率(1/10⁵)	构成(%)	中标率(1/10⁵)	部 位	死亡率(1/10⁵)	构成(%)	中标率(1/10⁵)	部 位	死亡率(1/10⁵)	构成(%)	中标率(1/10⁵)
1	气管,支气管,肺(C33-C34)	51.32	30.97	45.26	气管,支气管,肺(C33-C34)	64.47	33.69	61.94	气管,支气管,肺(C33-C34)	37.97	27.19	31.30
2	肝脏(C22)	17.23	10.40	14.81	肝脏(C22)	23.68	12.38	21.75	肝脏(C22)	10.68	7.65	8.79
3	胃(C16)	13.26	8.00	11.57	胃(C16)	16.92	8.84	16.01	胃(C16)	9.54	6.83	7.90
4	结直肠肛门(C18-C21)	11.84	7.14	10.40	结直肠肛门(C18-C21)	14.10	7.37	13.97	结直肠肛门(C18-C21)	9.54	6.83	7.48
5	食管(C15)	6.34	3.83	5.44	食管(C15)	6.77	3.54	5.92	乳房(C50)	7.82	5.60	5.95
6	胰腺(C25)	5.21	3.14	4.59	胰腺(C25)	5.64	2.95	5.29	食管(C15)	5.91	4.23	4.84
7	白血病(C91-C95)	4.45	2.69	4.04	脑,神经系统(C70-C72)	5.26	2.75	5.31	胰腺(C25)	4.77	3.42	3.92
8	脑,神经系统(C70-C72)	4.26	2.57	4.06	白血病(C91-C95)	4.51	2.36	4.83	卵巢(C56)	4.77	3.42	4.13
9	胆囊及其它(C23-C24)	4.17	2.51	3.48	胆囊及其它(C23-C24)	3.95	2.06	3.64	胆囊及其它(C23-C24)	4.39	3.14	3.35
10	乳房(C50)	3.98	2.40	3.20	肾及泌尿系统不明不明(C64-C66,68)	3.57	1.87	3.48	白血病(C91-C95)	4.39	3.14	3.54
合计	所有部位	165.69	100.00	147.46	所有部位	191.33	100.00	187.71	所有部位	139.66	100.00	114.53

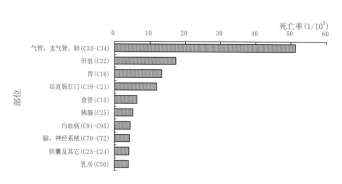

图5-3-2a 保定市主要恶性肿瘤死亡率

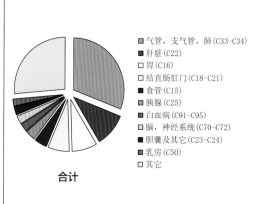

合计

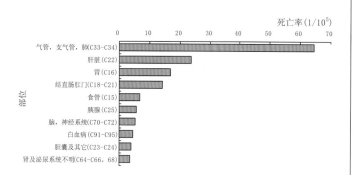

图5-3-2b 保定市男性主要恶性肿瘤死亡率

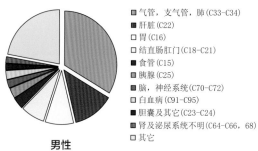

男性

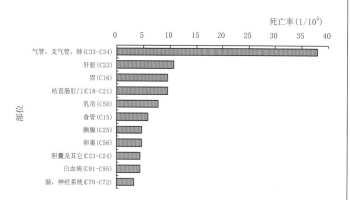

图5-3-2c 保定市女性主要恶性肿瘤死亡率

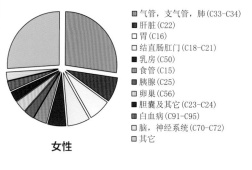

女性

图5-3-2d 保定市主要恶性肿瘤死亡构成(%)

（侯烨 刘玉荣 马继飞）

第四节　迁西县肿瘤发病死亡情况

一、迁西县肿瘤登记基本情况

迁西县位于河北省东北部，燕山南麓，长城脚下，西距北京 150 公里，东距秦皇岛 130 公里，北距承德 130 公里，南距天津 140 公里、唐山 75 公里，总覆盖面积 1439 平方公里，属环渤海经济圈。地处东经 118°6′~118°37′，北纬 39°57′~40°27′。东西横距 39 千米，南北纵距 51 千米。

迁西县位于燕山沉降带东段南缘，境内层峦拔地，河川纵横，其地貌特征呈典型的低山丘陵景观。海拔大于 500 米的中低山 31.915 平方公里，占总面积的 2.2%；海拔 300~500 米的低山 322.532 平方公里，占 22.4%；海拔 300 米以下的丘陵 701.191 平方公里，占 11.5%；河漫滩等堆积河谷及平原 219.485 平方公里，占 15.2%。县内总覆盖面积为 1439 平方公里。迁西县地势为四周高、中间低、向中间倾斜。县内地势最高为海拔 831.3 米，最低为海拔 70 米，相对高度差 761.3 米。按坡度分类，25 度以上的面积 418.9 平方公里，占迁西县总面积的 29%；15~25 度的面积 289.5 平方公里，占迁西县总面积的 20%；5~15 度的面积 403 平方公里，占总面积的 28%；5 度以下的面积 327.6 平方公里，占总面积的 23%。

迁西县属暖温带大陆性半湿润的季风气候，四季分明，干湿季节明显。春季干旱多风，夏季炎热多雨，秋季天高气爽，冬季寒冷干燥。年平均气温 10.1℃，七月份平均气温 25℃，1 月份平均气温 −7.8℃，气温年较差为 32.8℃。初霜期 10 月初~11 月初，终霜期 4 月初~4 月底，无霜期一般为 183 天，最长可达 209 天，最短只有 161 天。年太阳辐射总能量为 127.036 千卡／厘米，多年平均日照时数为 2705.9 小时，年有效积温 4285.9℃。多年平均降水量为 804.2 毫米，年最大降水量 1066.4 毫米，年最小降水量 428.4 毫米。本县的降水量在一年之中分配的不均匀，夏季最多，达 604.6 毫米，占全年的 75.2%，春、秋、冬季的降雨量分别占全年的 9.3%、13.8%、1.7%，这种不均匀的降水分配极易形成旱涝灾害。迁西一年四季都有大风，以春、夏两季出现频率最高。迁西县多年常见的灾害性天气主要有旱、涝、风、雹等。

2011 年末，迁西县总人口 385169 人，其中城镇人口 53153 人，农业人口 332106 人，人口出生率 13.25‰，人口死亡率 5.86‰。

2011 年迁西县地区生产总值为 3666351 元，人均 GDP 为 93506 元，城镇居民人均可支配收入为 21381 元，农村居民家庭纯收入为 9360 元。

2011 年迁西县共有各类医院、卫生院 21 所，床位 1918 张，卫生技术人员 2140 人，执业（助理）医师 564 人，乡村医生和卫生员 860 人。

迁西县肿瘤登记处创建于 2009 年，设立于迁西县疾病预防控制中心的疾病控制科，现在登记处共有 4 名成员从事相关工作。

二、迁西县主要恶性肿瘤发病情况

迁西县恶性肿瘤发病率为 206.14/10 万，其中男性 181.00/10 万，女性 232.99/10 万。迁西县恶性肿瘤发病第 1 位的是肺癌，其次是胃癌、子宫体癌、食管癌和肝癌，前 10 位恶性肿瘤占全部恶性肿瘤的 92.32%。男性发病第 1 位恶性肿瘤是胃癌，其次是肺癌、食管癌、肝癌和结直肠癌，男性前 10 位的恶性肿瘤占全部恶性肿瘤的 93.61%；女性发病第 1 位的是子宫体癌，其次是乳腺癌、肺癌、甲状腺癌和子宫颈癌，女性前 10 位的恶性肿瘤占全部恶性肿瘤的 93.09%。（表 5-4-1，图 5-4-1a~5-4-1d）

表 5-4-1 迁西县主要恶性肿瘤发病指标

顺位	合计				男性				女性			
	部位	发病率 (1/10⁵)	构成 (%)	中标率 (1/10⁵)	部位	发病率 (1/10⁵)	构成 (%)	中标率 (1/10⁵)	部位	发病率 (1/10⁵)	构成 (%)	中标率 (1/10⁵)
1	气管,支气管,肺(C33-C34)	30.64	14.86	22.84	胃(C16)	46.26	25.56	35.28	子宫体及子宫部位不明(C54-C55)	52.07	22.35	40.49
2	胃(C16)	29.08	14.11	22.02	气管,支气管,肺(C33-C34)	33.18	18.33	25.45	乳房(C50)	32.75	14.06	24.95
3	子宫体及子宫部位不明(C54-C55)	25.18	12.22	19.79	食管(C15)	26.14	14.44	19.72	气管,支气管,肺(C33-C34)	27.92	11.98	20.41
4	食管(C15)	16.10	7.81	12.35	肝脏(C22)	24.13	13.33	17.24	甲状腺(C73)	21.47	9.22	17.80
5	肝脏(C22)	16.10	7.81	11.82	结直肠肛门(C18-C21)	19.61	10.83	15.75	子宫颈(C53)	18.79	8.06	15.25
6	乳房(C50)	16.10	7.81	12.33	脑,神经系统(C70-C72)	8.04	4.44	6.44	卵巢(C56)	16.11	6.91	14.43
7	结直肠肛门(C18-C21)	15.32	7.43	12.24	口腔和咽喉(除外鼻咽)(C00-C10;C12-C14)	4.02	2.22	2.98	脑,神经系统(C70-C72)	13.42	5.76	11.32
8	甲状腺(C73)	11.16	5.42	9.42	胰腺(C25)	3.52	1.94	2.86	胃(C16)	10.74	4.61	8.33
9	脑,神经系统(C70-C72)	10.64	5.16	8.73	前列腺(C61)	2.51	1.39	1.96	结直肠肛门(C18-C21)	10.74	4.61	8.86
10	子宫颈(C53)	9.09	4.41	7.45	淋巴瘤(C81-C85,88,90,96)	2.01	1.11	2.03	肝脏(C22)	7.52	3.23	6.11
合计	所有部位	206.14	100.00	162.60	所有部位	181.00	100.00	141.13	所有部位	232.99	100.00	186.57

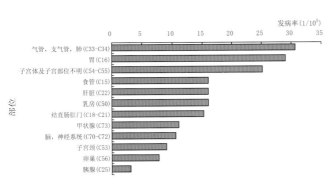

图5-4-1a 迁西县主要恶性肿瘤发病率

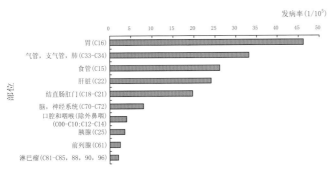

图5-4-1b 迁西县男性主要恶性肿瘤发病率

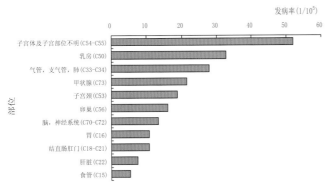

图5-4-1c 迁西县女性主要恶性肿瘤发病率

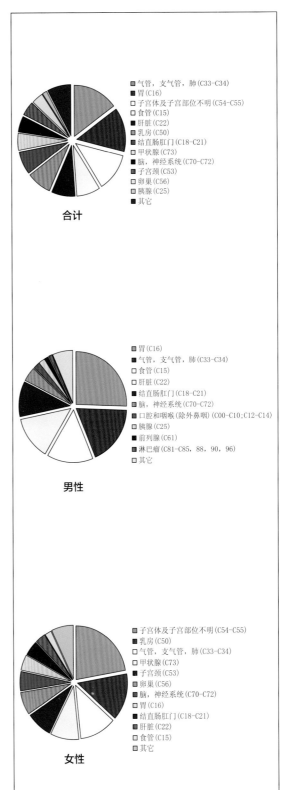

图5-4-1d 迁西县主要恶性肿瘤发病构成(%)

三、迁西县主要恶性肿瘤死亡情况

迁西县恶性肿瘤死亡率为 120.73/10 万，其中男性 160.39/10 万，女性 78.38/10 万。迁西县恶性肿瘤死亡第 1 位的是肺癌，其次是肝癌、胃癌、食管癌和结直肠癌，前 10 位的恶性肿瘤占全部恶性肿瘤的 82.15%。男性死亡第 1 位的也是肺癌，其次是肝癌、胃癌、食管癌和结直肠癌，男性前 10 位的恶性肿瘤占全部恶性肿瘤的 87.77%；女性死亡第 1 位的也是肺癌，其次为肝癌、胃癌、食管癌和脑癌，女性前 10 位的恶性肿瘤占全部恶性肿瘤的 86.30%。（表 5-4-2，图 5-4-2a~5-4-2d）

表 5-4-2 迁西县主要恶性肿瘤死亡指标

顺位	合 计				男 性				女 性			
	部 位	死亡率(1/10⁵)	构成(%)	中标率(1/10⁵)	部 位	死亡率(1/10⁵)	构成(%)	中标率(1/10⁵)	部 位	死亡率(1/10⁵)	构成(%)	中标率(1/10⁵)
1	气管,支气管,肺(C33-C34)	25.44	21.08	20.08	气管,支气管,肺(C33-C34)	33.69	21.00	28.02	气管,支气管,肺(C33-C34)	16.64	21.23	12.43
2	肝脏(C22)	19.99	16.56	14.77	肝脏(C22)	29.16	18.18	21.71	肝脏(C22)	10.20	13.01	7.45
3	胃(C16)	18.43	15.27	13.96	胃(C16)	28.16	17.55	21.47	胃(C16)	8.05	10.27	6.21
4	食管(C15)	14.02	11.61	10.51	食管(C15)	21.62	13.48	16.88	食管(C15)	5.91	7.53	4.35
5	结直肠肛门(C18-C21)	5.19	4.30	3.67	结直肠肛门(C18-C21)	8.04	5.02	5.90	脑,神经系统(C70-C72)	4.83	6.16	3.77
6	脑,神经系统(C70-C72)	4.93	4.09	3.99	脑,神经系统(C70-C72)	5.03	3.13	4.03	胰腺(C25)	4.29	5.48	3.26
7	白血病(C91-C95)	3.89	3.23	3.42	白血病(C91-C95)	4.53	2.82	4.36	乳房(C50)	3.76	4.79	2.50
8	胰腺(C25)	3.38	2.80	2.50	胰腺(C25)	2.51	1.57	1.76	淋巴瘤(C81-C85,88,90,96)	3.22	4.11	2.68
9	淋巴瘤(C81-C85,88,90,96)	2.08	1.72	1.67	前列腺(C61)	2.51	1.57	2.95	白血病(C91-C95)	3.22	4.11	2.40
10	乳房(C50)	1.82	1.51	1.19	骨(C40-C41)	1.51	0.94	1.17	结直肠肛门(C18-C21)	2.15	2.74	1.43
合计	所有部位	120.73	100.00	93.62	所有部位	160.39	100.00	128.33	所有部位	78.38	100.00	59.14

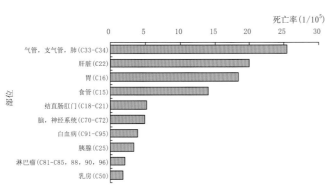

图5-4-2a 迁西县主要恶性肿瘤死亡率

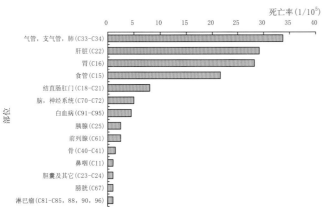

图5-4-2b 迁西县男性主要恶性肿瘤死亡率

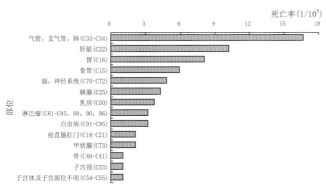

图5-4-2c 迁西县女性主要恶性肿瘤死亡率

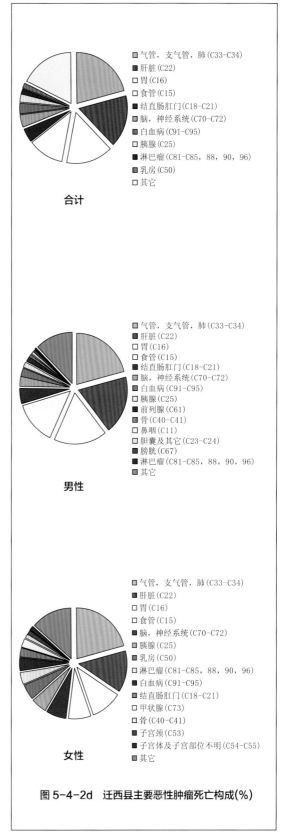

图 5-4-2d　迁西县主要恶性肿瘤死亡构成(%)

（李印国　盛振海　王伟光）

第五节 秦皇岛市肿瘤发病死亡情况

一、秦皇岛市肿瘤登记基本情况

秦皇岛地处华北地区、冀东北部，北纬 39°24′~40°37′，东经 118°33′~119°51′。总面积 7812 平方公里，人口 280 万，其中市区人口 80 万，辖海港、北戴河、山海关三个城市区和抚宁、昌黎、卢龙、青龙满族自治县四个县。秦皇岛市位于燕山山脉东段丘陵地区与山前平原地带，地势北高南低，形成北部山区－低山丘陵区－山间盆地区－冲积平原区－沿海区。低山丘陵区主要为北部的山间丘陵区，海拔一般在100~200米之间，集中分布于卢龙县和抚宁县，该区是秦皇岛市甘薯、旱粮及工矿区。山间盆地区位于秦皇岛市西北和北部区域的抚宁、燕河营、柳江三处较大盆地，该区是粮食作物的主产区。冲积平原区，主要在海拔 0~20 米区域，分布在抚宁县和昌黎县。沿海区，主要分布在城市三区和抚宁、昌黎两县，该区域是秦皇岛市重要沿海旅游资源区，有山海关、北戴河、南戴河等独特的自然和人文景观，是中国著名的避暑胜地。

秦皇岛市的气候类型属于暖温带，地处半湿润区，属于温带大陆性季风气候。因受海洋影响较大，气候比较温和，春季少雨干燥，夏季温热无酷暑，秋季凉爽多晴天，冬季漫长无严寒。辖区内地势多变，但气候影响不大。2013 年最低气温 −18℃，最高气温 35℃，全年平均气温 10.5℃。

秦皇岛市有汉族、满族、回族、朝鲜族、蒙古族、壮族等 42 个民族，少数民族人口主要集中在青龙满族自治县，抚宁县西河南村是河北省唯一的朝鲜族聚居村。

截至 2013 年，全市共有医疗卫生机构 4270 个（含村卫生室）。年末卫生机构拥有床位 11219 张，拥有卫生技术人员 11020 人，其中执业（执业助理）医师 5418 人，乡村医生和卫生员 3406 人。

2010 年 4 月初，根据全国肿瘤登记中心全肿防字【2010】第 001 号文件《关于召开肿瘤随访登记项目启动暨技术培训会议的通知》精神及河北省卫生厅有关要求，需成立秦皇岛市肿瘤登记处。市疾控中心向卫生局递交申请，经研究决定，登记处挂靠市疾控中心。

根据省卫生厅要求，结合我市实际情况，制定了《秦皇岛市肿瘤病例登记报告工作方案》，确定以下医疗单位为首批肿瘤发病死亡报告单位：市人民医院、市肿瘤医院（后与耀华医院合并，更名为秦皇岛市第四医院）、市妇幼医院、海港医院。

二、秦皇岛市主要恶性肿瘤发病情况

秦皇岛市恶性肿瘤发病率为 237.44/10 万，其中男性 232.31/10 万，女性 242.60/10 万。秦皇岛市恶性肿瘤发病第 1 位的是肺癌，其次是乳腺癌、结直肠癌、胃癌和肝癌，前 10 位恶性肿瘤占全部恶性肿瘤的 78.90%。男性发病第 1 位恶性肿瘤是肺癌，其次是结直肠癌、胃癌、肝癌和食管癌，男性前 10 位的恶性肿瘤占全部恶性肿瘤的 86.19%；女性发病第 1 位的是乳腺癌，其次是肺癌、结直肠癌、子宫颈癌和子宫体癌，女性前 10 位的恶性肿瘤占全部恶性肿瘤的 88.11%。（表 5-5-1，图 5-5-1a~5-5-1d）

表 5-5-1 秦皇岛市主要恶性肿瘤发病指标

顺位	合 计				男 性				女 性			
	部 位	发病率 (1/10⁵)	构成 (%)	中标率 (1/10⁵)	部 位	发病率 (1/10⁵)	构成 (%)	中标率 (1/10⁵)	部 位	发病率 (1/10⁵)	构成 (%)	中标率 (1/10⁵)
1	气管,支气管,肺 (C33-C34)	50.60	21.31	40.21	气管,支气管,肺 (C33-C34)	57.40	24.71	48.60	乳房(C50)	59.38	24.48	44.03
2	乳房(C50)	30.63	12.90	23.02	结直肠肛门 (C18-C21)	29.71	12.79	24.03	气管,支气管,肺 (C33-C34)	43.77	18.04	33.14
3	结直肠肛门 (C18-C21)	26.40	11.12	20.67	胃(C16)	22.29	9.59	18.75	结直肠肛门 (C18-C21)	23.07	9.51	17.55
4	胃(C16)	15.06	6.34	12.23	肝脏(C22)	21.95	9.45	17.92	子宫颈(C53)	23.07	9.51	17.73
5	肝脏(C22)	15.06	6.34	11.94	食管(C15)	13.51	5.81	11.86	子宫体及子宫部位不明(C54-C55)	20.02	8.25	14.50
6	子宫颈(C53)	11.51	4.85	8.85	膀胱(C67)	9.12	3.92	7.70	卵巢(C56)	9.50	3.92	7.27
7	子宫体及子宫部位不明(C54-C55)	9.98	4.21	7.36	脑,神经系统 (C70-C72)	8.78	3.78	9.32	脑,神经系统 (C70-C72)	8.82	3.64	7.37
8	脑,神经系统 (C70-C72)	8.80	3.71	8.23	肾及泌尿系统不明(C64-C66,68)	8.44	3.63	6.92	肝脏(C22)	8.14	3.36	6.48
9	食管(C15)	7.62	3.21	6.30	口腔和咽喉(除外鼻咽) (C00-C10;C12-C14)	7.43	3.20	5.74	胃(C16)	7.80	3.22	6.22
10	淋巴瘤 (C81-C85,88,90,96)	6.09	2.57	5.28	淋巴瘤 (C81-C85,88,90,96)	7.43	3.20	7.03	胰腺(C25)	5.43	2.24	4.01
合计	所有部位	237.44	100.00	189.76	所有部位	232.31	100.00	200.03	所有部位	242.60	100.00	184.04

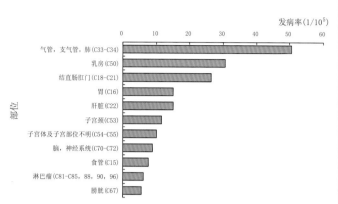

图5-5-1a 秦皇岛市主要恶性肿瘤发病率

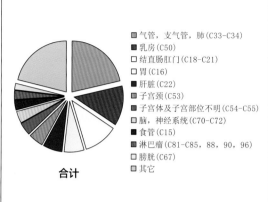

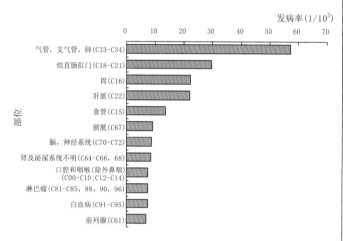

图5-5-1b 秦皇岛市男性主要恶性肿瘤发病率

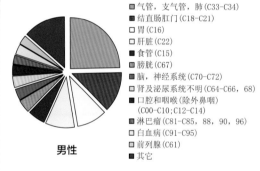

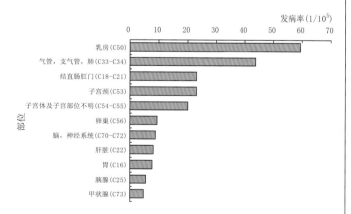

图5-5-1c 秦皇岛市女性主要恶性肿瘤发病率

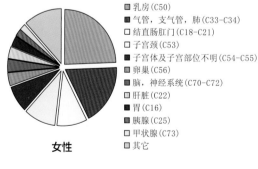

图 5-5-1d 秦皇岛市主要恶性肿瘤发病构成(%)

三、秦皇岛市主要恶性肿瘤死亡情况

秦皇岛市恶性肿瘤死亡率为 172.11/10 万，其中男性 213.40/10 万，女性 130.63/10 万。秦皇岛市恶性肿瘤死亡第 1 位的是肺癌，其次是肝癌、结直肠癌、胃癌和食管癌，前 10 位的恶性肿瘤占全部恶性肿瘤的 88.99%。男性死亡第 1 位的也是肺癌，其次是肝癌、结直肠癌、胃癌和食管癌，男性前 10 位的恶性肿瘤占全部恶性肿瘤的 89.56%；女性死亡第 1 位的也是肺癌，其次为肝癌、乳腺癌、胃癌和结直肠癌，女性前 10 位的恶性肿瘤占全部恶性肿瘤的 86.75%。（表 5-5-2，图 5-5-2a~5-5-2d）

表 5-5-2　秦皇岛市主要恶性肿瘤死亡指标

顺位	合计				男性				女性			
	部位	死亡率(1/10⁵)	构成(%)	中标率(1/10⁵)	部位	死亡率(1/10⁵)	构成(%)	中标率(1/10⁵)	部位	死亡率(1/10⁵)	构成(%)	中标率(1/10⁵)
1	气管,支气管,肺(C33-C34)	60.92	35.40	53.98	气管,支气管,肺(C33-C34)	74.28	34.81	69.48	气管,支气管,肺(C33-C34)	47.50	36.36	40.37
2	肝脏(C22)	26.40	15.34	21.13	肝脏(C22)	34.10	15.98	28.17	肝脏(C22)	18.66	14.29	14.59
3	结直肠肛门(C18-C21)	14.22	8.26	12.13	结直肠肛门(C18-C21)	20.60	9.65	19.14	乳房(C50)	11.20	8.57	9.85
4	胃(C16)	13.37	7.77	12.82	胃(C16)	18.57	8.70	18.70	胃(C16)	8.14	6.23	7.58
5	食管(C15)	7.78	4.52	7.88	食管(C15)	12.49	5.85	14.21	结直肠肛门(C18-C21)	7.80	5.97	6.26
6	乳房(C50)	6.43	3.74	5.75	淋巴瘤(C81-C85,88,90,96)	9.12	4.27	8.03	胰腺(C25)	6.11	4.68	4.61
7	胰腺(C25)	6.09	3.54	4.78	白血病(C91-C95)	7.43	3.48	7.42	白血病(C91-C95)	4.75	3.64	4.95
8	白血病(C91-C95)	6.09	3.54	5.93	胰腺(C25)	6.08	2.85	4.99	子宫体及子宫部位不明(C54-C55)	3.39	2.60	2.88
9	淋巴瘤(C81-C85,88,90,96)	5.58	3.24	4.68	脑,神经系统(C70-C72)	5.40	2.53	5.75	食管(C15)	3.05	2.34	2.81
10	脑,神经系统(C70-C72)	4.06	2.36	4.06	膀胱(C67)	3.04	1.42	2.69	脑,神经系统(C70-C72)	2.71	2.08	2.67
合计	所有部位	172.11	100.00	151.06	所有部位	213.40	100.00	198.54	所有部位	130.63	100.00	110.32

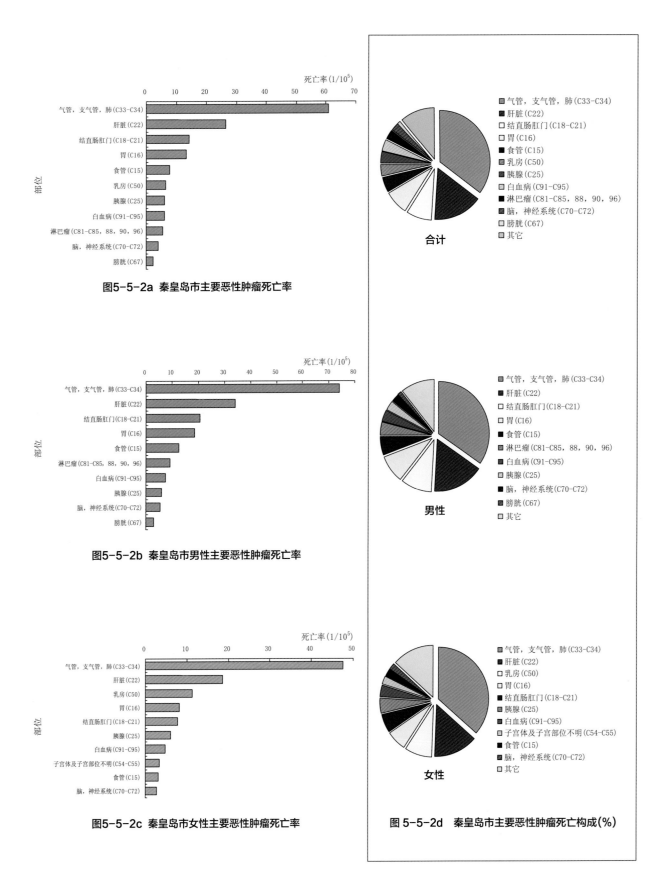

图5-5-2a 秦皇岛市主要恶性肿瘤死亡率

图5-5-2b 秦皇岛市男性主要恶性肿瘤死亡率

图5-5-2c 秦皇岛市女性主要恶性肿瘤死亡率

图 5-5-2d 秦皇岛市主要恶性肿瘤死亡构成(%)

（徐朝阳　李晓华　张雄伟）

第六节 武安市肿瘤登记发病死亡情况

一、武安市肿瘤登记基本情况

武安市位于河北省南部，太行山东麓，东经113°45′~114°22′，北纬36°28′~37°01′，东邻邯郸市、永年县，以紫金山为界；南接磁县、峰峰矿区，以鼓山、天井寨山、南大垴为界；西倚涉县、山西左权县，以青阳山、万寿山、青崖寨为界；北连邢台沙河市，以摩天岭、梅龟寨、皇母山为界，总面积1806平方千米，城区面积16.5平方千米。现辖22个乡镇、502个行政村。

武安市处于太行山隆起与华北平原沉降带的接触部，属山区县（市）。总体可分为山区（占总面积的29.7%）、低山丘陵区（占45%）及盆地（占25.3%）三大类型。境内山脉属太行山余脉，主要有五大分支。即小摩天岭山脉、老爷山山脉、十八盘山脉、西南横行山脉及鼓山、紫金山山脉，西北部的青崖寨为武安最高峰，海拔1898.7米。武安地处海河流域，境内诸河均汇流于洺河。洺河即洺水，古称马步水、南易水、漳水。其主要支流有：南、北洺河、马项河、淤泥河。水利工程主要有水库（中型水库4座，小型水库45座）、水井（中浅井2192眼、深井533眼）和灌区4个（口上水库灌区、车谷水库灌区、贾庄灌区、跃峰灌区）。

武安市属温带大陆性季风气候，四季分明。年平均气温11℃~13.5℃，极端最高温42.5℃，极端最低温19.9℃；年平均降水560毫米，年最大降雨量1472.7毫米；年日照时数平均2297小时，年日照百分率平均为52%；四季之中，屡起西北、西南及西风，年平均风速2.6米／秒，极端最大风速29米／秒；年平均无霜期196天；主要自然灾害有旱灾、水灾、雹灾、风灾、虫灾、地震、霜冻等。

截至2012年末武安市全市总户数235611户，总人口800397人，比上年增加9163人。其中，农业人口656484人，非农业人口143913人；男性人口407127人，女性人口393270人。人口出生率12.16‰，死亡率4.83‰，自然增长率7.33‰。

武安市卫生局下辖53个医疗卫生单位，其中城区有第一人民医院、中医院、疾病预防控制中心、卫生监督所、妇幼保健院、新型农村合作医疗管理中心、卫生进修学校、消杀灭研究服务站、红十字会等9个单位；乡镇有中心卫生院7所、乡镇卫生院16所、乡镇合管办22个。

截至2014年8月，我市共有各级各类医疗机构878个，其中市级医院3家（第一人民医院、中医院和妇幼保健院）、乡镇卫生院23家、门诊部18家、社区卫生服务机构5家（1个中心、4个站）、驻武厂矿企事业医院15家、民营医院17家、城区内卫生室188家、各类诊所110家、企业（学校）医务室18家、村卫生室481家；拥有医务人员4965人、床位2875张。

2010年，我市被列为全国肿瘤登记处的一员，我市肿瘤登记处设置于武安市疾病预防控制中心，现挂靠于防疫科，负责人由武安市疾控中心主任魏延其同志担任，现有工作人员3名。

武安市属于县级市，我市疾控中心通过多年的工作，已经形成了成熟的县、乡、村三级防疫网络，并于2006年被列为国家死因监测县。成熟的三级防疫网络加上全死因监测系统，无疑为我市的肿瘤登记工作插上了一双飞翔的翅膀。

二、武安主要恶性肿瘤发病情况

武安市恶性肿瘤发病率为 220.02/10 万，其中男性 250.25/10 万，女性 188.43/10 万。武安恶性肿瘤发病第 1 位的是胃癌，其次是食管癌、肺癌、肝癌和乳腺癌，前 10 位恶性肿瘤占全部恶性肿瘤的 91.73%。男性发病第 1 位恶性肿瘤是胃癌，其次是食管癌、肺癌、肝癌和结直肠癌，男性前 10 位的恶性肿瘤占全部恶性肿瘤的 95.06%；女性发病第 1 位的是食管癌，其次是胃癌、子宫颈癌、乳腺癌和卵巢癌，女性前 10 位的恶性肿瘤占全部恶性肿瘤的 90.48%。（表 5-6-1，图 5-6-1a~5-6-1d）

表 5-6-1 武安主要恶性肿瘤发病指标

顺位	合 计				男 性				女 性			
	部 位	发病率 (1/10⁵)	构成 (%)	中标率 (1/10⁵)	部 位	发病率 (1/10⁵)	构成 (%)	中标率 (1/10⁵)	部 位	发病率 (1/10⁵)	构成 (%)	中标率 (1/10⁵)
1	胃(C16)	64.26	29.21	55.65	胃(C16)	96.97	38.75	88.81	食管(C15)	32.46	17.23	27.46
2	食管(C15)	49.68	22.58	44.17	食管(C15)	66.16	26.44	63.68	胃(C16)	30.09	15.97	24.84
3	气管,支气管,肺 (C33-C34)	23.49	10.67	21.58	气管,支气管,肺 (C33-C34)	32.83	13.12	32.40	子宫颈(C53)	19.79	10.50	17.51
4	肝脏(C22)	13.81	6.28	12.25	肝脏(C22)	18.94	7.57	18.25	乳房(C50)	19.27	10.22	19.07
5	乳房(C50)	10.32	4.69	10.27	结直肠肛门 (C18-C21)	9.60	3.83	8.57	卵巢(C56)	19.27	10.22	19.62
6	子宫颈(C53)	9.68	4.40	8.75	脑,神经系统 (C70-C72)	4.04	1.61	3.79	气管,支气管,肺 (C33-C34)	13.72	7.28	11.99
7	结直肠肛门 (C18-C21)	9.42	4.28	8.21	口腔和咽喉(除外鼻咽) (C00-C10;C12-C14)	2.53	1.01	2.13	子宫体及子宫部位不明(C54-C55)	10.56	5.60	9.26
8	卵巢(C56)	9.42	4.28	9.58	骨(C40-C41)	2.02	0.81	1.86	结直肠肛门 (C18-C21)	9.24	4.90	8.03
9	子宫体及子宫部位不明(C54-C55)	5.16	2.35	4.63	乳房(C50)	1.77	0.71	1.63	肝脏(C22)	8.45	4.48	7.10
10	脑,神经系统 (C70-C72)	4.13	1.88	3.66	喉(C32)	1.52	0.61	1.72	脑,神经系统 (C70-C72)	4.22	2.24	3.56
合计	所有部位	220.02	100.00	198.10	所有部位	250.25	100.00	237.13	所有部位	188.43	100.00	167.60

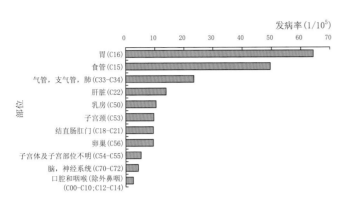

发病率(1/10⁵)

图5-6-1a　武安主要恶性肿瘤发病率

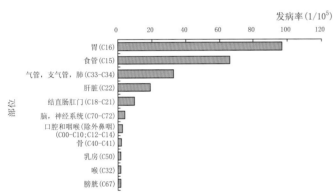

发病率(1/10⁵)

图5-6-1b　武安男性主要恶性肿瘤发病率

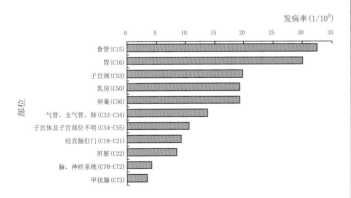

发病率(1/10⁵)

图5-6-1c　武安女性主要恶性肿瘤发病率

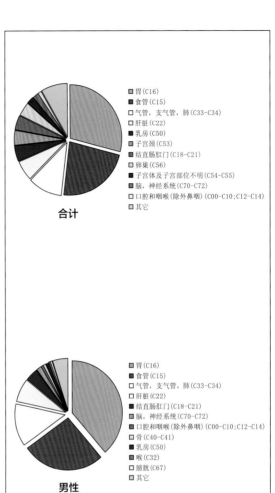

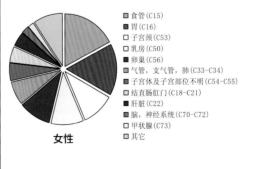

图 5-6-1d　武安市主要恶性肿瘤发病构成(%)

三、武安主要恶性肿瘤死亡情况

武安市恶性肿瘤死亡率为 141.82/10 万，其中男性 177.52/10 万，女性 104.51/10 万。武安恶性肿瘤死亡第 1 位的是胃癌，其次是食管癌、肺癌、肝癌和结直肠癌，前 10 位的恶性肿瘤占全部恶性肿瘤的 94.36%。男性死亡第 1 位的也是胃癌，其次是食管癌、肺癌、肝癌和白血病，男性前 10 位的恶性肿瘤占全部恶性肿瘤的 98.44%；女性死亡第 1 位的也是胃癌，其次为食管癌、肺癌、肝癌和结直肠癌，女性前 10 位的恶性肿瘤占全部恶性肿瘤的 94.70%。（表 5-6-2，图 5-6-2a~5-6-2d）

表 5-6-2　武安主要恶性肿瘤死亡指标

顺位	合计				男性				女性			
	部 位	死亡率(1/10⁵)	构成(%)	中标率(1/10⁵)	部 位	死亡率(1/10⁵)	构成(%)	中标率(1/10⁵)	部 位	死亡率(1/10⁵)	构成(%)	中标率(1/10⁵)
1	胃(C16)	48.00	33.85	43.85	胃(C16)	67.42	37.98	66.86	胃(C16)	27.71	26.52	23.57
2	食管(C15)	27.23	19.20	25.10	食管(C15)	35.61	20.06	35.93	食管(C15)	18.47	17.68	15.71
3	气管,支气管,肺(C33-C34)	23.62	16.65	21.49	气管,支气管,肺(C33-C34)	32.32	18.21	33.49	气管,支气管,肺(C33-C34)	14.51	13.89	11.58
4	肝脏(C22)	16.00	11.28	14.97	肝脏(C22)	22.47	12.66	22.68	肝脏(C22)	9.24	8.84	8.05
5	结直肠肛门(C18-C21)	5.16	3.64	4.73	白血病(C91-C95)	5.05	2.84	5.63	结直肠肛门(C18-C21)	6.07	5.81	5.08
6	白血病(C91-C95)	4.90	3.46	4.98	结直肠肛门(C18-C21)	4.29	2.42	4.36	子宫体及子宫部位不明(C54-C55)	4.75	4.55	3.73
7	脑,神经系统(C70-C72)	2.71	1.91	2.35	喉(C32)	2.02	1.14	2.84	白血病(C91-C95)	4.75	4.55	4.65
8	子宫体及子宫部位不明(C54-C55)	2.32	1.64	1.94	脑,神经系统(C70-C72)	2.02	1.14	1.82	乳房(C50)	3.96	3.79	3.38
9	乳房(C50)	2.06	1.46	1.88	肾及泌尿系统不明(C64-C66,68)	1.52	0.85	1.58	子宫颈(C53)	3.69	3.54	2.97
10	子宫颈(C53)	1.81	1.27	1.61	膀胱(C67)	1.26	0.71	1.28	脑,神经系统(C70-C72)	3.43	3.28	2.91
合计	所有部位	141.82	100.00	130.40	所有部位	177.52	100.00	179.86	所有部位	104.51	100.00	88.28

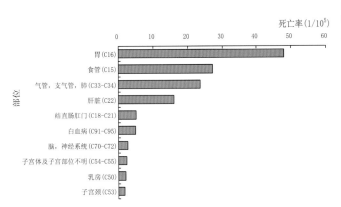

图5-6-2a 武安主要恶性肿瘤死亡率

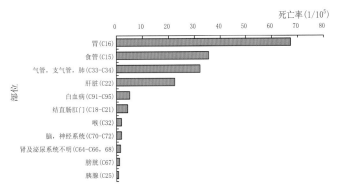

图5-6-2b 武安男性主要恶性肿瘤死亡率

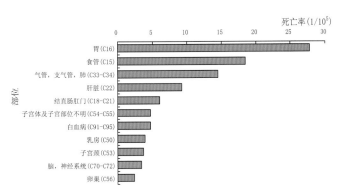

图5-6-2c 武安女性主要恶性肿瘤死亡率

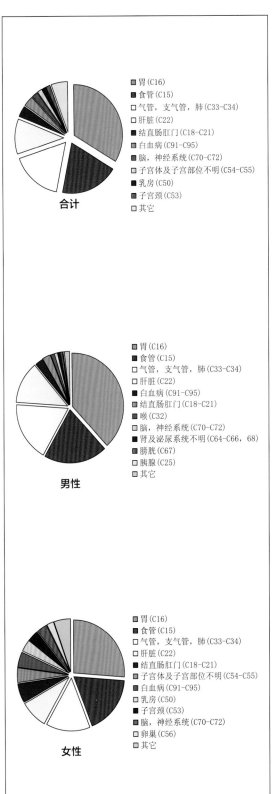

图 5-6-2d 武安市主要恶性肿瘤死亡构成(%)

（李丰年　魏延其　杨慧）

第七节 赞皇县肿瘤发病死亡情况

一、赞皇县肿瘤登记基本情况

赞皇县位于河北省西南部，太行山中段东麓，距首都北京 300 公里，距省会石家庄 33 公里，西邻煤海山西，全县总面积 1210 平方公里，现辖 9 乡 2 镇 1 个街道办事处，212 个行政村，380 个自然村，26 万人口。赞皇是山区县、老区县、国家扶贫开发工作重点县，也是世界教科文组织中国地名专家组命名的"千年古县"。全县地势西高东低。全县地形分为三大类：西部、西南部为深山区，海拔大都在 500 米以上；中部为浅山区和丘陵区，东部为山前平原区。

赞皇县是全国胃癌高发区，2010 年 9 月开始肿瘤随访登记工作，机构设在赞皇县疾控中心，负责全县新发恶性肿瘤、中枢神经系统良性肿瘤以及恶性肿瘤死亡病例的登记报告工作，2011 年 1 月，因县医院承担"农村癌症早诊早治项目"，肿瘤随访登记工作因此移交至县医院，2012 年 1 月，县医院将肿瘤随访登记工作又交至县疾控中心，疾控中心重新承担起全县肿瘤随访登记工作，登记处设在疾控中心慢性病防治科，专兼职工作人员 4 人。

为保证肿瘤随访登记工作顺利开展，赞皇县卫生局 2012 年制定了《赞皇县恶性肿瘤报告办法》下发至全县各医疗卫生机构，统一制定了全县肿瘤随访登记工作方法和技术要求，配合肿瘤登记处系统收集、整理、保存、上报恶性肿瘤病例信息资料。

全县共有县级医疗机构 3 所，乡镇卫生院 11 所，肿瘤发病资料从县级医院、乡镇卫生院、新农合、社保局以及河北省医大四院等县外医疗机构中获得，肿瘤病例死亡资料从国家死因监测系统中和县、乡、村三级调查中获得。肿瘤报告卡收集后按照户籍地址和姓名进行初步查重后录入电脑，利用 Excel 软件进一步查重，按照省肿瘤防办要求，每年按时上报肿瘤登记数据和信息。

资料的整理与分析是做好肿瘤登记报告工作的关键，而评价登记资料的质量包括资料的可比性、完整性、有效性和时效性，赞皇县所积累的历年肿瘤登记资料是基于人群的全部恶性肿瘤、中枢神经系统良性肿瘤新发病例和死亡资料，按照评价肿瘤登记报告质量的各项指标进行认真梳理、仔细整理，保证了登记报告的可靠性和全面性。

自 2010 年开展肿瘤登记工作以来，我们已积累了 2010 年 -2013 年间赞皇县恶性肿瘤发病、死亡资料，这些资料为国家、省肿瘤防办在肿瘤防治以及科研工作提供了帮助，去年我们上报 2010 年肿瘤登记数据首次被《2013 年中国肿瘤登记年报》收录，这既是对我们工作的鼓舞和肯定，也是对我们工作的鞭策，在以后的工作中，我们要进一步创新工作机制，努力使我县肿瘤随访登记工作再上新台阶。

二、赞皇县主要恶性肿瘤发病情况

赞皇县恶性肿瘤发病率为229.35/10万，其中男性277.07/10万，女性180.13/10万。赞皇县恶性肿瘤发病第1位的是胃癌，其次是肺癌、食管癌、结直肠癌和子宫颈癌，前10位恶性肿瘤占全部恶性肿瘤的的91.33%。男性发病第1位恶性肿瘤也是胃癌，其次是食管癌、肺癌、结直肠癌和肝癌，男性前7位的恶性肿瘤占全部恶性肿瘤的95.92%；女性发病第1位的也是胃癌，其次是肺癌、结直肠癌、子宫颈癌和食管癌，女性前10位的恶性肿瘤占全部恶性肿瘤的93.97%。（表5-7-1，图5-7-1a~5-7-1d）

表 5-7-1　赞皇县主要恶性肿瘤发病指标

顺位	合计				男性				女性			
	部位	发病率(1/10⁵)	构成(%)	中标率(1/10⁵)	部位	发病率(1/10⁵)	构成(%)	中标率(1/10⁵)	部位	发病率(1/10⁵)	构成(%)	中标率(1/10⁵)
1	胃(C16)	98.62	43.00	71.55	胃(C16)	138.53	50.00	104.36	胃(C16)	57.46	31.90	40.17
2	气管,支气管,肺(C33-C34)	31.73	13.83	22.36	食管(C15)	38.40	13.86	26.13	气管,支气管,肺(C33-C34)	24.85	13.79	16.32
3	食管(C15)	27.90	12.17	18.91	气管,支气管,肺(C33-C34)	38.40	13.86	28.51	结直肠肛门(C18-C21)	18.63	10.34	12.07
4	结直肠肛门(C18-C21)	17.97	7.83	12.73	结直肠肛门(C18-C21)	17.32	6.25	13.60	子宫颈(C53)	17.86	9.91	14.11
5	子宫颈(C53)	8.79	3.83	6.94	肝脏(C22)	9.79	3.53	8.26	食管(C15)	17.08	9.48	12.09
6	肝脏(C22)	7.26	3.17	5.59	白血病(C91-C95)	3.76	1.36	4.50	乳房(C50)	13.20	7.33	10.04
7	乳房(C50)	6.50	2.83	4.99	胰腺(C25)	3.01	1.09	1.74	子宫体及子宫部位不明(C54-C55)	5.44	3.02	4.91
8	白血病(C91-C95)(C91-C95)	3.06	1.33	3.07	膀胱(C67)	3.01	1.09	3.34	肝脏(C22)	4.66	2.59	3.02
9	子宫体及子宫部位位不明(C54-C55)	2.68	1.17	2.41	口腔和咽喉(除外鼻咽)(C00-C10;C12-C14)	2.26	0.82	1.10	卵巢(C56)	4.66	2.59	2.96
10	脑,神经系统(C70-C72)	2.68	1.17	2.23	鼻咽(C11)	2.26	0.82	1.32	脑,神经系统(C70-C72)	3.11	1.72	2.21
11	卵巢(C56)	2.29	1.00	1.48	胆囊及其它(C23-C24)	2.26	0.82	2.28	骨(C40-C41)	2.33	1.29	1.96
合计	所有部位	229.35	100.00	169.77	所有部位	277.07	100.00	212.08	所有部位	180.13	100.00	130.33

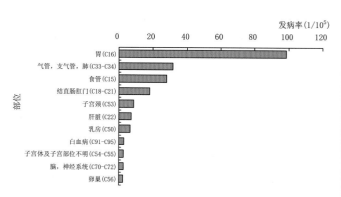

图5-7-1a 赞皇县主要恶性肿瘤发病率

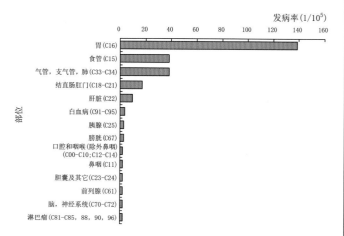

图5-7-1b 赞皇县男性主要恶性肿瘤发病率

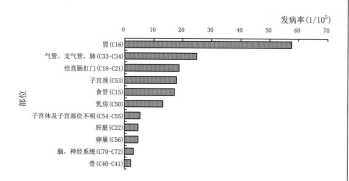

图5-7-1c 赞皇县女性主要恶性肿瘤发病率

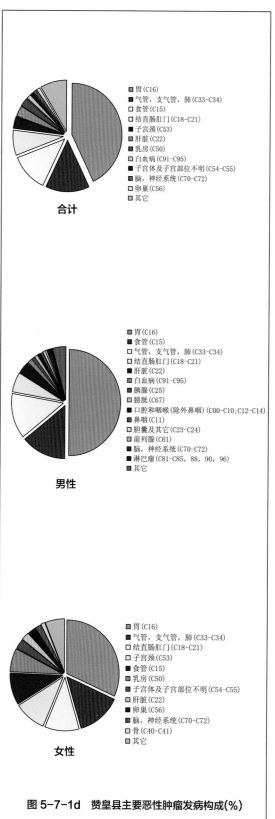

图 5-7-1d 赞皇县主要恶性肿瘤发病构成(%)

三、赞皇县主要恶性肿瘤死亡情况

赞皇县恶性肿瘤死亡率为 154.81/10 万，其中男性 207.05/10 万，女性 100.94/10 万。赞皇县恶性肿瘤死亡第 1 位的是胃癌，其次是肺癌、食管癌、肝癌和结直肠癌，前 9 位的恶性肿瘤占全部恶性肿瘤的 97.78%。男性死亡第 1 位的也是胃癌，其次是肺癌、肝癌、食管癌和结直肠癌，男性前 10 位的恶性肿瘤占全部恶性肿瘤的 98.55%；女性死亡第 1 位的也是胃癌，其次为肺癌、食管癌、肝癌和结直肠癌，女性前 8 位的恶性肿瘤占全部恶性肿瘤的 95.38%。（表 5-7-2，图 5-7-2a~5-7-2d）

表 5-7-2　赞皇县主要恶性肿瘤死亡指标

顺位	合计				男性				女性			
	部位	死亡率(1/10⁵)	构成(%)	中标率(1/10⁵)	部位	死亡率(1/10⁵)	构成(%)	中标率(1/10⁵)	部位	死亡率(1/10⁵)	构成(%)	中标率(1/10⁵)
1	胃(C16)	60.39	39.01	48.27	胃(C16)	82.82	40.00	66.42	胃(C16)	37.27	36.92	30.78
2	气管,支气管,肺(C33-C34)	34.02	21.98	26.05	气管,支气管,肺(C33-C34)	42.16	20.36	35.20	气管,支气管,肺(C33-C34)	25.62	25.38	17.38
3	食管(C15)	16.44	10.62	15.07	肝脏(C22)	25.60	12.36	22.10	食管(C15)	9.32	9.23	7.88
4	肝脏(C22)	16.44	10.62	13.60	食管(C15)	23.34	11.27	22.57	肝脏(C22)	6.99	6.92	5.24
5	结直肠肛门(C18-C21)	7.26	4.69	4.73	结直肠肛门(C18-C21)	9.03	4.36	5.34	结直肠肛门(C18-C21)	5.44	5.38	4.09
6	脑,神经系统(C70-C72)	5.35	3.46	4.55	脑,神经系统(C70-C72)	7.53	3.64	6.18	子宫体及子宫部位不明(C54-C55)	3.88	3.85	2.93
7	胰腺(C25)	1.91	1.23	1.18	胰腺(C25)	3.01	1.45	2.00	脑,神经系统(C70-C72)	3.11	3.08	2.91
8	子宫体及子宫部位不明(C54-C55)	1.91	1.23	1.46	白血病(C91-C95)	3.01	1.45	3.73	骨(C40-C41)	1.55	1.54	1.80
9	白血病(C91-C95)	1.91	1.23	2.04	肾及泌尿系统不明(C64-C66,68)	2.26	1.09	1.39	乳房(C50)	1.55	1.54	1.25
10	骨(C40-C41)	1.53	0.99	1.84	喉(C32)	1.51	0.73	0.89	卵巢(C56)	1.55	1.54	1.36
合计	所有部位	154.81	100.00	125.22	所有部位	207.05	100.00	171.65	所有部位	100.94	100.00	79.75

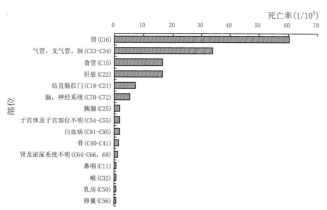

图5-7-2a 赞皇县主要恶性肿瘤死亡率

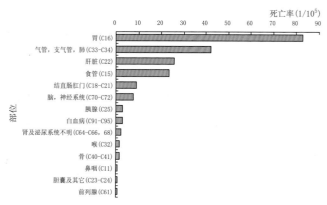

图5-7-2b 赞皇县男性主要恶性肿瘤死亡率

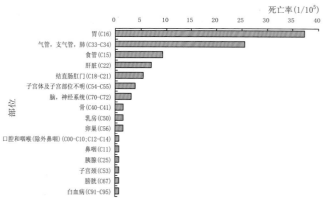

图5-7-2c 赞皇县女性主要恶性肿瘤死亡率

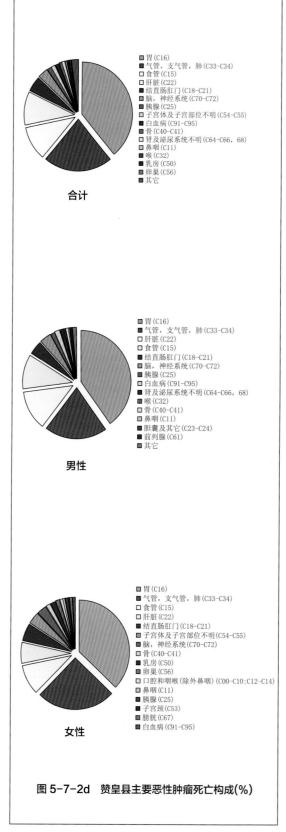

图 5-7-2d 赞皇县主要恶性肿瘤死亡构成(%)

（马学志　王树革　郝月红）

第八节　沧州市肿瘤发病死亡情况

一、沧州市肿瘤登记基本情况

沧州市位于河北省东南部，东临渤海，北靠京津，与山东半岛及辽东半岛隔海相望。距首都北京 240 公里，距天津 120 公里，距省会石家庄 221 公里，地处环渤海中心地带。公路、铁路、港口构成了四通八达的交通网络，是国务院确定的经济开放区。沧州全境地处欧亚大陆东部，地理位置是东经 116 度 83 分，北纬 38 度 33 分，属中纬度地带，大陆性气候显著，气候概况是：四季分明，温度适中，光照充足，雨热同季，降水集中，灾害性天气常有发生，春旱、夏涝、秋爽、冬干。沧州市辖有新华区、运河区两个城市区，周边所辖泊头市、任丘市、黄骅市、河间市 4 个县级市，沧县、青县、东光县、海兴县、盐山县、肃宁县、南皮县、吴桥县、献县和孟村回族自治县 10 个县相环绕。其中有 20 多个民族，以汉、回、满、蒙等民族为主，所从事职业有十几个，以工人、服务业、党群、企事业等为主。

沧州市肿瘤登记处，成立于 2011 年 1 月 1 日，挂靠沧州市疾病预防控制中心，属沧州市卫生局主管；登记范围是新华、运河两个城市区，覆盖面积 206.2 平方公里，覆盖人口约 49 万。新华、运河覆盖区域内有二级甲等以上医院 6 个，防治癌症协会一个，新华区、运河区卫生局负责肿瘤登记报告工作的业务指导和质量控制，区疾控负责收集本辖区医疗单位的全部肿瘤报告卡，并定期到医保、新农合等部门收集信息。各有关医疗单位对沧州市市区常住人口恶性肿瘤患者信息进行梳理，辖区内医疗单位门诊及各科室在发现新诊断的肿瘤病例时，负责诊治的医师填写居民肿瘤病例报告卡，报医院主管部门。市疾控中心负责全市肿瘤登记报告工作的技术培训、业务指导和督导检查工作，及时汇总全市肿瘤报告情况并按时上报。

二、沧州市主要恶性肿瘤发病情况

沧州市恶性肿瘤发病率为 211.89/10 万，其中男性 199.66/10 万，女性 224.28/10 万。沧州市恶性肿瘤发病第 1 位的是肺癌，其次是乳腺癌、胃癌、肝癌和结直肠癌，前 10 位恶性肿瘤占全部恶性肿瘤的 83.91%。男性发病第 1 位恶性肿瘤是肺癌，其次是肝癌、胃癌、结直肠癌和膀胱癌，男性前 10 位的恶性肿瘤占全部恶性肿瘤的 84.44%；女性发病第 1 位的是乳腺癌，其次是肺癌、结直肠癌、子宫体癌和甲状腺癌，女性前 10 位的恶性肿瘤占全部恶性肿瘤的 89.98%。（表 5-8-1，图 5-8-1a~5-8-1d）

表 5-8-1　沧州市主要恶性肿瘤发病指标

顺位	合计				男性				女性			
	部位	发病率(1/10⁵)	构成(%)	中标率(1/10⁵)	部位	发病率(1/10⁵)	构成(%)	中标率(1/10⁵)	部位	发病率(1/10⁵)	构成(%)	中标率(1/10⁵)
1	气管,支气管,肺(C33-C34)	56.83	26.82	50.83	气管,支气管,肺(C33-C34)	62.92	31.52	58.79	乳房(C50)	56.38	25.14	42.13
2	乳房(C50)	29.23	13.79	22.27	肝脏(C22)	23.80	11.92	19.78	气管,支气管,肺(C33-C34)	50.66	22.59	43.65
3	胃(C16)	15.63	7.38	13.58	胃(C16)	19.76	9.90	17.69	结直肠肛门(C18-C21)	14.71	6.56	11.89
4	肝脏(C22)	15.63	7.38	12.89	结直肠肛门(C18-C21)	16.13	8.08	14.69	子宫体及子宫部位不明(C54-C55)	12.66	5.65	10.01
5	结直肠肛门(C18-C21)	15.42	7.28	13.16	膀胱(C67)	10.89	5.45	11.79	甲状腺(C73)	12.66	5.65	9.46
6	甲状腺(C73)	10.15	4.79	7.92	食管(C15)	8.87	4.44	8.81	胃(C16)	11.44	5.10	9.64
7	膀胱(C67)	6.70	3.16	6.46	肾及泌尿系统不明(C64-C66,68)	8.07	4.04	6.90	子宫颈(C53)	11.44	5.10	8.40
8	子宫体及子宫部位不明(C54-C55)	6.29	2.97	5.05	甲状腺(C73)	7.66	3.84	6.33	卵巢(C56)	8.99	4.01	7.25
9	肾及泌尿系统不明(C64-C66,68)	6.29	2.97	5.16	胰腺(C25)	5.65	2.83	5.02	肝脏(C22)	7.35	3.28	6.29
10	子宫颈(C53)	5.68	2.68	4.23	口腔和咽喉(除外鼻咽)(C00-C10;C12-C14)	4.84	2.42	4.03	口腔和咽喉(除外鼻咽)(C00-C10;C12-C14)	4.49	2.00	3.74
合计	所有部位	211.89	100.00	179.97	所有部位	199.66	100.00	181.56	所有部位	224.28	100.00	181.08

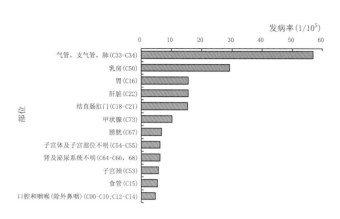

图5-8-1a 沧州市主要恶性肿瘤发病率

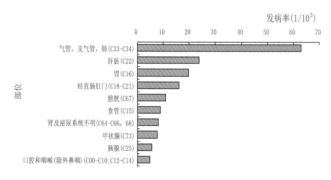

图5-8-1b 沧州市男性主要恶性肿瘤发病率

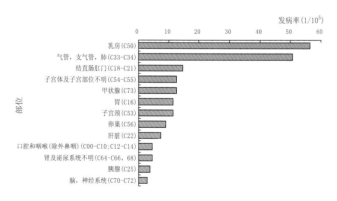

图5-8-1c 沧州市女性主要恶性肿瘤发病率

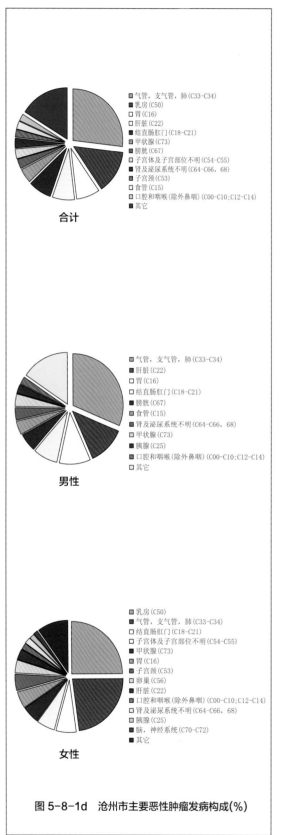

图 5-8-1d 沧州市主要恶性肿瘤发病构成(%)

三、沧州市主要恶性肿瘤死亡情况

沧州市恶性肿瘤死亡率为 126.65/10 万，其中男性 133.51/10 万，女性 119.70/10 万。沧州市恶性肿瘤死亡第 1 位的是肺癌，其次是胃癌、肝癌、乳腺癌和食管癌，前 10 位的恶性肿瘤占全部恶性肿瘤的 89.74%。男性死亡第 1 位的也是肺癌，其次是胃癌、肝癌、食管癌和结直肠癌，男性前 10 位的恶性肿瘤占全部恶性肿瘤的 96.98%；女性死亡第 1 位的也是肺癌，其次为乳腺癌、胃癌、食管癌和结直肠癌，女性前 10 位的恶性肿瘤占全部恶性肿瘤的 91.13%。（表 5-8-2，图 5-8-2a~5-8-2d）

表 5-8-2　沧州市主要恶性肿瘤死亡指标

顺位	合计				男性				女性			
	部位	死亡率(1/10⁵)	构成(%)	中标率(1/10⁵)	部位	死亡率(1/10⁵)	构成(%)	中标率(1/10⁵)	部位	死亡率(1/10⁵)	构成(%)	中标率(1/10⁵)
1	气管,支气管,肺(C33-C34)	43.64	34.46	40.57	气管,支气管,肺(C33-C34)	50.02	37.46	47.23	气管,支气管,肺(C33-C34)	37.18	31.06	33.81
2	胃(C16)	15.22	12.02	14.01	胃(C16)	19.76	14.80	19.31	乳房(C50)	23.29	19.45	19.29
3	肝脏(C22)	12.79	10.10	10.57	肝脏(C22)	19.76	14.80	16.39	胃(C16)	10.62	8.87	9.18
4	乳房(C50)	11.77	9.29	9.93	食管(C15)	11.70	8.76	11.20	食管(C15)	10.21	8.53	8.81
5	食管(C15)	10.96	8.65	9.90	结直肠肛门(C18-C21)	8.07	6.04	7.96	结直肠肛门(C18-C21)	6.54	5.46	5.67
6	结直肠肛门(C18-C21)	7.31	5.77	6.66	肾及泌尿系统不明(C64-C66,68)	4.44	3.32	4.06	肝脏(C22)	5.72	4.78	4.81
7	肾及泌尿系统不明(C64-C66,68)	3.25	2.56	2.88	膀胱(C67)	3.63	2.72	3.23	子宫颈(C53)	4.49	3.75	3.57
8	膀胱(C67)	2.44	1.92	2.02	胰腺(C25)	3.23	2.42	2.69	子宫体及子宫部位不明(C54-C55)	3.68	3.07	2.66
9	胰腺(C25)	2.23	1.76	1.87	前列腺(C61)	3.23	2.42	3.64	卵巢(C56)	2.04	1.71	1.90
10	子宫颈(C53)	2.23	1.76	1.83	淋巴瘤(C81-C85,88,90,96)	2.02	1.51	1.77	肾及泌尿系统不明(C64-C66,68)	2.04	1.71	1.82
合计	所有部位	126.65	100.00	113.26	所有部位	133.51	100.00	124.38	所有部位	119.70	100.00	102.83

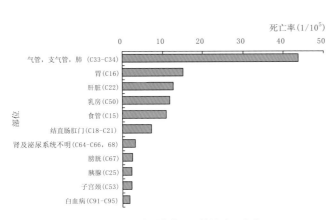

图5-8-2a 沧州市主要恶性肿瘤死亡率

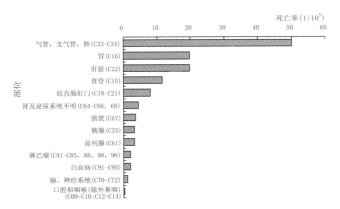

图5-8-2b 沧州市男性主要恶性肿瘤死亡率

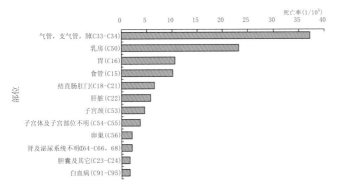

图5-8-2c 沧州市女性主要恶性肿瘤死亡率

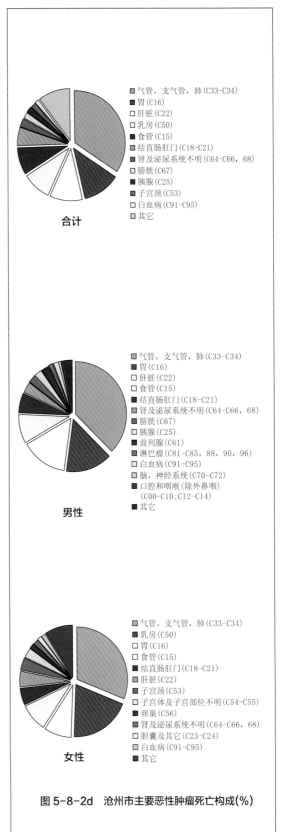

图5-8-2d 沧州市主要恶性肿瘤死亡构成(%)

（杨希晨　鲁文慧　安连芹）

第六章 附 录

一、河北省肿瘤登记地区合计发病和死亡结果

表6-1-1 河北省肿瘤登记地区2011年男女合计发病主要指标(1/10万)

部位	ICD10	病例数	粗率	年龄组									
				0-	1-4	5-9	10-14	15-19	20-24	25-29	30-34	35-39	40-44
唇	C00	11	0.24	0.00	0.00	0.00	0.00	0.00	0.00	0.00	0.00	0.00	0.25
舌	C01-C02	42	0.92	0.00	0.00	0.00	0.00	0.00	0.25	0.23	0.30	0.00	0.99
口	C03-C06	32	0.70	0.00	0.00	0.00	0.00	0.00	0.00	0.00	0.59	0.00	0.50
唾液腺	C07-C08	27	0.59	0.00	0.00	0.00	0.44	0.00	0.49	0.00	0.30	0.00	1.74
扁桃腺	C09	6	0.13	0.00	0.00	0.00	0.00	0.00	0.00	0.00	0.30	0.25	0.25
其他的口咽	C10	16	0.35	0.00	0.00	0.00	0.00	0.00	0.25	0.00	0.00	0.25	0.00
鼻咽	C11	38	0.83	0.00	0.00	0.00	0.00	0.34	0.00	0.45	0.00	0.74	0.50
喉咽	C12-C13	14	0.31	0.00	0.00	0.00	0.00	0.00	0.00	0.00	0.00	0.00	0.50
咽, 部位不明	C14	8	0.17	0.00	0.00	0.00	0.00	0.00	0.00	0.00	0.00	0.00	0.00
食管	C15	1526	33.37	0.00	0.00	0.00	0.00	0.00	0.00	0.00	0.59	0.99	5.47
胃	C16	2117	46.29	0.00	0.00	0.00	0.44	0.34	0.25	1.82	1.77	4.69	14.90
小肠	C17	57	1.25	0.00	0.00	0.00	0.00	0.00	0.00	0.23	0.59	0.49	0.25
结肠	C18	333	7.28	0.00	0.00	0.00	0.00	0.00	0.25	0.45	1.48	1.73	4.47
直肠	C19-C20	417	9.12	0.00	0.00	0.00	0.00	0.00	0.74	0.45	1.18	2.47	5.22
肛门	C21	6	0.13	0.00	0.00	0.00	0.00	0.00	0.25	0.00	0.00	0.00	0.00
肝脏	C22	783	17.12	0.00	0.43	0.00	0.00	0.00	0.25	0.00	0.89	3.45	6.96
胆囊及其他	C23-C24	99	2.16	0.00	0.00	0.00	0.00	0.00	0.00	0.30	0.25	0.00	0.75
胰腺	C25	168	3.67	0.00	0.00	0.00	0.00	0.00	0.00	0.00	0.59	0.99	0.75
鼻, 鼻窦及其他	C30-C31	15	0.33	0.00	0.00	0.00	0.00	0.00	0.00	0.00	0.30	0.00	0.00
喉	C32	56	1.22	0.00	0.00	0.00	0.00	0.00	0.00	0.00	0.30	0.00	0.99
气管, 支气管, 肺	C33-C34	2078	45.44	0.00	0.00	0.00	0.00	0.34	0.25	2.04	2.66	5.92	16.89
其他的胸腔器官	C37-C38	34	0.74	0.00	0.00	0.00	0.00	0.00	0.74	0.45	0.00	0.99	0.99
骨	C40-C41	70	1.53	0.00	0.00	0.00	2.21	2.69	0.74	0.23	0.89	0.49	1.24
皮肤的黑色素瘤	C43	18	0.39	0.00	0.00	0.00	0.39	0.00	0.00	0.45	0.30	0.00	0.25
其他的皮肤	C44	43	0.94	0.00	0.00	0.00	0.00	0.00	0.00	0.00	0.30	0.74	0.25
间皮瘤	C45	6	0.13	0.00	0.00	0.00	0.00	0.00	0.00	0.00	0.00	0.00	0.00
卡波氏肉瘤	C46	0	0.00	0.00	0.00	0.00	0.00	0.00	0.00	0.00	0.00	0.00	0.00
周围神经, 其它结缔	C47;C49	29	0.63	0.00	0.00	0.00	0.00	0.34	0.49	0.45	0.30	1.23	0.50
乳房	C50	815	17.82	0.00	0.00	0.00	0.00	0.00	0.49	2.72	8.26	14.80	25.59
外阴	C51	6	0.13	0.00	0.00	0.00	0.00	0.00	0.00	0.00	0.00	0.00	0.25
阴道	C52	7	0.15	0.00	0.00	0.00	0.00	0.00	0.00	0.23	0.30	0.00	0.00
子宫颈	C53	402	8.79	0.00	0.00	0.00	0.00	0.00	1.48	1.36	5.31	8.88	11.68
子宫体	C54	194	4.24	0.00	0.00	0.00	0.00	0.00	0.99	0.45	0.89	0.74	3.23
子宫, 部位不明	C55	150	3.28	0.00	0.00	0.00	0.00	0.00	0.00	0.23	2.36	1.73	6.21
卵巢	C56	232	5.07	0.00	0.00	0.78	0.44	0.34	3.70	4.31	4.43	4.69	4.47
其他的女性生殖器	C57	18	0.39	0.00	0.00	0.00	0.00	0.00	0.49	0.23	0.00	0.25	0.75
胎盘	C58	0	0.00	0.00	0.00	0.00	0.00	0.00	0.00	0.00	0.00	0.00	0.00
阴茎	C60	8	0.17	0.00	0.00	0.00	0.00	0.00	0.00	0.00	0.00	0.25	0.25
前列腺	C61	88	1.92	0.00	0.00	0.00	0.00	0.00	0.00	0.25	0.00	0.30	0.00
睾丸	C62	10	0.22	0.00	0.00	0.00	0.00	0.00	0.34	0.49	0.45	0.00	0.25
其他的男性生殖器	C63	5	0.11	0.00	0.00	0.00	0.00	0.00	0.00	0.00	0.00	0.25	0.00
肾	C64	129	2.82	0.00	0.00	0.00	0.43	0.00	0.00	0.45	0.89	2.22	0.75
肾盂	C65	10	0.22	0.00	0.00	0.00	0.00	0.00	0.00	0.00	0.00	0.25	0.25
输尿管	C66	13	0.28	0.00	0.00	0.00	0.00	0.00	0.00	0.00	0.00	0.00	0.50
膀胱	C67	155	3.39	0.00	0.00	0.00	0.00	0.00	0.00	0.00	0.00	0.49	0.99
其他的泌尿器官	C68	1	0.02	0.00	0.00	0.00	0.00	0.00	0.00	0.00	0.00	0.00	0.00
眼	C69	7	0.15	0.00	0.86	0.00	0.00	0.00	0.00	0.00	0.00	0.00	0.00
脑, 神经系统	C70-C72	273	5.97	3.40	0.86	0.78	1.33	1.01	2.47	1.59	2.66	2.22	7.20
甲状腺	C73	196	4.29	0.00	0.00	0.39	0.00	0.34	1.97	3.40	3.25	5.92	4.47
肾上腺	C74	3	0.07	1.70	0.00	0.00	0.00	0.00	0.00	0.00	0.30	0.00	0.00
其他的内分泌腺	C75	11	0.24	0.00	0.43	0.00	0.00	0.00	0.00	0.00	0.00	0.25	1.24
霍奇金病	C81	12	0.26	0.00	0.00	0.00	0.44	0.34	0.74	0.23	0.00	0.00	0.00
非霍奇金淋巴瘤	C82-C85;C96	106	2.32	0.00	0.86	0.78	0.44	1.01	0.00	0.68	0.89	0.74	1.24
免疫增生性疾病	C88	0	0.00	0.00	0.00	0.00	0.00	0.00	0.00	0.00	0.00	0.00	0.00
多发性骨髓瘤	C90	27	0.59	0.00	0.00	0.00	0.00	0.00	0.00	0.00	0.30	0.25	0.00
淋巴样白血病	C91	21	0.46	0.00	0.00	0.00	0.78	0.89	0.34	0.74	0.00	0.59	0.50
髓样白血病	C92-C94	57	1.25	0.00	0.00	0.43	0.00	0.44	0.67	0.25	0.91	0.59	0.75
白血病, 未特指	C95	92	2.01	0.00	0.43	1.56	0.89	2.02	1.48	0.23	0.89	0.74	1.49
其他的或未指明部位	O&U	172	3.76	3.40	0.00	0.00	1.33	1.01	0.25	0.68	1.48	1.23	1.49
所有部位合计	ALL	11269	246.41	8.50	4.76	5.46	10.19	11.43	20.73	25.41	47.51	72.25	138.36
所有部位除外 C44	ALLbC44	11226	245.47	8.50	4.76	5.46	9.30	11.43	20.73	25.41	47.21	71.51	138.12

45-49	50-54	55-59	60-64	65-69	70-74	75-79	80-84	85+	构成(%)	中国人口标化率	世界人口标化率	累积率%		截缩率
												0-64	0-74	
0.00	0.31	0.35	0.99	0.75	1.92	4.65	0.00	0.00	0.10	0.20	0.19	0.01	0.02	0.27
0.84	1.87	1.39	3.45	6.74	2.87	4.65	0.00	0.00	0.37	0.76	0.76	0.05	0.09	1.28
0.56	1.87	1.74	2.47	0.00	6.71	1.55	6.21	0.00	0.28	0.57	0.54	0.04	0.07	1.05
0.28	1.25	2.09	0.99	0.00	2.87	0.00	0.00	0.00	0.24	0.48	0.46	0.04	0.05	0.99
0.00	0.31	0.00	0.00	0.00	0.96	0.00	3.11	0.00	0.05	0.12	0.10	0.01	0.01	0.15
0.28	0.00	1.39	1.97	2.25	1.92	0.00	0.00	0.00	0.14	0.28	0.29	0.02	0.04	0.54
0.84	2.18	2.44	0.99	3.00	4.79	1.55	0.00	10.74	0.34	0.70	0.69	0.04	0.08	1.20
0.00	0.62	0.35	1.48	3.00	0.96	0.00	3.11	0.00	0.12	0.25	0.26	0.01	0.03	0.43
0.28	0.62	0.35	0.49	0.75	0.00	0.00	6.21	0.00	0.07	0.14	0.14	0.01	0.01	0.26
23.56	42.69	90.26	148.45	182.83	186.82	260.65	257.79	290.04	13.54	27.55	28.09	1.56	3.41	43.50
38.71	68.87	129.65	204.68	251.02	246.22	276.17	236.05	311.53	18.79	37.87	38.61	2.33	4.82	65.53
1.68	1.56	2.44	1.97	8.24	7.66	9.31	6.21	21.48	0.51	1.11	1.09	0.05	0.13	1.29
6.73	8.10	20.21	23.67	26.98	42.15	62.06	49.69	85.94	2.96	6.10	6.03	0.34	0.68	9.47
8.70	11.22	22.65	36.00	32.97	61.32	41.89	80.75	118.17	3.70	7.62	7.69	0.44	0.91	12.55
0.28	0.00	0.70	0.49	0.75	0.00	0.00	0.00	0.00	0.05	0.10	0.11	0.01	0.01	0.21
15.15	25.24	46.00	65.10	80.93	91.02	102.40	142.87	236.33	6.95	14.25	14.52	0.82	1.68	23.35
0.56	1.87	3.83	8.38	11.24	18.20	17.07	24.85	53.71	0.88	1.90	1.96	0.08	0.23	2.18
3.37	5.92	8.36	12.82	17.98	23.95	23.27	27.95	53.71	1.49	3.12	3.14	0.16	0.37	4.68
0.84	0.00	1.05	1.48	1.50	0.96	0.00	6.21	0.00	0.13	0.28	0.26	0.02	0.03	0.49
0.84	3.43	3.14	4.93	5.25	3.83	3.10	9.32	21.48	0.50	1.00	1.04	0.07	0.11	1.95
31.70	54.85	109.43	152.40	247.27	267.30	387.87	403.76	698.25	18.44	38.55	39.01	1.88	4.46	53.18
0.00	1.87	1.74	0.99	2.25	2.87	3.10	0.00	0.00	0.30	0.61	0.57	0.04	0.06	1.04
1.12	1.25	3.49	4.44	3.75	3.83	7.76	3.11	10.74	0.62	1.50	1.46	0.09	0.13	1.78
0.28	0.31	0.35	1.97	1.50	1.92	1.55	3.11	0.00	0.16	0.35	0.35	0.02	0.04	0.45
0.28	0.62	1.74	2.47	3.75	7.66	6.21	15.53	10.74	0.38	0.88	0.83	0.04	0.09	0.89
0.28	0.31	0.00	0.49	0.00	0.00	4.65	0.00	0.00	0.05	0.11	0.10	0.01	0.01	0.17
0.00	0.00	0.00	0.00	0.00	0.00	0.00	0.00	0.00	0.00	0.00	0.00	0.00	0.00	0.00
0.56	0.31	1.74	1.97	2.25	0.00	1.55	0.00	0.00	0.26	0.55	0.51	0.04	0.05	0.97
40.40	37.71	45.65	42.91	40.46	35.45	34.13	37.27	21.48	7.23	14.57	13.59	1.09	1.47	33.14
0.00	0.00	0.35	0.00	0.75	0.96	1.55	3.11	0.00	0.05	0.11	0.10	0.00	0.01	0.09
0.00	0.93	0.00	0.00	0.75	0.96	0.00	0.00	0.00	0.06	0.14	0.12	0.01	0.02	0.15
24.97	21.81	19.86	16.28	10.49	11.50	15.51	9.32	10.74	3.57	7.27	6.61	0.56	0.67	16.99
8.70	12.47	13.24	12.82	12.74	11.50	4.65	3.11	10.74	1.72	3.35	3.32	0.27	0.39	7.83
11.50	6.86	5.58	4.44	5.99	6.71	6.21	3.11	10.74	1.33	2.76	2.51	0.19	0.26	6.16
7.57	7.17	9.41	9.86	16.48	15.33	6.21	6.21	10.74	2.06	4.48	4.14	0.29	0.44	6.88
0.84	0.00	0.70	1.48	0.00	1.92	0.00	3.11	0.00	0.16	0.32	0.31	0.02	0.03	0.64
0.00	0.00	0.00	0.00	0.00	0.00	0.00	0.00	0.00	0.00	0.00	0.00	0.00	0.00	0.00
0.28	0.00	0.70	1.48	0.00	0.00	0.00	0.00	0.00	0.07	0.13	0.13	0.01	0.01	0.43
0.56	0.31	1.74	2.96	2.25	17.25	27.93	62.12	139.65	0.78	1.89	1.98	0.03	0.13	0.77
0.28	0.31	0.00	0.49	0.00	0.00	0.00	0.00	0.00	0.09	0.20	0.19	0.01	0.01	0.26
0.00	0.31	0.00	0.00	0.96	0.00	0.00	6.21	0.00	0.04	0.08	0.08	0.00	0.01	0.10
1.96	3.12	5.58	10.85	8.24	20.12	21.72	31.06	0.00	1.14	2.39	2.26	0.13	0.27	3.58
0.28	0.00	0.70	0.49	0.75	2.87	0.00	0.00	0.00	0.09	0.18	0.17	0.01	0.03	0.30
0.00	0.00	0.70	0.49	1.50	2.87	0.00	6.21	10.74	0.12	0.25	0.26	0.01	0.03	0.25
2.24	4.36	4.18	11.34	10.49	23.95	43.44	31.06	161.13	1.38	3.08	3.25	0.12	0.29	3.43
0.00	0.00	0.00	0.00	0.75	0.00	0.00	0.00	0.00	0.01	0.02	0.02	0.00	0.00	0.00
0.00	0.00	0.00	0.00	0.75	0.00	3.10	3.11	10.74	0.06	0.15	0.21	0.00	0.01	0.00
7.57	9.04	13.24	12.82	22.48	21.08	18.62	18.64	75.20	2.42	5.20	5.20	0.32	0.53	8.11
8.14	6.23	7.67	11.84	9.74	2.87	6.21	9.32	0.00	1.74	3.71	3.36	0.27	0.33	7.11
0.00	0.31	0.00	0.00	0.00	0.00	0.00	0.00	0.00	0.03	0.07	0.07	0.00	0.02	0.05
0.56	0.00	0.35	0.99	0.00	0.96	0.00	0.00	0.00	0.11	0.25	0.25	0.02	0.02	0.28
2.24	2.80	3.49	10.85	8.99	10.54	9.31	12.42	21.48	0.94	2.05	2.11	0.13	0.23	3.12
0.00	0.00	0.00	0.00	0.00	0.00	0.00	0.00	0.00	0.00	0.00	0.00	0.00	0.00	0.00
0.56	0.62	2.44	2.47	2.25	2.87	4.65	0.00	0.00	0.24	0.48	0.47	0.03	0.06	0.89
0.84	0.31	0.35	0.00	0.75	0.96	1.55	0.00	0.00	0.19	0.49	0.46	0.03	0.04	0.40
1.40	1.56	2.79	3.95	3.75	3.83	6.21	6.21	0.00	0.51	1.08	1.03	0.07	0.11	1.63
1.96	2.49	3.49	1.48	10.49	5.75	9.31	6.21	42.97	0.82	1.93	1.99	0.10	0.18	1.85
2.24	5.61	9.06	11.84	13.49	14.37	24.82	37.27	75.20	1.53	3.35	3.37	0.18	0.32	4.56
262.85	362.44	608.50	857.67	1082.00	1204.29	1466.16	1580.89	2524.44	100.00	207.13	206.61	12.14	23.57	339.28
262.57	361.81	606.75	855.21	1078.26	1196.62	1459.96	1565.36	2513.70	99.62	206.25	205.77	12.11	23.48	338.39

表6-1-2 河北省肿瘤登记地区2011年男性发病主要指标(1/10万)

部位	ICD10	病例数	粗率	年龄组									
				0-	1-4	5-9	10-14	15-19	20-24	25-29	30-34	35-39	40-44
唇	C00	8	0.35	0.00	0.00	0.00	0.00	0.00	0.00	0.00	0.00	0.00	0.49
舌	C01-C02	27	1.16	0.00	0.00	0.00	0.00	0.00	0.49	0.46	0.58	0.00	0.98
口	C03-C06	22	0.95	0.00	0.00	0.00	0.00	0.00	0.00	0.00	0.00	0.00	0.49
唾液腺	C07-C08	14	0.60	0.00	0.00	0.00	0.82	0.00	0.00	0.00	0.00	0.00	1.95
扁桃腺	C09	3	0.13	0.00	0.00	0.00	0.00	0.00	0.00	0.00	0.58	0.49	0.49
其他的口咽	C10	10	0.43	0.00	0.00	0.00	0.00	0.00	0.00	0.00	0.00	0.49	0.00
鼻咽	C11	26	1.12	0.00	0.00	0.00	0.00	0.00	0.65	0.46	0.00	0.49	0.49
喉咽	C12-C13	12	0.52	0.00	0.00	0.00	0.00	0.00	0.00	0.00	0.00	0.00	0.49
咽，部位不明	C14	6	0.26	0.00	0.00	0.00	0.00	0.00	0.00	0.00	0.00	0.00	0.00
食管	C15	978	42.18	0.00	0.00	0.00	0.00	0.00	0.00	0.00	0.58	0.98	6.83
胃	C16	1522	65.64	0.00	0.00	0.00	0.82	0.65	0.49	0.91	1.15	4.90	15.62
小肠	C17	34	1.47	0.00	0.00	0.00	0.00	0.00	0.00	0.46	0.00	0.98	0.00
结肠	C18	190	8.19	0.00	0.00	0.00	0.00	0.00	0.00	0.00	1.15	2.45	6.83
直肠	C19-C20	236	10.18	0.00	0.00	0.00	0.00	0.00	0.49	0.46	1.73	2.45	3.91
肛门	C21	4	0.17	0.00	0.00	0.00	0.00	0.00	0.49	0.00	0.00	0.00	0.00
肝脏	C22	561	24.19	0.00	0.00	0.00	0.00	0.00	0.49	0.00	0.58	4.90	8.79
胆囊及其他	C23-C24	41	1.77	0.00	0.00	0.00	0.00	0.00	0.00	0.00	0.58	0.49	0.49
胰腺	C25	93	4.01	0.00	0.00	0.00	0.00	0.00	0.00	0.00	0.58	0.00	0.00
鼻，鼻窦及其他	C30-C31	11	0.47	0.00	0.00	0.00	0.00	0.00	0.00	0.00	0.00	0.00	0.00
喉	C32	46	1.98	0.00	0.00	0.00	0.00	0.00	0.00	0.00	0.58	0.00	1.46
气管，支气管，肺	C33-C34	1320	56.93	0.00	0.00	0.00	0.00	0.00	0.00	2.74	2.88	5.88	17.57
其他的胸腔器官	C37-C38	27	1.16	0.00	0.00	0.00	0.00	0.00	1.46	0.46	0.00	1.96	0.98
骨	C40-C41	42	1.81	0.00	0.00	0.00	0.00	4.11	1.94	0.98	0.46	1.73	0.98	0.98
皮肤的黑色素瘤	C43	11	0.47	0.00	0.00	0.00	0.73	0.00	0.00	0.46	0.58	0.00	0.49
其他的皮肤	C44	26	1.12	0.00	0.00	0.00	1.65	0.00	0.00	0.00	0.58	0.49	0.49
间皮瘤	C45	4	0.17	0.00	0.00	0.00	0.00	0.00	0.00	0.00	0.00	0.00	0.00
卡波氏肉瘤	C46	0	0.00	0.00	0.00	0.00	0.00	0.00	0.00	0.00	0.00	0.00	0.00
周围神经，其它结缔	C47;C49	19	0.82	0.00	0.00	0.00	0.00	0.65	0.98	0.00	0.58	1.47	0.98
乳房	C50	30	1.29	0.00	0.00	0.00	0.00	0.00	0.00	0.00	1.15	1.47	1.95
外阴	C51	0	0.00	0.00	0.00	0.00	0.00	0.00	0.00	0.00	0.00	0.00	0.00
阴道	C52	0	0.00	0.00	0.00	0.00	0.00	0.00	0.00	0.00	0.00	0.00	0.00
子宫颈	C53	0	0.00	0.00	0.00	0.00	0.00	0.00	0.00	0.00	0.00	0.00	0.00
子宫体	C54	0	0.00	0.00	0.00	0.00	0.00	0.00	0.00	0.00	0.00	0.00	0.00
子宫，部位不明	C55	0	0.00	0.00	0.00	0.00	0.00	0.00	0.00	0.00	0.00	0.00	0.00
卵巢	C56	0	0.00	0.00	0.00	0.00	0.00	0.00	0.00	0.00	0.00	0.00	0.00
其他的女性生殖器	C57	0	0.00	0.00	0.00	0.00	0.00	0.00	0.00	0.00	0.00	0.00	0.00
胎盘	C58	0	0.00	0.00	0.00	0.00	0.00	0.00	0.00	0.00	0.00	0.00	0.00
阴茎	C60	8	0.35	0.00	0.00	0.00	0.00	0.00	0.00	0.00	0.00	0.49	0.49
前列腺	C61	88	3.80	0.00	0.00	0.00	0.00	0.00	0.49	0.00	0.58	0.00	0.00
睾丸	C62	10	0.43	0.00	0.00	0.00	0.00	0.65	0.98	0.91	0.00	0.49	0.49
其他的男性生殖器	C63	5	0.22	0.00	0.00	0.00	0.00	0.00	0.00	0.00	0.00	0.49	0.00
肾	C64	86	3.71	0.00	0.81	0.00	0.00	0.00	0.00	0.46	1.15	3.92	0.98
肾盂	C65	8	0.35	0.00	0.00	0.00	0.00	0.00	0.00	0.00	0.00	0.49	0.49
输尿管	C66	10	0.43	0.00	0.00	0.00	0.00	0.00	0.00	0.00	0.00	0.00	0.98
膀胱	C67	131	5.65	0.00	0.00	0.00	0.00	0.00	0.00	0.00	0.00	0.00	1.46
其他的泌尿器官	C68	1	0.04	0.00	0.00	0.00	0.00	0.00	0.00	0.00	0.00	0.00	0.00
眼	C69	2	0.09	0.00	1.62	0.00	0.00	0.00	0.00	0.00	0.00	0.00	0.00
脑，神经系统	C70-C72	137	5.91	6.45	0.81	0.73	2.47	0.00	2.44	1.37	2.88	2.45	6.83
甲状腺	C73	55	2.37	0.00	0.00	0.00	0.00	0.65	0.49	1.83	3.46	2.94	3.42
肾上腺	C74	1	0.04	0.00	0.00	0.00	0.00	0.00	0.00	0.00	0.00	0.00	0.00
其他的内分泌腺	C75	4	0.17	0.00	0.00	0.00	0.00	0.00	0.00	0.00	0.00	0.49	0.98
霍奇金病	C81	9	0.39	0.00	0.00	0.00	0.82	0.65	0.98	0.46	0.00	0.00	0.00
非霍奇金淋巴瘤	C82-C85;C96	55	2.37	0.00	0.81	0.00	0.82	1.94	0.00	0.46	1.15	0.49	1.46
免疫增生性疾病	C88	0	0.00	0.00	0.00	0.00	0.00	0.00	0.00	0.00	0.00	0.00	0.00
多发性骨髓瘤	C90	12	0.52	0.00	0.00	0.00	0.00	0.00	0.00	0.00	0.00	0.49	0.00
淋巴样白血病	C91	13	0.56	0.00	0.00	1.47	0.82	0.65	0.49	0.00	0.58	0.49	0.49
髓样白血病	C92-C94	32	1.38	0.00	0.81	0.00	0.00	0.00	0.00	1.37	1.15	0.49	1.46
白血病，未特指	C95	51	2.20	0.00	0.00	0.73	0.82	2.59	2.44	0.00	0.58	0.98	1.95
其他的或未指明部位	O&U	93	4.01	3.23	0.00	0.00	0.82	1.30	0.00	0.91	2.31	1.96	1.95
所有部位合计	ALL	6134	264.55	9.68	4.87	3.66	13.99	12.31	14.15	14.63	29.40	47.55	96.17
所有部位除外 C44	ALLbC44	6108	263.43	9.68	4.87	3.66	12.34	12.31	14.15	14.63	28.82	47.06	95.68

45-49	50-54	55-59	60-64	65-69	70-74	75-79	80-84	85+	构成(%)	中国人口标化率	世界人口标化率	累积率% 0-64	0-74	截缩率
0.00	0.00	0.71	2.04	1.54	2.01	6.73	0.00	0.00	0.13	0.30	0.29	0.02	0.03	0.45
1.10	2.44	2.82	4.08	7.72	6.02	0.00	0.00	0.00	0.44	0.99	0.99	0.06	0.13	1.69
0.55	2.44	2.82	5.10	0.00	10.04	3.36	7.53	0.00	0.36	0.77	0.77	0.06	0.11	1.62
0.00	1.22	2.12	2.04	0.00	4.02	0.00	0.00	0.00	0.23	0.50	0.50	0.04	0.06	1.11
0.00	0.00	0.00	0.00	0.00	0.00	0.00	0.00	0.00	0.05	0.13	0.09	0.01	0.01	0.19
0.55	0.00	2.12	3.06	3.09	0.00	0.00	0.00	0.00	0.16	0.35	0.36	0.03	0.05	0.87
1.10	3.66	2.82	2.04	6.17	4.02	3.36	0.00	30.17	0.42	1.00	1.05	0.06	0.11	1.62
0.00	1.22	0.71	2.04	6.17	2.01	0.00	7.53	0.00	0.20	0.45	0.46	0.02	0.06	0.65
0.55	1.22	0.71	1.02	1.54	0.00	0.00	0.00	0.00	0.10	0.20	0.21	0.02	0.03	0.53
32.99	59.82	114.37	199.96	240.74	247.01	363.28	346.18	361.99	15.94	36.76	37.38	2.08	4.52	58.10
53.88	101.33	194.85	299.94	398.15	361.48	457.47	383.80	422.32	24.81	56.31	57.42	3.37	7.17	94.59
2.75	0.61	2.82	3.06	10.80	10.04	13.45	7.53	30.17	0.55	1.38	1.37	0.05	0.16	1.58
7.70	9.77	22.59	29.59	29.32	42.17	74.00	82.78	150.83	3.10	7.30	7.29	0.40	0.76	11.59
11.55	11.60	26.12	41.83	41.67	72.30	47.09	112.88	241.33	3.85	9.25	9.49	0.50	1.07	14.10
0.00	0.00	1.41	1.02	0.00	0.00	0.00	0.00	0.00	0.07	0.12	0.14	0.01	0.01	0.31
23.64	39.68	69.19	99.98	109.57	132.54	154.73	255.87	301.66	9.15	21.08	21.34	1.24	2.45	35.45
1.10	3.05	2.82	7.14	6.17	8.03	20.18	30.10	60.33	0.67	1.69	1.71	0.08	0.15	2.18
4.40	5.49	9.88	15.30	21.60	20.08	40.36	52.68	90.50	1.52	3.69	3.75	0.18	0.39	4.99
1.65	0.00	2.12	3.06	0.00	2.01	0.00	7.53	0.00	0.38	0.38	0.38	0.03	0.04	0.99
1.65	6.10	4.24	8.16	9.26	4.02	6.73	22.58	60.33	0.75	1.78	1.86	0.11	0.18	3.19
33.54	64.71	156.02	197.92	334.88	369.52	518.01	594.52	1357.47	21.52	52.10	53.58	2.41	5.93	67.14
0.00	3.05	2.82	2.04	3.09	4.02	6.73	0.00	0.00	0.44	0.98	0.92	0.06	0.10	1.69
0.00	1.22	4.94	6.12	3.09	4.02	10.09	7.53	30.17	0.68	1.92	1.85	0.12	0.15	2.00
0.00	0.61	0.00	1.02	1.54	4.02	3.36	7.53	0.00	0.18	0.47	0.44	0.02	0.05	0.32
0.00	1.22	2.12	2.04	4.63	10.04	10.09	22.58	0.00	0.42	1.12	1.02	0.04	0.12	0.92
0.00	0.61	0.00	0.00	0.00	0.00	10.09	0.00	0.00	0.07	0.16	0.13	0.00	0.00	0.10
0.00	0.00	0.00	0.00	0.00	0.00	0.00	0.00	0.00	0.00	0.00	0.00	0.00	0.00	0.00
1.10	0.00	1.41	3.06	3.09	0.00	3.36	0.00	0.00	0.31	0.74	0.69	0.05	0.07	1.26
1.65	3.66	2.12	3.06	0.00	4.02	13.45	0.00	0.00	0.49	1.11	0.98	0.08	0.10	2.24
0.00	0.00	0.00	0.00	0.00	0.00	0.00	0.00	0.00	0.00	0.00	0.00	0.00	0.00	0.00
0.00	0.00	0.00	0.00	0.00	0.00	0.00	0.00	0.00	0.00	0.00	0.00	0.00	0.00	0.00
0.00	0.00	0.00	0.00	0.00	0.00	0.00	0.00	0.00	0.00	0.00	0.00	0.00	0.00	0.00
0.00	0.00	0.00	0.00	0.00	0.00	0.00	0.00	0.00	0.00	0.00	0.00	0.00	0.00	0.00
0.55	0.00	1.41	3.06	0.00	0.00	0.00	0.00	0.00	0.13	0.27	0.27	0.03	0.03	0.87
1.10	0.61	3.53	6.12	4.63	36.15	60.55	150.51	392.16	1.43	4.42	4.74	0.06	0.27	1.56
0.55	0.61	0.00	1.02	0.00	0.00	0.00	0.00	0.00	0.16	0.39	0.37	0.03	0.03	0.53
0.00	0.61	0.00	0.00	0.00	2.01	0.00	15.05	0.00	0.08	0.18	0.18	0.01	0.02	0.19
2.75	3.66	7.06	16.32	12.35	26.11	26.91	45.15	0.00	1.40	3.31	3.15	0.18	0.38	5.09
0.55	0.00	1.41	1.02	1.54	2.01	0.00	7.53	30.17	0.13	0.28	0.28	0.02	0.04	0.61
0.00	0.00	1.41	0.00	1.54	6.02	0.00	7.53	30.17	0.16	0.43	0.47	0.01	0.05	0.37
3.85	7.94	7.06	23.46	18.52	40.16	77.37	52.68	392.16	2.14	5.75	6.29	0.22	0.51	6.25
0.00	0.00	0.00	0.00	1.54	0.00	0.00	0.00	0.00	0.02	0.04	0.05	0.00	0.01	0.00
0.00	0.00	0.00	0.00	0.00	0.00	0.00	0.00	0.00	0.03	0.07	0.16	0.01	0.01	0.00
6.60	9.16	14.12	8.16	16.98	26.11	20.18	45.15	211.16	2.23	5.65	5.82	0.30	0.51	7.43
3.85	1.83	3.53	10.20	6.17	0.00	3.36	0.00	0.00	0.90	2.15	1.92	0.16	0.19	4.04
0.00	0.61	0.00	0.00	0.00	0.00	0.00	0.00	0.00	0.02	0.03	0.03	0.00	0.00	0.10
0.00	0.61	0.00	0.00	0.00	0.00	0.00	0.00	0.00	0.07	0.14	0.12	0.01	0.01	0.38
1.10	0.00	0.71	0.00	0.00	2.01	0.00	0.00	0.00	0.15	0.40	0.38	0.02	0.03	0.30
2.75	3.05	4.24	15.30	3.09	8.03	6.73	15.05	60.33	0.90	2.23	2.35	0.16	0.22	3.92
0.00	0.00	0.00	0.00	0.00	0.00	0.00	0.00	0.00	0.20	0.43	0.41	0.03	0.04	0.86
0.00	0.61	2.12	3.06	1.54	0.00	10.09	0.00	0.00	0.21	0.60	0.57	0.04	0.04	0.61
1.65	0.61	0.00	0.00	0.00	0.00	3.36	0.00	0.00	0.52	1.22	1.15	0.07	0.12	1.74
1.10	1.83	3.53	3.06	4.63	4.02	10.09	7.53	0.00	0.83	2.19	2.23	0.10	0.20	2.02
2.75	1.22	3.53	2.04	10.80	10.04	13.45	7.53	60.33	1.52	3.91	4.01	0.20	0.38	4.91
3.30	4.88	9.88	11.22	13.89	22.09	13.45	52.68	150.83	100.00	237.18	241.43	12.81	27.06	353.24
213.87	362.60	698.21	1049.78	1341.05	1508.18	2011.50	2347.98	4434.39	99.58	236.06	240.41	12.77	26.94	352.32
213.87	361.38	696.09	1047.73	1336.42	1498.14	2001.41	2325.41	4434.39						

表6-1-3 河北省肿瘤登记地区2011年女性发病主要指标(1/10万)

部位	ICD10	病例数	粗率	年龄组 0-	1-4	5-9	10-14	15-19	20-24	25-29	30-34	35-39	40-44
唇	C00	3	0.13	0.00	0.00	0.00	0.00	0.00	0.00	0.00	0.00	0.00	0.00
舌	C01-C02	15	0.67	0.00	0.00	0.00	0.00	0.00	0.00	0.00	0.00	0.00	1.01
口	C03-C06	10	0.44	0.00	0.00	0.00	0.00	0.00	0.00	0.00	1.21	0.00	0.51
唾液腺	C07-C08	13	0.58	0.00	0.00	0.00	0.00	0.00	1.00	0.00	0.60	0.00	1.52
扁桃腺	C09	3	0.13	0.00	0.00	0.00	0.00	0.00	0.00	0.00	0.00	0.00	0.00
其他的口咽	C10	6	0.27	0.00	0.00	0.00	0.00	0.00	0.50	0.00	0.00	0.00	0.00
鼻咽	C11	12	0.53	0.00	0.00	0.00	0.00	0.00	0.00	0.45	0.00	0.99	0.51
喉咽	C12-C13	2	0.09	0.00	0.00	0.00	0.00	0.00	0.00	0.00	0.00	0.00	0.51
咽，部位不明	C14	2	0.09	0.00	0.00	0.00	0.00	0.00	0.00	0.00	0.00	0.00	0.00
食管	C15	548	24.31	0.00	0.00	0.00	0.00	0.00	0.00	0.00	0.60	0.99	4.05
胃	C16	595	26.39	0.00	0.00	0.00	0.00	0.00	0.00	2.70	2.42	4.47	14.16
小肠	C17	23	1.02	0.00	0.00	0.00	0.00	0.00	0.00	0.00	1.21	0.00	0.51
结肠	C18	143	6.34	0.00	0.00	0.00	0.00	0.00	0.50	0.90	1.81	0.99	2.02
直肠	C19-C20	181	8.03	0.00	0.00	0.00	0.00	0.00	1.00	0.45	0.60	2.48	6.58
肛门	C21	2	0.09	0.00	0.00	0.00	0.00	0.00	0.00	0.00	0.00	0.00	0.00
肝脏	C22	222	9.85	0.00	0.92	0.00	0.00	0.00	0.00	0.00	1.21	1.98	5.06
胆囊及其他	C23-C24	58	2.57	0.00	0.00	0.00	0.00	0.00	0.00	0.00	0.00	0.00	1.01
胰腺	C25	75	3.33	0.00	0.00	0.00	0.00	0.00	0.00	0.00	0.60	1.98	1.52
鼻，鼻窦及其他	C30-C31	4	0.18	0.00	0.00	0.00	0.00	0.00	0.00	0.00	0.60	0.00	0.00
喉	C32	10	0.44	0.00	0.00	0.00	0.00	0.00	0.00	0.00	0.00	0.00	0.51
气管,支气管,肺	C33-C34	758	33.62	0.00	0.00	0.00	0.00	0.70	0.50	1.35	2.42	5.95	16.18
其他的胸腔器官	C37-C38	7	0.31	0.00	0.00	0.00	0.00	0.00	0.00	0.45	0.00	0.00	1.01
骨	C40-C41	28	1.24	0.00	0.00	0.00	0.00	3.50	0.50	0.00	0.00	0.00	1.52
皮肤的黑色素瘤	C43	7	0.31	0.00	0.00	0.00	0.00	0.00	0.00	0.45	0.00	0.00	0.00
其他的皮肤	C44	17	0.75	0.00	0.00	0.00	0.00	0.00	0.00	0.00	0.00	0.99	0.00
间皮瘤	C45	2	0.09	0.00	0.00	0.00	0.00	0.00	0.00	0.00	0.00	0.00	0.00
卡波氏肉瘤	C46	0	0.00	0.00	0.00	0.00	0.00	0.00	0.00	0.00	0.00	0.00	0.00
周围神经，其它结缔	C47;C49	10	0.44	0.00	0.00	0.00	0.00	0.00	0.00	0.90	0.00	0.99	0.00
乳房	C50	785	34.82	0.00	0.00	0.00	0.00	0.00	1.00	5.41	15.72	28.28	50.07
外阴	C51	6	0.27	0.00	0.00	0.00	0.00	0.00	0.00	0.00	0.00	0.00	0.51
阴道	C52	7	0.31	0.00	0.00	0.00	0.00	0.00	0.00	0.45	0.60	0.00	0.00
子宫颈	C53	402	17.83	0.00	0.00	0.00	0.00	0.00	2.99	2.70	10.88	17.86	23.77
子宫体	C54	194	8.60	0.00	0.00	0.00	0.00	0.00	2.00	0.90	1.81	1.49	6.58
子宫,部位不明	C55	150	6.65	0.00	0.00	0.00	0.00	0.00	0.00	0.45	4.84	3.47	12.64
卵巢	C56	232	10.29	0.00	0.00	1.67	0.96	0.70	7.49	8.56	9.07	9.43	9.10
其他的女性生殖器	C57	18	0.80	0.00	0.00	0.00	0.00	0.00	1.00	0.45	0.00	0.50	1.52
胎盘	C58	0	0.00	0.00	0.00	0.00	0.00	0.00	0.00	0.00	0.00	0.00	0.00
阴茎	C60	0	0.00	0.00	0.00	0.00	0.00	0.00	0.00	0.00	0.00	0.00	0.00
前列腺	C61	0	0.00	0.00	0.00	0.00	0.00	0.00	0.00	0.00	0.00	0.00	0.00
睾丸	C62	0	0.00	0.00	0.00	0.00	0.00	0.00	0.00	0.00	0.00	0.00	0.00
其他的男性生殖器	C63	0	0.00	0.00	0.00	0.00	0.00	0.00	0.00	0.00	0.00	0.00	0.00
肾	C64	43	1.91	0.00	0.00	0.00	0.00	0.00	0.00	0.45	0.60	0.50	0.51
肾盂	C65	2	0.09	0.00	0.00	0.00	0.00	0.00	0.00	0.00	0.00	0.00	0.00
输尿管	C66	3	0.13	0.00	0.00	0.00	0.00	0.00	0.00	0.00	0.00	0.00	0.00
膀胱	C67	24	1.06	0.00	0.00	0.00	0.00	0.00	0.00	0.00	0.00	0.99	0.51
其他的泌尿器官	C68	0	0.00	0.00	0.00	0.00	0.00	0.00	0.00	0.00	0.00	0.00	0.00
眼	C69	5	0.22	0.00	0.00	0.00	0.00	0.00	0.00	0.00	0.00	0.00	0.00
脑,神经系统	C70-C72	136	6.03	0.00	0.92	0.83	0.00	2.10	2.50	1.80	2.42	1.98	7.59
甲状腺	C73	141	6.25	0.00	0.00	0.83	0.00	0.00	3.49	4.95	3.02	8.93	5.56
肾上腺	C74	2	0.09	3.60	0.00	0.00	0.00	0.00	0.00	0.00	0.60	0.00	0.00
其他的内分泌腺	C75	7	0.31	0.00	0.92	0.00	0.00	0.00	0.00	0.00	0.00	0.00	1.52
霍奇金病	C81	3	0.13	0.00	0.00	0.00	0.00	0.00	0.00	0.00	0.00	0.00	0.00
非霍奇金淋巴瘤	C82-C85;C96	51	2.26	0.00	0.92	1.67	0.00	0.00	0.00	0.90	0.60	0.99	1.01
免疫增生性疾病	C88	0	0.00	0.00	0.00	0.00	0.00	0.00	0.00	0.00	0.00	0.00	0.00
多发性骨髓瘤	C90	15	0.67	0.00	0.00	0.00	0.00	0.00	0.00	0.00	0.60	0.00	0.00
淋巴样白血病	C91	8	0.35	0.00	0.00	0.00	0.96	0.00	1.00	0.00	0.60	0.00	0.51
髓样白血病	C92-C94	25	1.11	0.00	0.00	0.00	0.96	1.40	0.50	0.45	0.00	0.00	0.51
白血病，未特指	C95	41	1.82	0.00	0.92	2.50	0.96	1.40	0.50	0.45	1.21	0.50	1.01
其他的或未指明部位	O&U	79	3.50	3.60	0.00	0.00	1.92	0.70	0.50	0.45	0.60	0.50	1.01
所有部位合计	ALL	5135	227.75	7.20	4.62	7.51	5.76	10.49	27.45	36.03	66.50	97.25	182.08
所有部位除外 C44	ALLbC44	5118	227.00	7.20	4.62	7.51	5.76	10.49	27.45	36.03	66.50	96.26	182.08

45-49	50-54	55-59	60-64	65-69	70-74	75-79	80-84	85+	构成(%)	中国人口标化率	世界人口标化率	累积率%		截缩率
												0-64	0-74	
0.00	0.64	0.00	0.00	0.00	1.83	2.88	0.00	0.00	0.06	0.11	0.10	0.00	0.01	0.10
0.57	1.27	0.00	2.86	5.83	0.00	8.64	0.00	0.00	0.29	0.54	0.53	0.03	0.06	0.88
0.57	1.27	0.69	0.00	0.00	3.66	0.00	5.29	0.00	0.19	0.40	0.33	0.02	0.04	0.50
0.57	1.27	2.06	0.00	0.00	1.83	0.00	0.00	0.00	0.25	0.46	0.42	0.04	0.04	0.88
0.00	0.64	0.00	0.00	0.00	1.83	0.00	5.29	0.00	0.06	0.10	0.09	0.00	0.01	0.10
0.00	0.00	0.69	0.95	1.46	3.66	0.00	0.00	0.00	0.12	0.21	0.22	0.01	0.04	0.21
0.57	0.64	2.06	0.00	0.00	5.50	0.00	0.00	0.00	0.23	0.42	0.38	0.03	0.05	0.77
0.00	0.00	0.00	0.95	0.00	0.00	0.00	0.00	0.00	0.04	0.07	0.07	0.01	0.01	0.22
0.00	0.00	0.00	0.00	0.00	0.00	0.00	10.58	0.00	0.04	0.07	0.05	0.00	0.00	0.00
13.75	24.83	66.76	100.25	128.18	131.91	172.79	195.67	250.25	10.67	19.06	19.53	1.06	2.36	29.19
22.91	35.02	66.08	115.53	112.15	141.07	120.95	132.21	250.25	11.59	20.77	21.18	1.32	2.58	37.12
0.57	2.55	2.06	0.95	5.83	5.50	5.76	5.29	16.68	0.45	0.87	0.84	0.04	0.10	1.01
5.73	6.37	17.90	18.14	24.76	42.14	51.84	26.44	50.05	2.78	5.08	4.99	0.27	0.61	7.37
5.73	10.82	19.27	30.55	24.76	51.30	37.44	58.17	50.05	3.52	6.28	6.26	0.39	0.77	11.04
0.57	0.00	0.00	0.00	1.46	0.00	0.00	0.00	0.00	0.04	0.08	0.08	0.00	0.01	0.11
6.30	10.19	23.40	32.46	53.89	53.13	57.60	63.46	200.20	4.32	7.98	8.28	0.41	0.94	11.43
0.00	0.64	4.82	9.55	16.02	27.48	14.40	21.15	50.05	1.13	2.09	2.20	0.08	0.30	2.15
2.29	6.37	6.88	10.50	14.57	27.48	8.64	10.58	33.37	1.46	2.69	2.69	0.15	0.36	4.39
0.00	0.00	0.00	0.00	0.00	0.00	0.00	5.29	0.00	0.08	0.18	0.15	0.00	0.02	0.00
0.00	0.64	2.06	1.91	1.46	3.66	0.00	0.00	0.00	0.19	0.32	0.34	0.03	0.05	0.71
29.78	44.57	64.01	109.80	164.59	174.05	276.46	269.71	333.67	14.76	26.99	26.85	1.38	3.07	39.66
0.00	0.64	0.69	0.00	1.46	1.83	0.00	0.00	0.00	0.14	0.25	0.24	0.01	0.03	0.39
2.29	1.27	2.06	2.86	4.37	3.66	5.76	0.00	0.00	0.55	1.09	1.11	0.07	0.11	1.58
0.57	0.00	0.69	2.86	1.46	0.00	0.00	0.00	0.00	0.14	0.24	0.26	0.02	0.03	0.57
0.57	0.00	1.38	2.86	2.91	5.50	2.88	10.58	16.68	0.33	0.63	0.63	0.03	0.07	0.85
0.57	0.00	0.00	0.95	0.00	0.00	0.00	0.00	0.00	0.04	0.07	0.07	0.01	0.01	0.23
0.00	0.00	0.00	0.00	0.00	0.00	0.00	0.00	0.00	0.00	0.00	0.00	0.00	0.00	0.00
0.00	0.64	2.06	0.95	1.46	0.00	0.00	0.00	0.00	0.19	0.35	0.33	0.03	0.04	0.68
80.76	73.22	88.10	80.20	78.65	64.12	51.84	63.46	33.37	15.29	27.92	26.04	2.11	2.83	64.32
0.00	0.00	0.69	0.00	1.46	1.83	2.88	5.29	0.00	0.12	0.21	0.19	0.01	0.02	0.19
0.00	1.91	0.00	0.00	1.46	1.83	0.00	0.00	0.00	0.14	0.28	0.25	0.01	0.03	0.31
50.97	44.57	39.23	31.51	20.39	21.99	28.80	15.87	16.68	7.83	14.57	13.23	1.12	1.33	34.24
17.76	25.47	26.15	24.82	24.76	21.99	8.64	5.29	16.68	3.78	6.66	6.58	0.53	0.77	15.68
23.48	14.01	11.01	8.59	11.65	12.82	11.52	5.29	16.68	2.92	5.52	5.02	0.39	0.51	12.45
15.46	14.64	18.58	19.10	32.04	29.31	11.52	10.58	16.68	4.52	8.92	8.22	0.57	0.88	13.80
1.72	0.00	1.38	2.86	0.00	3.66	0.00	5.29	0.00	0.35	0.64	0.61	0.05	0.07	1.27
0.00	0.00	0.00	0.00	0.00	0.00	0.00	0.00	0.00	0.00	0.00	0.00	0.00	0.00	0.00
0.00	0.00	0.00	0.00	0.00	0.00	0.00	0.00	0.00	0.00	0.00	0.00	0.00	0.00	0.00
0.00	0.00	0.00	0.00	0.00	0.00	0.00	0.00	0.00	0.00	0.00	0.00	0.00	0.00	0.00
1.15	2.55	4.13	5.73	4.37	14.66	17.28	21.15	0.00	0.84	1.52	1.43	0.08	0.17	2.10
0.00	0.00	0.00	0.00	0.00	3.66	0.00	0.00	0.00	0.04	0.08	0.07	0.00	0.02	0.00
0.00	0.00	0.00	0.95	1.46	0.00	0.00	5.29	0.00	0.06	0.11	0.11	0.00	0.01	0.12
0.57	0.64	1.38	0.00	2.91	9.16	14.40	15.87	33.37	0.47	0.91	0.87	0.02	0.08	0.68
0.00	0.00	0.00	0.00	0.00	0.00	0.00	0.00	0.00	0.00	0.00	0.00	0.00	0.00	0.00
0.00	0.00	0.00	0.00	1.46	0.00	5.76	5.29	16.68	0.10	0.20	0.21	0.00	0.01	0.00
8.59	8.91	12.39	17.19	27.67	16.49	17.28	0.00	0.00	2.65	4.97	4.90	0.34	0.56	8.77
12.60	10.82	11.70	13.37	13.11	5.50	8.64	15.87	0.00	2.75	5.25	4.78	0.38	0.47	10.22
0.00	0.00	0.00	0.00	0.00	0.00	0.00	0.00	0.00	0.04	0.10	0.12	0.01	0.01	0.00
0.00	0.64	0.69	0.00	1.46	0.00	0.00	0.00	0.00	0.14	0.24	0.28	0.02	0.03	0.49
0.00	0.00	0.00	1.91	0.00	0.00	0.00	0.00	0.00	0.06	0.10	0.12	0.01	0.01	0.25
1.72	2.55	2.75	6.68	14.57	12.82	11.52	10.58	0.00	0.99	1.92	1.95	0.10	0.24	2.35
0.00	0.00	0.00	0.00	0.00	0.00	0.00	0.00	0.00	0.00	0.00	0.00	0.00	0.00	0.00
1.15	0.64	2.75	1.91	2.91	5.50	0.00	0.00	0.00	0.29	0.53	0.52	0.04	0.08	0.93
0.00	0.00	0.69	0.00	1.46	1.83	0.00	0.00	0.00	0.16	0.37	0.34	0.02	0.04	0.19
1.72	1.27	2.06	4.77	2.91	3.66	2.88	5.29	0.00	0.49	0.97	0.97	0.07	0.10	1.52
1.15	3.82	3.44	0.95	10.20	1.83	5.76	5.29	33.37	0.80	1.72	1.82	0.09	0.15	1.70
1.15	6.37	8.26	12.41	13.11	7.33	34.56	26.44	33.37	1.54	2.91	2.92	0.17	0.28	4.21
313.87	362.26	521.03	677.89	837.51	927.05	999.28	1041.83	1468.13	100.00	184.05	179.77	11.57	20.39	327.94
313.29	362.26	519.65	675.02	834.60	921.55	996.40	1031.25	1451.45	99.67	183.42	179.14	11.54	20.32	327.09

表6-1-4 河北省城市肿瘤登记地区2011年男女合计发病主要指标(1/10万)

部位	ICD10	病例数	粗率	年龄组									
				0-	1-4	5-9	10-14	15-19	20-24	25-29	30-34	35-39	40-44
唇	C00	8	0.37	0.00	0.00	0.00	0.00	0.00	0.00	0.00	0.00	0.00	0.00
舌	C01-C02	35	1.64	0.00	0.00	0.00	0.00	0.00	0.69	0.40	0.51	0.00	1.56
口	C03-C06	18	0.84	0.00	0.00	0.00	0.00	0.00	0.00	0.00	0.51	0.00	1.04
唾液腺	C07-C08	19	0.89	0.00	0.00	0.00	0.00	0.00	0.00	0.00	0.51	0.00	3.65
扁桃腺	C09	4	0.19	0.00	0.00	0.00	0.00	0.00	0.00	0.00	0.51	0.46	0.52
其他的口咽	C10	11	0.51	0.00	0.00	0.00	0.00	0.00	0.00	0.00	0.00	0.46	0.00
鼻咽	C11	24	1.12	0.00	0.00	0.00	0.00	0.00	0.00	0.40	0.00	0.91	1.04
喉咽	C12-C13	5	0.23	0.00	0.00	0.00	0.00	0.00	0.00	0.00	0.00	0.00	0.52
咽，部位不明	C14	7	0.33	0.00	0.00	0.00	0.00	0.00	0.00	0.00	0.00	0.00	0.00
食管	C15	182	8.51	0.00	0.00	0.00	0.00	0.00	0.00	0.00	0.51	0.46	2.08
胃	C16	363	16.96	0.00	0.00	0.00	0.00	0.00	0.00	1.59	2.05	4.10	9.89
小肠	C17	45	2.10	0.00	0.00	0.00	0.00	0.00	0.00	0.00	0.51	0.91	0.52
结肠	C18	217	10.14	0.00	0.00	0.00	0.00	0.00	0.69	0.00	1.54	1.37	6.25
直肠	C19-C20	247	11.54	0.00	0.00	0.00	0.00	0.00	0.00	0.40	1.03	2.28	7.29
肛门	C21	2	0.09	0.00	0.00	0.00	0.00	0.00	0.00	0.00	0.00	0.00	0.00
肝脏	C22	425	19.86	0.00	0.00	0.00	0.00	0.00	0.69	0.00	1.03	2.73	5.73
胆囊及其他	C23-C24	55	2.57	0.00	0.00	0.00	0.00	0.00	0.00	0.00	0.51	0.00	0.52
胰腺	C25	113	5.28	0.00	0.00	0.00	0.00	0.00	0.00	0.00	0.00	1.37	1.04
鼻，鼻窦及其他	C30-C31	12	0.56	0.00	0.00	0.00	0.00	0.00	0.00	0.00	0.51	0.00	0.00
喉	C32	29	1.36	0.00	0.00	0.00	0.00	0.00	0.00	0.00	0.00	0.00	1.04
气管，支气管，肺	C33-C34	1309	61.17	0.00	0.00	0.00	0.00	0.00	0.69	0.79	1.54	7.29	23.43
其他的胸腔器官	C37-C38	20	0.93	0.00	0.00	0.00	0.00	0.00	2.07	0.40	0.00	1.82	1.04
骨	C40-C41	32	1.50	0.00	0.00	0.00	2.25	4.57	0.00	0.40	1.03	0.46	0.00
皮肤的黑色素瘤	C43	14	0.65	0.00	0.00	0.00	0.99	0.00	0.00	0.00	0.79	0.00	0.52
其他的皮肤	C44	25	1.17	0.00	0.00	0.00	1.13	0.00	0.00	0.00	0.51	1.37	0.52
间皮瘤	C45	5	0.23	0.00	0.00	0.00	0.00	0.00	0.00	0.00	0.00	0.00	0.00
卡波氏肉瘤	C46	0	0.00	0.00	0.00	0.00	0.00	0.00	0.00	0.00	0.00	0.00	0.00
周围神经，其它结缔	C47;C49	17	0.79	0.00	0.00	0.00	0.00	0.00	1.38	0.40	0.51	1.82	0.00
乳房	C50	569	26.59	0.00	0.00	0.00	0.00	0.00	1.38	1.98	6.68	21.42	40.10
外阴	C51	4	0.19	0.00	0.00	0.00	0.00	0.00	0.00	0.00	0.00	0.00	0.00
阴道	C52	3	0.14	0.00	0.00	0.00	0.00	0.00	0.00	0.00	0.00	0.00	0.00
子宫颈	C53	166	7.76	0.00	0.00	0.00	0.00	0.00	0.69	1.19	5.65	8.66	11.46
子宫体	C54	113	5.28	0.00	0.00	0.00	0.00	0.00	1.38	0.40	1.03	0.91	5.21
子宫，部位不明	C55	49	2.29	0.00	0.00	0.00	0.00	0.00	0.00	0.00	1.03	0.91	3.12
卵巢	C56	112	5.23	0.00	0.00	0.00	0.00	0.00	0.00	1.59	2.57	3.65	5.21
其他的女性生殖器	C57	11	0.51	0.00	0.00	0.00	0.00	0.00	0.69	0.40	0.00	0.46	0.52
胎盘	C58	0	0.00	0.00	0.00	0.00	0.00	0.00	0.00	0.00	0.00	0.00	0.00
阴茎	C60	5	0.23	0.00	0.00	0.00	0.00	0.00	0.00	0.00	0.00	0.46	0.00
前列腺	C61	74	3.46	0.00	0.00	0.00	0.00	0.00	0.69	0.00	0.51	0.00	0.00
睾丸	C62	5	0.23	0.00	0.00	0.00	0.00	0.91	0.69	0.79	0.00	0.46	0.00
其他的男性生殖器	C63	4	0.19	0.00	0.00	0.00	0.00	0.00	0.00	0.00	0.00	0.00	0.00
肾	C64	97	4.53	0.00	1.24	0.00	0.00	0.00	0.00	0.40	1.03	2.73	1.04
肾盂	C65	10	0.47	0.00	0.00	0.00	0.00	0.00	0.00	0.00	0.00	0.46	0.52
输尿管	C66	11	0.51	0.00	0.00	0.00	0.00	0.00	0.00	0.00	0.00	0.00	1.04
膀胱	C67	124	5.79	0.00	0.00	0.00	0.00	0.00	0.00	0.00	0.00	0.91	1.56
其他的泌尿器官	C68	1	0.05	0.00	0.00	0.00	0.00	0.00	0.00	0.00	0.00	0.00	0.00
眼	C69	5	0.23	0.00	2.48	0.00	0.00	0.00	0.00	0.00	0.00	0.00	0.00
脑，神经系统	C70-C72	131	6.12	0.00	2.48	0.99	2.25	1.83	2.76	1.59	3.60	2.28	6.25
甲状腺	C73	114	5.33	0.00	0.00	0.00	0.00	0.91	2.07	3.97	4.62	6.83	7.29
肾上腺	C74	1	0.05	0.00	0.00	0.00	0.00	0.00	0.00	0.00	0.51	0.00	0.00
其他的内分泌腺	C75	4	0.19	0.00	1.24	0.00	0.00	0.00	0.00	0.00	0.00	0.00	0.52
霍奇金病	C81	8	0.37	0.00	0.00	0.00	0.00	0.00	0.91	0.69	0.00	0.00	0.00
非霍奇金淋巴瘤	C82-C85;C96	69	3.22	0.00	0.00	0.00	0.00	1.83	0.00	0.79	1.54	0.46	1.56
免疫增生性疾病	C88	0	0.00	0.00	0.00	0.00	0.00	0.00	0.00	0.00	0.00	0.00	0.00
多发性骨髓瘤	C90	20	0.93	0.00	0.00	0.00	0.00	0.00	0.00	0.00	0.51	0.00	0.00
淋巴样白血病	C91	8	0.37	0.00	0.00	0.00	0.00	0.91	0.69	0.00	1.03	0.00	0.52
髓样白血病	C92-C94	45	2.10	0.00	1.24	0.00	0.00	1.83	0.00	1.59	1.03	0.46	2.08
白血病，未特指	C95	58	2.71	0.00	1.24	0.99	2.25	1.83	2.07	0.00	0.51	0.46	0.52
其他的或未指明部位	O&U	128	5.98	4.94	0.00	0.00	1.13	2.74	0.69	0.79	1.03	2.28	1.56
所有部位合计	ALL	5192	242.64	4.94	9.91	2.97	9.01	18.28	20.72	21.04	46.23	81.56	158.31
所有部位除外 C44	ALLbC44	5167	241.47	4.94	9.91	2.97	7.88	18.28	20.72	21.04	45.72	80.19	157.79

45-49	50-54	55-59	60-64	65-69	70-74	75-79	80-84	85+	构成(%)	中国人口标化率	世界人口标化率	累积率%		截缩率
												0-64	0-74	
0.00	0.64	0.71	2.11	0.00	3.86	6.29	0.00	0.00	0.15	0.29	0.28	0.02	0.04	0.47
1.14	2.55	2.12	6.33	12.57	5.79	9.44	0.00	0.00	0.67	1.34	1.33	0.08	0.17	2.03
0.57	3.19	1.41	2.11	0.00	7.72	0.00	6.06	0.00	0.35	0.64	0.61	0.04	0.08	1.28
0.00	1.27	3.53	1.06	0.00	5.79	0.00	0.00	0.00	0.37	0.64	0.61	0.05	0.08	1.50
0.00	0.64	0.00	0.00	0.00	0.00	0.00	0.00	0.00	0.08	0.16	0.12	0.01	0.01	0.29
0.57	0.00	2.12	1.06	4.71	3.86	3.15	0.00	23.72	0.21	0.41	0.41	0.02	0.06	0.61
1.71	3.19	2.83	0.00	3.14	5.79	3.15	0.00	0.00	0.46	0.90	0.88	0.05	0.10	1.59
0.00	0.00	0.71	2.11	0.00	1.93	0.00	0.00	0.00	0.10	0.17	0.18	0.02	0.03	0.46
0.00	1.27	0.71	1.06	1.57	0.00	0.00	12.11	0.00	0.13	0.25	0.24	0.02	0.02	0.43
9.12	8.28	16.25	30.62	50.29	42.44	69.22	66.61	189.80	3.51	7.12	7.35	0.34	0.80	9.64
14.25	18.48	24.73	50.68	92.73	113.81	88.10	169.55	379.60	6.99	14.29	14.57	0.63	1.66	18.18
2.28	1.91	4.24	4.22	14.14	9.65	18.88	12.11	47.45	0.87	1.79	1.79	0.07	0.19	2.12
7.98	8.92	24.73	35.90	33.00	61.73	88.10	84.78	142.35	4.18	8.20	8.20	0.44	0.91	12.28
5.70	15.93	25.44	38.01	36.15	90.67	66.07	102.94	237.25	4.76	9.40	9.60	0.48	1.11	13.71
0.57	0.00	0.71	0.00	0.00	0.00	0.00	0.00	0.00	0.04	0.07	0.06	0.01	0.01	0.20
13.68	29.31	48.06	70.74	94.30	106.10	129.00	175.61	355.87	8.19	16.13	16.56	0.86	1.86	24.34
0.57	1.91	3.53	8.45	9.43	25.08	22.02	42.39	71.17	1.06	2.20	2.24	0.08	0.25	2.07
3.99	7.01	9.89	17.95	25.15	34.72	47.20	42.39	71.17	2.18	4.32	4.34	0.21	0.51	5.96
1.14	0.00	2.12	1.06	3.14	1.93	0.00	12.11	0.00	0.23	0.45	0.42	0.05	0.05	0.63
0.00	5.74	4.24	4.22	4.71	5.79	0.00	6.06	23.72	0.56	1.03	1.09	0.08	0.13	2.22
35.34	58.63	131.45	192.15	331.62	353.02	544.32	605.55	1257.41	25.21	50.70	51.82	2.26	5.68	64.00
0.00	1.91	1.41	0.00	1.57	5.79	3.15	0.00	0.00	0.39	0.78	0.72	0.04	0.08	1.05
0.00	0.64	4.95	5.28	4.71	1.93	6.29	6.06	23.72	0.62	1.55	1.57	0.10	0.13	1.51
0.57	0.00	0.00	3.17	3.14	3.86	3.15	6.06	0.00	0.27	0.57	0.59	0.03	0.07	0.62
0.57	0.64	2.12	3.17	6.29	3.86	6.29	18.17	0.00	0.48	1.03	0.94	0.05	0.10	1.26
0.57	0.64	0.00	1.06	0.00	0.00	6.29	0.00	0.00	0.10	0.19	0.17	0.01	0.01	0.35
0.00	0.00	0.00	0.00	0.00	0.00	0.00	0.00	0.00	0.00	0.00	0.00	0.00	0.00	0.00
0.57	0.00	2.12	2.11	3.14	0.00	3.15	0.00	0.00	0.33	0.67	0.61	0.04	0.06	1.01
56.99	50.98	66.43	62.29	62.87	50.16	53.49	42.39	47.45	10.96	20.47	19.35	1.54	2.11	47.77
0.00	0.00	0.71	0.00	1.57	1.93	3.15	0.00	0.00	0.08	0.15	0.15	0.00	0.02	0.09
0.00	1.27	0.00	0.00	1.57	0.00	0.00	0.00	0.00	0.06	0.11	0.11	0.01	0.01	0.21
23.37	16.57	14.13	10.56	6.29	5.79	15.73	0.00	23.72	3.20	6.16	5.49	0.46	0.52	14.27
6.27	14.02	16.25	13.73	25.15	17.36	3.15	6.06	0.00	2.18	4.02	4.01	0.30	0.51	8.53
3.42	4.46	6.36	6.33	9.43	5.79	3.15	0.00	23.72	0.94	1.80	1.79	0.13	0.20	3.80
9.12	7.01	9.19	12.67	25.15	23.15	9.44	6.06	23.72	2.16	4.24	4.04	0.25	0.50	7.43
1.71	0.00	1.41	0.00	0.00	3.86	0.00	0.00	0.00	0.21	0.41	0.38	0.03	0.05	0.70
0.00	0.00	0.00	0.00	0.00	0.00	0.00	0.00	0.00	0.00	0.00	0.00	0.00	0.00	0.00
0.57	0.00	1.41	1.06	0.00	0.00	0.00	0.00	0.00	0.10	0.17	0.16	0.02	0.02	0.52
1.14	0.64	2.83	3.17	4.71	27.01	40.90	115.05	308.42	1.43	3.37	3.63	0.04	0.20	1.10
0.00	0.00	0.00	0.00	0.00	0.00	0.00	0.00	0.00	0.10	0.24	0.23	0.01	0.01	0.09
0.00	0.64	0.00	0.00	0.00	1.93	0.00	12.11	0.00	0.15	0.36	0.35	0.00	0.01	0.10
3.42	4.46	9.19	16.89	14.14	30.86	34.61	42.39	0.00	1.87	3.63	3.51	0.20	0.43	5.48
0.57	0.00	1.41	1.06	1.57	5.79	0.00	0.00	0.00	0.19	0.36	0.35	0.03	0.06	0.62
0.00	0.00	0.71	1.06	3.14	3.86	0.00	12.11	23.72	0.21	0.45	0.48	0.01	0.05	0.43
3.99	7.01	5.65	16.89	14.14	42.44	75.51	42.39	355.87	2.39	5.25	5.66	0.18	0.46	5.29
0.00	0.00	0.00	0.00	1.57	0.00	0.00	0.00	0.00	0.02	0.04	0.05	0.00	0.01	0.00
0.00	0.00	0.00	0.00	1.57	0.00	6.29	0.00	0.00	0.10	0.23	0.35	0.01	0.02	0.00
5.70	5.74	11.31	13.73	28.29	21.22	18.88	24.22	118.62	2.52	5.47	5.59	0.30	0.55	6.91
8.55	7.65	9.89	10.56	12.57	0.00	3.15	12.11	0.00	2.20	4.33	3.87	0.31	0.37	8.26
0.00	0.00	0.00	0.00	0.00	0.00	0.00	0.00	0.00	0.02	0.05	0.03	0.00	0.00	0.00
0.00	0.64	0.00	0.00	1.57	0.00	0.00	23.72	0.00	0.08	0.17	0.23	0.01	0.02	0.20
1.14	0.00	0.71	2.11	0.00	1.93	0.00	0.00	0.00	0.15	0.34	0.36	0.03	0.04	0.58
2.85	3.19	5.65	14.78	9.43	15.43	18.88	24.22	47.45	1.33	2.72	2.73	0.16	0.29	4.09
0.00	0.00	0.00	0.00	0.00	0.00	0.00	0.00	0.00	0.39	0.71	0.70	0.05	0.09	1.16
0.00	1.27	4.24	3.17	0.00	1.93	3.15	0.00	0.00	0.15	0.39	0.35	0.02	0.03	0.10
0.57	1.91	4.95	6.33	7.86	7.72	12.59	6.06	0.00	0.87	1.75	1.75	0.11	0.19	2.37
2.28	3.82	4.95	3.17	14.14	11.57	18.88	12.11	71.17	1.12	2.62	2.75	0.12	0.25	2.29
3.99	9.56	13.43	21.12	18.86	25.08	31.46	54.50	118.62	2.47	5.08	5.22	0.30	0.52	7.51
236.52	313.52	510.95	705.27	1005.85	1205.66	1481.92	1780.31	3985.77	100.00	200.19	200.78	10.67	21.72	299.70
235.95	312.88	508.83	702.10	999.56	1201.80	1475.63	1762.14	3985.77	99.52	199.16	199.84	10.62	21.62	298.44

表6-1-5 河北省城市肿瘤登记地区2011年男性发病主要指标(1/10万)

部位	ICD10	病例数	粗率	年龄组									
				0-	1-4	5-9	10-14	15-19	20-24	25-29	30-34	35-39	40-44
唇	C00	5	0.46	0.00	0.00	0.00	0.00	0.00	0.00	0.00	0.00	0.00	0.00
舌	C01-C02	22	2.04	0.00	0.00	0.00	0.00	0.00	1.35	0.81	1.01	0.00	2.04
口	C03-C06	12	1.12	0.00	0.00	0.00	0.00	0.00	0.00	0.00	0.00	0.00	1.02
唾液腺	C07-C08	10	0.93	0.00	0.00	0.00	0.00	0.00	0.00	0.00	0.00	0.00	4.07
扁桃腺	C09	3	0.28	0.00	0.00	0.00	0.00	0.00	0.00	0.00	1.01	0.91	1.02
其他的口咽	C10	7	0.65	0.00	0.00	0.00	0.00	0.00	0.00	0.00	0.00	0.91	0.00
鼻咽	C11	16	1.49	0.00	0.00	0.00	0.00	0.00	0.00	0.81	0.00	0.91	1.02
喉咽	C12-C13	4	0.37	0.00	0.00	0.00	0.00	0.00	0.00	0.00	0.00	0.00	1.02
咽，部位不明	C14	5	0.46	0.00	0.00	0.00	0.00	0.00	0.00	0.00	0.00	0.00	0.00
食管	C15	138	12.82	0.00	0.00	0.00	0.00	0.00	0.00	0.00	1.01	0.91	4.07
胃	C16	242	22.49	0.00	0.00	0.00	0.00	0.00	0.00	0.81	1.01	4.55	6.11
小肠	C17	29	2.69	0.00	0.00	0.00	0.00	0.00	0.00	0.00	0.00	1.82	0.00
结肠	C18	125	11.62	0.00	0.00	0.00	0.00	0.00	0.00	0.00	1.01	1.82	9.16
直肠	C19-C20	142	13.20	0.00	0.00	0.00	0.00	0.00	0.00	0.00	2.02	2.73	7.12
肛门	C21	1	0.09	0.00	0.00	0.00	0.00	0.00	0.00	0.00	0.00	0.00	0.00
肝脏	C22	310	28.81	0.00	0.00	0.00	0.00	0.00	1.35	0.00	1.01	3.64	8.14
胆囊及其他	C23-C24	25	2.32	0.00	0.00	0.00	0.00	0.00	0.00	0.00	1.01	0.00	0.00
胰腺	C25	62	5.76	0.00	0.00	0.00	0.00	0.00	0.00	0.00	0.00	0.00	0.00
鼻,鼻窦及其他	C30-C31	8	0.74	0.00	0.00	0.00	0.00	0.00	0.00	0.00	0.00	0.00	0.00
喉	C32	24	2.23	0.00	0.00	0.00	0.00	0.00	0.00	0.00	0.00	0.00	2.04
气管,支气管,肺	C33-C34	811	75.36	0.00	0.00	0.00	0.00	0.00	0.00	0.81	1.01	5.46	25.44
其他的胸腔器官	C37-C38	18	1.67	0.00	0.00	0.00	0.00	0.00	4.05	0.00	0.00	3.64	2.04
骨	C40-C41	23	2.14	0.00	0.00	0.00	4.31	3.59	0.00	0.81	2.02	0.91	0.00
皮肤的黑色素瘤	C43	9	0.84	0.00	0.00	1.90	0.00	0.00	0.00	0.81	0.00	0.00	1.02
其他的皮肤	C44	16	1.49	0.00	0.00	0.00	2.15	0.00	0.00	0.00	1.01	0.91	1.02
间皮瘤	C45	3	0.28	0.00	0.00	0.00	0.00	0.00	0.00	0.00	0.00	0.00	0.00
卡波氏肉瘤	C46	0	0.00	0.00	0.00	0.00	0.00	0.00	0.00	0.00	0.00	0.00	0.00
周围神经,其它结缔	C47;C49	9	0.84	0.00	0.00	0.00	0.00	0.00	2.70	0.00	1.01	1.82	0.00
乳房	C50	22	2.04	0.00	0.00	0.00	0.00	0.00	0.00	0.00	2.02	1.82	3.05
外阴	C51	0	0.00	0.00	0.00	0.00	0.00	0.00	0.00	0.00	0.00	0.00	0.00
阴道	C52	0	0.00	0.00	0.00	0.00	0.00	0.00	0.00	0.00	0.00	0.00	0.00
子宫颈	C53	0	0.00	0.00	0.00	0.00	0.00	0.00	0.00	0.00	0.00	0.00	0.00
子宫体	C54	0	0.00	0.00	0.00	0.00	0.00	0.00	0.00	0.00	0.00	0.00	0.00
子宫,部位不明	C55	0	0.00	0.00	0.00	0.00	0.00	0.00	0.00	0.00	0.00	0.00	0.00
卵巢	C56	0	0.00	0.00	0.00	0.00	0.00	0.00	0.00	0.00	0.00	0.00	0.00
其他的女性生殖器	C57	0	0.00	0.00	0.00	0.00	0.00	0.00	0.00	0.00	0.00	0.00	0.00
胎盘	C58	0	0.00	0.00	0.00	0.00	0.00	0.00	0.00	0.00	0.00	0.00	0.00
阴茎	C60	5	0.46	0.00	0.00	0.00	0.00	0.00	0.00	0.00	0.00	0.91	0.00
前列腺	C61	74	6.88	0.00	0.00	0.00	0.00	0.00	1.35	0.00	1.01	0.00	0.00
睾丸	C62	5	0.46	0.00	0.00	0.00	1.80	1.35	1.62	0.00	0.91	0.00	0.00
其他的男性生殖器	C63	4	0.37	0.00	0.00	0.00	0.00	0.00	0.00	0.00	0.00	0.00	0.00
肾	C64	67	6.23	0.00	2.32	0.00	0.00	0.00	0.00	0.81	2.02	4.55	2.04
肾盂	C65	8	0.74	0.00	0.00	0.00	0.00	0.00	0.00	0.00	0.00	0.91	1.02
输尿管	C66	8	0.74	0.00	0.00	0.00	0.00	0.00	0.00	0.00	0.00	0.00	2.04
膀胱	C67	105	9.76	0.00	0.00	0.00	0.00	0.00	0.00	0.00	0.00	0.00	2.04
其他的泌尿器官	C68	1	0.09	0.00	0.00	0.00	0.00	0.00	0.00	0.00	0.00	0.00	0.00
眼	C69	2	0.19	0.00	4.64	0.00	0.00	0.00	0.00	0.00	0.00	0.00	0.00
脑,神经系统	C70-C72	68	6.32	0.00	2.32	1.90	4.31	0.00	2.70	1.62	4.03	3.64	6.11
甲状腺	C73	43	4.00	0.00	0.00	0.00	0.00	1.80	1.35	2.44	6.05	3.64	7.12
肾上腺	C74	0	0.00	0.00	0.00	0.00	0.00	0.00	0.00	0.00	0.00	0.00	0.00
其他的内分泌腺	C75	0	0.00	0.00	0.00	0.00	0.00	0.00	0.00	0.00	0.00	0.00	0.00
霍奇金病	C81	6	0.56	0.00	0.00	0.00	0.00	1.80	1.35	0.00	0.00	0.00	0.00
非霍奇金淋巴瘤	C82-C85;C96	35	3.25	0.00	0.00	0.00	0.00	3.59	0.00	0.81	2.02	0.91	1.02
免疫增生性疾病	C88	0	0.00	0.00	0.00	0.00	0.00	0.00	0.00	0.00	0.00	0.00	0.00
多发性骨髓瘤	C90	10	0.93	0.00	0.00	0.00	0.00	0.00	0.00	0.00	0.00	0.00	0.00
淋巴样白血病	C91	3	0.28	0.00	0.00	0.00	0.00	1.80	0.00	0.00	1.01	0.00	0.00
髓样白血病	C92-C94	27	2.51	0.00	2.32	0.00	0.00	0.00	0.00	2.44	2.02	0.91	3.05
白血病,未特指	C95	31	2.88	0.00	0.00	1.90	2.15	0.00	2.70	0.00	0.00	0.91	1.02
其他的或未指明部位	O&U	71	6.60	0.00	0.00	0.00	0.00	3.59	0.00	0.81	2.02	3.64	2.04
所有部位合计	ALL	2674	248.48	0.00	11.61	5.71	12.92	17.97	20.27	15.43	36.28	53.70	106.85
所有部位除外 C44	ALLbC44	2658	246.99	0.00	11.61	5.71	10.77	17.97	20.27	15.43	35.27	52.79	105.84

45-49	50-54	55-59	60-64	65-69	70-74	75-79	80-84	85+	构成(%)	中国人口标化率	世界人口标化率	累积率% 0-64	0-74	截缩率
0.00	0.00	1.44	4.42	0.00	4.17	6.75	0.00	0.00	0.19	0.37	0.39	0.03	0.05	0.76
1.10	2.50	4.32	8.85	13.16	12.52	0.00	0.00	0.00	0.82	1.70	1.72	0.11	0.24	2.71
1.10	5.00	2.88	4.42	0.00	8.35	0.00	0.00	0.00	0.45	0.82	0.84	0.07	0.11	2.16
0.00	1.25	2.88	2.21	0.00	8.35	0.00	0.00	0.00	0.37	0.68	0.68	0.05	0.09	1.65
0.00	0.00	0.00	0.00	0.00	0.00	0.00	0.00	0.00	0.11	0.25	0.18	0.01	0.01	0.37
1.10	0.00	2.88	2.21	6.58	0.00	0.00	0.00	0.00	0.26	0.52	0.52	0.04	0.07	1.05
2.21	5.00	2.88	0.00	6.58	4.17	6.75	0.00	59.28	0.60	1.28	1.32	0.06	0.12	1.98
0.00	0.00	1.44	2.21	0.00	4.17	0.00	0.00	0.00	0.15	0.28	0.29	0.02	0.04	0.67
0.00	2.50	1.44	2.21	3.29	0.00	0.00	0.00	0.00	0.19	0.35	0.37	0.03	0.05	0.87
16.57	16.24	21.58	55.30	75.65	54.24	87.70	125.33	355.66	5.16	11.39	11.88	0.58	1.23	16.71
18.78	24.99	30.21	79.63	151.31	141.87	168.66	292.44	533.49	9.05	20.26	20.73	0.83	2.30	23.90
3.31	1.25	5.75	6.64	23.02	12.52	26.99	13.93	59.28	1.08	2.42	2.44	0.09	0.27	2.79
9.94	11.25	30.21	44.24	39.47	62.59	94.45	125.33	237.11	4.67	9.90	10.05	0.54	1.05	15.47
7.73	17.49	31.65	44.24	46.05	104.31	74.21	139.26	414.94	5.31	11.62	12.07	0.56	1.32	16.02
0.00	0.00	1.44	0.00	0.00	0.00	0.00	0.00	0.00	0.04	0.05	0.06	0.01	0.01	0.19
23.19	48.73	74.80	99.54	134.86	158.56	195.64	320.29	474.21	11.59	24.40	24.82	1.30	2.77	37.12
1.10	3.75	2.88	11.06	9.87	8.35	20.24	55.70	59.28	0.93	2.11	2.11	0.10	0.19	2.62
6.63	6.25	10.07	19.91	32.89	20.86	80.96	83.55	118.55	2.32	5.12	5.13	0.21	0.48	6.16
2.21	0.00	4.32	2.21	0.00	4.17	0.00	13.93	0.00	0.30	0.56	0.55	0.04	0.06	1.27
0.00	10.00	5.75	8.85	9.87	4.17	0.00	0.00	13.93	0.90	1.80	1.95	0.13	0.20	3.89
34.24	68.72	181.24	247.74	430.89	463.16	735.34	891.24	2311.80	30.33	67.45	70.19	2.82	7.29	79.04
0.00	3.75	2.88	0.00	3.29	8.35	6.75	0.00	0.00	0.67	1.41	1.30	0.08	0.14	2.07
0.00	1.25	7.19	8.85	3.29	4.17	6.75	13.93	59.28	0.86	2.27	2.27	0.14	0.18	2.45
0.00	0.00	0.00	2.21	3.29	8.35	6.75	13.93	0.00	0.34	0.80	0.81	0.03	0.09	0.48
0.00	1.25	2.88	2.21	9.87	4.17	13.49	27.85	0.00	0.60	1.43	1.29	0.06	0.13	1.23
0.00	1.25	0.00	0.00	0.00	0.00	13.49	0.00	0.00	0.11	0.24	0.20	0.01	0.01	0.20
0.00	0.00	0.00	0.00	0.00	0.00	0.00	0.00	0.00	0.00	0.00	0.00	0.00	0.00	0.00
1.10	0.00	0.00	2.21	3.29	0.00	6.75	0.00	0.00	0.34	0.80	0.71	0.04	0.06	0.85
3.31	7.50	1.44	6.64	0.00	4.17	6.75	0.00	0.00	0.82	1.62	1.46	0.13	0.15	3.84
0.00	0.00	0.00	0.00	0.00	0.00	0.00	0.00	0.00	0.00	0.00	0.00	0.00	0.00	0.00
0.00	0.00	0.00	0.00	0.00	0.00	0.00	0.00	0.00	0.00	0.00	0.00	0.00	0.00	0.00
0.00	0.00	0.00	0.00	0.00	0.00	0.00	0.00	0.00	0.00	0.00	0.00	0.00	0.00	0.00
0.00	0.00	0.00	0.00	0.00	0.00	0.00	0.00	0.00	0.00	0.00	0.00	0.00	0.00	0.00
0.00	0.00	0.00	0.00	0.00	0.00	0.00	0.00	0.00	0.00	0.00	0.00	0.00	0.00	0.00
1.10	0.00	2.88	2.21	0.00	0.00	0.00	0.00	0.00	0.19	0.34	0.32	0.04	0.04	1.05
2.21	1.25	5.75	6.64	9.87	58.42	87.70	264.59	770.60	2.77	7.64	8.38	0.09	0.43	2.23
0.00	0.00	0.00	0.00	0.00	0.00	0.00	0.00	0.00	0.19	0.49	0.45	0.03	0.03	0.18
0.00	1.25	0.00	0.00	0.00	4.17	0.00	27.85	0.00	0.15	0.33	0.29	0.01	0.03	0.20
4.42	6.25	12.95	24.33	23.02	41.73	33.73	69.63	0.00	2.51	5.22	5.08	0.30	0.62	7.95
1.10	0.00	2.88	2.21	3.29	4.17	0.00	13.93	59.28	0.30	0.58	0.57	0.04	0.08	1.24
0.00	0.00	1.44	0.00	3.29	8.35	0.00	13.93	59.28	0.30	0.73	0.81	0.02	0.08	0.58
6.63	12.50	10.07	35.39	23.02	75.11	134.93	83.55	770.60	3.93	9.73	10.78	0.33	0.82	9.56
0.00	0.00	0.00	0.00	3.29	0.00	0.00	0.00	0.00	0.04	0.09	0.10	0.02	0.02	0.00
0.00	0.00	0.00	0.00	0.00	0.00	0.00	0.00	0.00	0.07	0.21	0.45	0.02	0.02	0.00
7.73	6.25	7.19	11.06	19.74	25.04	20.24	55.70	296.38	2.54	6.30	6.54	0.29	0.52	6.75
7.73	2.50	7.19	8.85	9.87	0.00	0.00	0.00	0.00	1.61	3.39	3.00	0.24	0.29	6.05
0.00	0.00	0.00	0.00	0.00	0.00	0.00	0.00	0.00	0.00	0.00	0.00	0.00	0.00	0.00
2.21	0.00	1.44	0.00	0.00	4.17	0.00	0.00	0.00	0.22	0.54	0.54	0.03	0.05	0.61
3.31	3.75	5.75	19.91	3.29	8.35	13.49	27.85	118.55	1.31	3.03	3.17	0.21	0.26	4.93
0.00	0.00	0.00	0.00	0.00	0.00	0.00	0.00	0.00	0.37	0.72	0.71	0.05	0.07	1.33
0.00	1.25	4.32	4.42	3.29	0.00	20.24	0.00	0.00	0.11	0.34	0.29	0.01	0.01	0.00
0.00	0.00	0.00	0.00	0.00	0.00	6.75	0.00	0.00	1.01	2.08	2.06	0.13	0.22	2.75
0.00	1.25	7.19	6.64	9.87	8.35	20.24	0.00	0.00	1.16	2.80	2.86	0.11	0.30	2.32
2.21	1.25	5.75	4.42	16.45	20.86	26.99	13.93	59.28	2.66	6.02	6.19	0.31	0.60	8.22
6.63	8.75	14.38	19.91	16.45	41.73	26.99	69.63	237.11	100.00	222.50	228.89	10.41	23.19	284.45
178.92	286.14	523.59	814.00	1151.24	1406.16	1949.67	2757.28	7053.94	99.40	221.07	227.60	10.35	23.07	283.22
178.92	284.89	520.71	811.79	1141.37	1401.99	1936.18	2729.42	7053.94						

表6-1-6 河北省城市肿瘤登记地区2011年女性发病主要指标(1/10万)

部位	ICD10	病例数	粗率	0-	1-4	5-9	10-14	15-19	20-24	25-29	30-34	35-39	40-44
唇	C00	3	0.28	0.00	0.00	0.00	0.00	0.00	0.00	0.00	0.00	0.00	0.00
舌	C01-C02	13	1.22	0.00	0.00	0.00	0.00	0.00	0.00	0.00	0.00	0.00	1.07
口	C03-C06	6	0.56	0.00	0.00	0.00	0.00	0.00	0.00	0.00	1.05	0.00	1.07
唾液腺	C07-C08	9	0.85	0.00	0.00	0.00	0.00	0.00	0.00	0.00	1.05	0.00	3.20
扁桃腺	C09	1	0.09	0.00	0.00	0.00	0.00	0.00	0.00	0.00	0.00	0.00	0.00
其他的口咽	C10	4	0.38	0.00	0.00	0.00	0.00	0.00	0.00	0.00	0.00	0.00	0.00
鼻咽	C11	8	0.75	0.00	0.00	0.00	0.00	0.00	0.00	0.00	0.00	0.91	1.07
喉咽	C12-C13	1	0.09	0.00	0.00	0.00	0.00	0.00	0.00	0.00	0.00	0.00	0.00
咽,部位不明	C14	2	0.19	0.00	0.00	0.00	0.00	0.00	0.00	0.00	0.00	0.00	0.00
食管	C15	44	4.14	0.00	0.00	0.00	0.00	0.00	0.00	0.00	0.00	0.00	0.00
胃	C16	121	11.38	0.00	0.00	0.00	0.00	0.00	0.00	2.33	3.14	3.65	13.86
小肠	C17	16	1.50	0.00	0.00	0.00	0.00	0.00	0.00	0.00	1.05	0.00	1.07
结肠	C18	92	8.65	0.00	0.00	0.00	0.00	0.00	1.41	0.00	2.10	0.91	3.20
直肠	C19-C20	105	9.87	0.00	0.00	0.00	0.00	0.00	0.00	0.78	0.00	1.82	7.47
肛门	C21	1	0.09	0.00	0.00	0.00	0.00	0.00	0.00	0.00	0.00	0.00	0.00
肝脏	C22	115	10.81	0.00	0.00	0.00	0.00	0.00	0.00	0.00	1.05	1.82	3.20
胆囊及其他	C23-C24	30	2.82	0.00	0.00	0.00	0.00	0.00	0.00	0.00	0.00	0.00	1.07
胰腺	C25	51	4.79	0.00	0.00	0.00	0.00	0.00	0.00	0.00	0.00	2.74	2.13
鼻,鼻窦及其他	C30-C31	4	0.38	0.00	0.00	0.00	0.00	0.00	0.00	0.00	1.05	0.00	0.00
喉	C32	5	0.47	0.00	0.00	0.00	0.00	0.00	0.00	0.00	0.00	0.00	0.00
气管,支气管,肺	C33-C34	498	46.82	0.00	0.00	0.00	0.00	0.00	1.41	0.78	2.10	9.12	21.33
其他的胸腔器官	C37-C38	2	0.19	0.00	0.00	0.00	0.00	0.00	0.00	0.78	0.00	0.00	0.00
骨	C40-C41	9	0.85	0.00	0.00	0.00	0.00	5.58	0.00	0.00	0.00	0.00	0.00
皮肤的黑色素瘤	C43	5	0.47	0.00	0.00	0.00	0.00	0.00	0.00	0.78	0.00	0.00	0.00
其他的皮肤	C44	9	0.85	0.00	0.00	0.00	0.00	0.00	0.00	0.00	0.00	1.82	0.00
间皮瘤	C45	2	0.19	0.00	0.00	0.00	0.00	0.00	0.00	0.00	0.00	0.00	0.00
卡波氏肉瘤	C46	0	0.00	0.00	0.00	0.00	0.00	0.00	0.00	0.00	0.00	0.00	0.00
周围神经,其它结缔	C47;C49	8	0.75	0.00	0.00	0.00	0.00	0.00	0.00	0.78	0.00	1.82	0.00
乳房	C50	547	51.43	0.00	0.00	0.00	0.00	0.00	2.83	3.88	11.53	41.06	78.92
外阴	C51	4	0.38	0.00	0.00	0.00	0.00	0.00	0.00	0.00	0.00	0.00	0.00
阴道	C52	3	0.28	0.00	0.00	0.00	0.00	0.00	0.00	0.00	0.00	0.00	0.00
子宫颈	C53	166	15.61	0.00	0.00	0.00	0.00	0.00	1.41	2.33	11.53	17.33	23.46
子宫体	C54	113	10.62	0.00	0.00	0.00	0.00	0.00	2.83	0.78	2.10	1.82	10.66
子宫,部位不明	C55	49	4.61	0.00	0.00	0.00	0.00	0.00	0.00	0.00	2.10	1.82	6.40
卵巢	C56	112	10.53	0.00	0.00	0.00	0.00	0.00	0.00	3.11	5.24	7.30	10.66
其他的女性生殖器	C57	11	1.03	0.00	0.00	0.00	0.00	0.00	1.41	0.78	0.00	0.91	1.07
胎盘	C58	0	0.00	0.00	0.00	0.00	0.00	0.00	0.00	0.00	0.00	0.00	0.00
阴茎	C60	0	0.00	0.00	0.00	0.00	0.00	0.00	0.00	0.00	0.00	0.00	0.00
前列腺	C61	0	0.00	0.00	0.00	0.00	0.00	0.00	0.00	0.00	0.00	0.00	0.00
睾丸	C62	0	0.00	0.00	0.00	0.00	0.00	0.00	0.00	0.00	0.00	0.00	0.00
其他的男性生殖器	C63	0	0.00	0.00	0.00	0.00	0.00	0.00	0.00	0.00	0.00	0.00	0.00
肾	C64	30	2.82	0.00	0.00	0.00	0.00	0.00	0.00	0.00	0.00	0.91	0.00
肾盂	C65	2	0.19	0.00	0.00	0.00	0.00	0.00	0.00	0.00	0.00	0.00	0.00
输尿管	C66	3	0.28	0.00	0.00	0.00	0.00	0.00	0.00	0.00	0.00	0.00	0.00
膀胱	C67	19	1.79	0.00	0.00	0.00	0.00	0.00	0.00	0.00	0.00	1.82	1.07
其他的泌尿器官	C68	0	0.00	0.00	0.00	0.00	0.00	0.00	0.00	0.00	0.00	0.00	0.00
眼	C69	3	0.28	0.00	0.00	0.00	0.00	0.00	0.00	0.00	0.00	0.00	0.00
脑,神经系统	C70-C72	63	5.92	0.00	2.66	0.00	0.00	3.72	2.83	1.55	3.14	0.91	6.40
甲状腺	C73	71	6.68	0.00	0.00	0.00	0.00	0.00	2.83	5.43	3.14	10.04	7.47
肾上腺	C74	1	0.09	0.00	0.00	0.00	0.00	0.00	0.00	0.00	1.05	0.00	0.00
其他的内分泌腺	C75	4	0.38	0.00	2.66	0.00	0.00	0.00	0.00	0.00	0.00	0.00	1.07
霍奇金病	C81	2	0.19	0.00	0.00	0.00	0.00	0.00	0.00	0.00	0.00	0.00	0.00
非霍奇金淋巴瘤	C82-C85;C96	34	3.20	0.00	0.00	0.00	0.00	0.00	0.00	0.78	1.05	0.00	2.13
免疫增生性疾病	C88	0	0.00	0.00	0.00	0.00	0.00	0.00	0.00	0.00	0.00	0.00	0.00
多发性骨髓瘤	C90	10	0.94	0.00	0.00	0.00	0.00	0.00	0.00	0.00	1.05	0.00	0.00
淋巴样白血病	C91	5	0.47	0.00	0.00	0.00	0.00	0.00	1.41	0.00	1.05	0.00	1.07
髓样白血病	C92-C94	18	1.69	0.00	0.00	0.00	0.00	3.72	0.00	0.78	0.00	0.00	0.00
白血病,未特指	C95	27	2.54	0.00	2.66	0.00	2.36	3.72	1.41	0.00	1.05	0.00	1.07
其他的或未指明部位	O&U	57	5.36	10.35	0.00	0.00	2.36	1.86	1.41	0.78	0.00	0.91	1.07
所有部位合计	ALL	2518	236.74	10.35	7.97	0.00	4.72	18.59	21.19	26.40	56.59	109.48	212.23
所有部位除外 C44	ALLbC44	2509	235.89	10.35	7.97	0.00	4.72	18.59	21.19	26.40	56.59	107.66	212.23

45-49	50-54	55-59	60-64	65-69	70-74	75-79	80-84	85+	构成(%)	中国人口标化率	世界人口标化率	累积率%		截缩率
												0-64	0-74	
0.00	1.30	0.00	0.00	0.00	3.59	5.90	0.00	0.00	0.12	0.22	0.20	0.01	0.02	0.21
1.18	2.60	0.00	4.04	12.04	0.00	17.69	0.00	0.00	0.52	0.98	0.96	0.04	0.10	1.38
0.00	1.30	0.00	0.00	0.00	7.18	0.00	10.71	0.00	0.24	0.46	0.39	0.02	0.05	0.42
0.00	1.30	4.17	0.00	0.00	3.59	0.00	0.00	0.00	0.36	0.61	0.56	0.05	0.07	1.37
0.00	1.30	0.00	0.00	0.00	0.00	0.00	0.00	0.00	0.04	0.07	0.07	0.01	0.01	0.21
0.00	0.00	1.39	0.00	3.01	7.18	0.00	0.00	0.00	0.16	0.28	0.29	0.01	0.06	0.18
1.18	1.30	2.78	0.00	0.00	7.18	0.00	0.00	0.00	0.32	0.55	0.51	0.04	0.07	1.18
0.00	0.00	0.00	2.02	0.00	0.00	0.00	0.00	0.00	0.04	0.07	0.08	0.01	0.01	0.26
0.00	0.00	0.00	0.00	0.00	0.00	0.00	21.43	0.00	0.08	0.14	0.11	0.00	0.00	0.00
1.18	0.00	11.11	8.08	27.09	32.29	53.07	21.43	79.11	1.75	3.26	3.33	0.10	0.40	2.70
9.42	11.70	19.45	24.24	39.13	89.69	17.69	75.00	276.90	4.81	9.10	9.23	0.44	1.08	12.74
1.18	2.60	2.78	2.02	6.02	7.18	11.79	10.71	39.56	0.64	1.23	1.21	0.05	0.12	1.47
5.89	6.50	19.45	28.28	27.09	60.99	82.55	53.57	79.11	3.65	6.69	6.59	0.34	0.78	9.14
3.53	14.30	19.45	32.32	27.09	78.93	58.96	75.00	118.67	4.17	7.51	7.57	0.40	0.93	11.47
1.18	0.00	0.00	0.00	0.00	0.00	0.00	0.00	0.00	0.04	0.08	0.07	0.01	0.01	0.23
3.53	9.10	22.23	44.44	57.18	60.99	70.75	64.29	276.90	4.57	8.57	9.05	0.43	1.02	11.73
0.00	0.00	4.17	6.06	9.03	39.46	23.58	32.14	79.11	1.19	2.26	2.33	0.06	0.30	1.53
1.18	7.80	9.72	16.16	18.06	46.64	17.69	10.71	39.56	2.03	3.65	3.69	0.20	0.52	5.77
0.00	0.00	0.00	0.00	6.02	0.00	0.00	10.71	0.00	0.16	0.34	0.30	0.01	0.04	0.00
0.00	1.30	2.78	0.00	0.00	7.18	0.00	0.00	0.00	0.20	0.32	0.32	0.02	0.06	0.57
36.50	48.12	83.35	141.39	240.78	258.31	377.36	385.73	553.80	19.78	36.57	36.57	1.72	4.22	49.72
0.00	0.00	0.00	0.00	0.00	0.00	3.59	0.00	0.00	0.08	0.15	0.13	0.00	0.02	0.00
0.00	0.00	2.78	2.02	6.02	0.00	5.90	0.00	0.00	0.36	0.88	0.93	0.05	0.08	0.62
1.18	0.00	0.00	4.04	3.01	0.00	0.00	0.00	0.00	0.20	0.37	0.38	0.03	0.05	0.75
1.18	0.00	1.39	4.04	3.01	3.59	0.00	10.71	0.00	0.36	0.66	0.61	0.04	0.08	1.28
1.18	0.00	0.00	2.02	0.00	0.00	0.00	0.00	0.00	0.08	0.15	0.15	0.02	0.02	0.49
0.00	0.00	0.00	0.00	0.00	0.00	0.00	0.00	0.00	0.00	0.00	0.00	0.00	0.00	0.00
0.00	0.00	4.17	2.02	3.01	0.00	0.00	0.00	0.00	0.32	0.54	0.51	0.04	0.06	1.15
114.23	96.23	129.20	113.12	120.39	89.69	94.34	75.00	79.11	21.72	39.07	36.90	2.95	4.01	92.12
0.00	0.00	1.39	0.00	3.01	3.59	5.90	0.00	0.00	0.16	0.29	0.28	0.01	0.04	0.18
0.00	2.60	0.00	0.00	3.01	0.00	0.00	0.00	0.00	0.12	0.22	0.22	0.01	0.03	0.42
48.28	33.81	27.78	20.20	12.04	10.76	29.48	0.00	39.56	6.59	12.39	11.01	0.93	1.04	28.89
12.95	28.61	31.95	26.26	48.16	32.29	5.90	10.71	0.00	4.49	7.94	7.90	0.59	0.99	17.05
7.07	9.10	12.50	12.12	18.06	10.76	5.90	0.00	39.56	1.95	3.55	3.50	0.26	0.40	7.60
18.84	14.30	18.06	24.24	48.16	43.05	17.69	10.71	39.56	4.45	8.34	7.91	0.51	0.96	14.89
3.53	0.00	2.78	0.00	0.00	7.18	0.00	0.00	0.00	0.44	0.83	0.76	0.05	0.09	1.43
0.00	0.00	0.00	0.00	0.00	0.00	0.00	0.00	0.00	0.00	0.00	0.00	0.00	0.00	0.00
0.00	0.00	0.00	0.00	0.00	0.00	0.00	0.00	0.00	0.00	0.00	0.00	0.00	0.00	0.00
0.00	0.00	0.00	0.00	0.00	0.00	0.00	0.00	0.00	0.00	0.00	0.00	0.00	0.00	0.00
2.36	2.60	5.56	10.10	6.02	21.53	35.38	21.43	0.00	1.19	2.12	2.02	0.11	0.25	3.07
0.00	0.00	0.00	0.00	0.00	7.18	0.00	0.00	0.00	0.08	0.15	0.14	0.00	0.04	0.00
1.18	1.30	1.39	0.00	6.02	14.35	23.58	10.71	79.11	0.75	1.52	1.52	0.03	0.14	1.18
0.00	0.00	0.00	0.00	0.00	0.00	0.00	0.00	0.00	0.00	0.00	0.00	0.00	0.00	0.00
0.00	0.00	0.00	0.00	3.01	0.00	11.79	0.00	0.00	0.12	0.24	0.21	0.00	0.02	0.00
3.53	5.20	15.28	16.16	36.12	17.94	17.69	0.00	0.00	2.50	4.84	4.92	0.30	0.57	6.99
9.42	13.00	12.50	12.12	15.05	5.90	21.43	0.00	2.82	5.24	4.72	0.38	0.46	10.49
0.00	0.00	0.00	0.00	0.00	0.00	0.00	0.00	0.00	0.04	0.11	0.06	0.01	0.01	0.00
0.00	1.30	0.00	0.00	3.01	0.00	0.00	0.00	0.00	0.16	0.34	0.47	0.02	0.04	0.42
0.00	0.00	0.00	4.04	0.00	0.00	0.00	0.00	0.00	0.08	0.14	0.16	0.02	0.02	0.52
2.36	2.60	5.56	10.10	15.05	21.53	23.58	21.43	0.00	1.35	2.47	2.38	0.12	0.31	3.31
0.00	0.00	0.00	0.00	0.00	0.00	0.00	0.00	0.00	0.00	0.00	0.00	0.00	0.00	0.00
0.00	1.30	4.17	2.02	3.01	10.76	3.59	0.00	0.00	0.40	0.70	0.68	0.04	0.11	1.01
0.00	0.00	0.00	0.00	3.01	0.00	0.00	0.00	0.00	0.20	0.44	0.40	0.02	0.05	0.21
1.18	2.60	2.78	6.06	6.02	7.18	5.90	10.71	0.00	0.71	1.43	1.45	0.09	0.16	1.99
2.36	6.50	4.17	2.02	12.04	3.59	11.79	10.71	79.11	1.07	2.48	2.69	0.13	0.21	2.30
1.18	10.40	12.50	22.22	21.07	10.76	35.38	42.86	39.56	2.26	4.33	4.51	0.28	0.44	6.77
297.93	342.01	498.74	605.97	872.81	1033.26	1073.11	1028.61	1938.29	100.00	185.07	181.20	11.01	20.54	317.64
296.75	342.01	497.35	601.94	869.80	1029.67	1073.11	1017.89	1938.29	99.64	184.42	180.58	10.97	20.47	316.35

表6-1-7 河北省农村肿瘤登记地区2011年男女合计发病主要指标(1/10万)

部位	ICD10	病例数	粗率	年龄组									
				0-	1-4	5-9	10-14	15-19	20-24	25-29	30-34	35-39	40-44
唇	C00	3	0.12	0.00	0.00	0.00	0.00	0.00	0.00	0.00	0.00	0.00	0.47
舌	C01-C02	7	0.29	0.00	0.00	0.00	0.00	0.00	0.00	0.00	0.00	0.00	0.47
口	C03-C06	14	0.58	0.00	0.00	0.00	0.00	0.00	0.00	0.00	0.69	0.00	0.00
唾液腺	C07-C08	8	0.33	0.00	0.00	0.00	0.73	0.00	0.77	0.00	0.00	0.00	0.00
扁桃腺	C09	2	0.08	0.00	0.00	0.00	0.00	0.00	0.00	0.00	0.00	0.00	0.00
其他的口咽	C10	5	0.21	0.00	0.00	0.00	0.00	0.00	0.38	0.00	0.00	0.00	0.00
鼻咽	C11	14	0.58	0.00	0.00	0.00	0.00	0.53	0.00	0.53	0.00	0.54	0.00
喉咽	C12-C13	9	0.37	0.00	0.00	0.00	0.00	0.00	0.00	0.00	0.00	0.00	0.47
咽，部位不明	C14	1	0.04	0.00	0.00	0.00	0.00	0.00	0.00	0.00	0.00	0.00	0.00
食管	C15	1344	55.23	0.00	0.00	0.00	0.00	0.00	0.00	0.00	0.69	1.61	8.55
胃	C16	1754	72.08	0.00	0.00	0.00	0.73	0.53	0.38	2.12	1.39	5.37	19.47
小肠	C17	12	0.49	0.00	0.00	0.00	0.00	0.00	0.00	0.53	0.69	0.00	0.00
结肠	C18	116	4.77	0.00	0.00	0.00	0.00	0.00	0.00	1.06	1.39	2.15	2.85
直肠	C19-C20	170	6.99	0.00	0.00	0.00	0.00	0.00	1.15	0.53	1.39	2.69	3.32
肛门	C21	4	0.16	0.00	0.00	0.00	0.00	0.00	0.38	0.00	0.00	0.00	0.00
肝脏	C22	358	14.71	0.00	0.66	0.00	0.00	0.00	0.00	0.00	0.69	4.30	8.07
胆囊及其他	C23-C24	44	1.81	0.00	0.00	0.00	0.00	0.00	0.00	0.00	0.00	0.54	0.95
胰腺	C25	55	2.26	0.00	0.00	0.00	0.00	0.00	0.00	0.00	1.39	0.54	0.47
鼻，鼻窦及其他	C30-C31	3	0.12	0.00	0.00	0.00	0.00	0.00	0.00	0.00	0.00	0.00	0.00
喉	C32	27	1.11	0.00	0.00	0.00	0.00	0.00	0.00	0.00	0.69	0.00	0.95
气管，支气管，肺	C33-C34	769	31.60	0.00	0.00	0.00	0.00	0.53	0.00	3.71	4.16	4.30	10.92
其他的胸腔器官	C37-C38	14	0.58	0.00	0.00	0.00	0.00	0.00	0.00	0.53	0.00	0.00	0.95
骨	C40-C41	38	1.56	0.00	0.00	0.00	2.19	1.60	1.15	0.00	0.69	0.54	2.37
皮肤的黑色素瘤	C43	4	0.16	0.00	0.00	0.00	0.00	0.00	0.00	0.00	0.69	0.00	0.00
其他的皮肤	C44	18	0.74	0.00	0.00	0.00	0.73	0.00	0.00	0.00	0.00	0.00	0.00
间皮瘤	C45	1	0.04	0.00	0.00	0.00	0.00	0.00	0.00	0.00	0.00	0.00	0.00
卡波氏肉瘤	C46	0	0.00	0.00	0.00	0.00	0.00	0.00	0.00	0.00	0.00	0.00	0.00
周围神经，其它结缔	C47;C49	12	0.49	0.00	0.00	0.00	0.00	0.53	0.00	0.53	0.00	0.54	0.95
乳房	C50	246	10.11	0.00	0.00	0.00	0.00	0.00	0.00	3.71	10.40	6.99	12.35
外阴	C51	2	0.08	0.00	0.00	0.00	0.00	0.00	0.00	0.00	0.00	0.00	0.47
阴道	C52	4	0.16	0.00	0.00	0.00	0.00	0.00	0.00	0.53	0.69	0.00	0.00
子宫颈	C53	236	9.70	0.00	0.00	0.00	0.00	0.00	1.92	1.59	4.85	9.14	11.87
子宫体	C54	81	3.33	0.00	0.00	0.00	0.00	0.00	0.77	0.53	0.69	0.54	1.42
子宫，部位不明	C55	101	4.15	0.00	0.00	0.00	0.00	0.00	0.00	0.53	4.16	2.69	9.02
卵巢	C56	120	4.93	0.00	0.00	1.29	0.73	0.53	5.76	7.94	6.93	5.91	3.80
其他的女性生殖器	C57	7	0.29	0.00	0.00	0.00	0.00	0.00	0.38	0.00	0.00	0.00	0.95
胎盘	C58	0	0.00	0.00	0.00	0.00	0.00	0.00	0.00	0.00	0.00	0.00	0.00
阴茎	C60	3	0.12	0.00	0.00	0.00	0.00	0.00	0.00	0.00	0.00	0.00	0.47
前列腺	C61	14	0.58	0.00	0.00	0.00	0.00	0.00	0.00	0.00	0.00	0.00	0.00
睾丸	C62	5	0.21	0.00	0.00	0.00	0.00	0.00	0.38	0.00	0.00	0.00	0.47
其他的男性生殖器	C63	1	0.04	0.00	0.00	0.00	0.00	0.00	0.00	0.00	0.00	0.54	0.00
肾	C64	32	1.31	0.00	0.00	0.00	0.00	0.00	0.00	0.53	0.69	1.61	0.47
肾盂	C65	0	0.00	0.00	0.00	0.00	0.00	0.00	0.00	0.00	0.00	0.00	0.00
输尿管	C66	2	0.08	0.00	0.00	0.00	0.00	0.00	0.00	0.00	0.00	0.00	0.00
膀胱	C67	31	1.27	0.00	0.00	0.00	0.00	0.00	0.00	0.00	0.00	0.00	0.47
其他的泌尿器官	C68	0	0.00	0.00	0.00	0.00	0.00	0.00	0.00	0.00	0.00	0.00	0.00
眼	C69	2	0.08	0.00	0.00	0.00	0.00	0.00	0.00	0.00	0.00	0.00	0.00
脑，神经系统	C70-C72	142	5.84	5.19	0.00	0.64	0.73	0.53	2.30	1.59	1.39	2.15	8.07
甲状腺	C73	82	3.37	0.00	0.00	0.64	0.00	0.00	1.92	2.65	1.39	4.84	1.90
肾上腺	C74	2	0.08	2.60	0.00	0.00	0.00	0.00	0.00	0.00	0.00	0.00	0.00
其他的内分泌腺	C75	7	0.29	0.00	0.00	0.00	0.00	0.00	0.00	0.00	0.00	0.54	1.90
霍奇金病	C81	4	0.16	0.00	0.00	0.00	0.73	0.00	0.77	0.53	0.00	0.00	0.00
非霍奇金淋巴瘤	C82-C85;C96	37	1.52	0.00	1.33	1.29	0.73	0.53	0.00	0.53	0.00	1.07	0.95
免疫增生性疾病	C88	0	0.00	0.00	0.00	0.00	0.00	0.00	0.00	0.00	0.00	0.00	0.00
多发性骨髓瘤	C90	7	0.29	0.00	0.00	0.00	0.00	0.00	0.00	0.00	0.00	0.54	0.00
淋巴样白血病	C91	13	0.53	0.00	0.00	1.29	1.46	0.00	0.77	0.00	0.00	0.54	0.47
髓样白血病	C92-C94	12	0.49	0.00	0.00	0.00	0.73	0.00	0.38	0.00	0.00	0.00	0.00
白血病，未特指	C95	34	1.40	0.00	0.00	1.93	0.00	2.13	1.15	0.53	1.39	1.07	2.37
其他的或未指明部位	O&U	44	1.81	2.60	0.00	0.00	1.46	0.00	0.00	0.53	2.08	0.00	1.42
所有部位合计	ALL	6077	249.72	10.38	1.99	7.09	10.96	7.45	20.73	31.25	49.22	61.27	120.17
所有部位除外 C44	ALLbC44	6059	248.98	10.38	1.99	7.09	10.23	7.45	20.73	31.25	49.22	61.27	120.17

45-49	50-54	55-59	60-64	65-69	70-74	75-79	80-84	85+	构成(%)	中国人口标化率	世界人口标化率	累积率% 0-64	累积率% 0-74	截缩率
0.00	0.00	0.00	0.00	1.43	0.00	3.06	0.00	0.00	0.05	0.11	0.10	0.00	0.01	0.09
0.55	1.22	0.69	0.93	1.43	0.00	0.00	0.00	0.00	0.12	0.23	0.23	0.02	0.03	0.60
0.55	0.61	2.06	2.78	0.00	5.71	3.06	6.38	0.00	0.23	0.51	0.48	0.03	0.06	0.83
0.55	1.22	0.69	0.93	0.00	0.00	0.00	0.00	0.00	0.13	0.29	0.29	0.02	0.02	0.51
0.00	0.00	0.00	0.00	0.00	1.90	0.00	6.38	0.00	0.03	0.08	0.07	0.00	0.01	0.00
0.00	0.00	0.69	2.78	0.00	0.00	0.00	0.00	0.00	0.08	0.15	0.17	0.02	0.02	0.45
0.00	1.22	2.06	1.85	2.86	3.81	0.00	0.00	0.00	0.23	0.50	0.50	0.03	0.07	0.81
0.00	1.22	0.00	0.93	5.73	0.00	0.00	6.38	0.00	0.15	0.33	0.33	0.01	0.04	0.41
0.55	0.00	0.00	0.00	0.00	0.00	0.00	0.00	0.00	0.04	0.07	0.08	0.01	0.01	0.11
37.57	75.63	162.27	251.75	303.60	329.29	446.88	459.10	372.99	22.12	46.87	47.57	2.69	5.85	74.86
62.43	117.10	231.72	339.68	395.26	376.87	459.12	306.06	255.20	28.86	60.04	61.14	3.90	7.77	109.51
1.10	1.22	0.69	0.00	2.86	5.71	0.00	0.00	0.00	0.20	0.48	0.44	0.02	0.06	0.50
5.52	7.32	15.81	12.96	21.48	22.84	36.73	12.75	39.26	1.91	4.15	4.04	0.25	0.47	6.93
11.60	6.71	19.94	34.25	30.07	32.36	18.36	57.39	19.63	2.80	5.94	5.90	0.41	0.72	11.48
0.00	0.00	0.69	0.93	1.43	0.00	0.00	0.00	0.00	0.07	0.13	0.14	0.01	0.02	0.21
16.57	21.35	44.01	60.16	68.74	76.14	76.52	108.40	137.42	5.89	12.51	12.66	0.78	1.50	22.49
0.55	1.83	4.13	8.33	12.89	11.42	12.24	6.38	39.26	0.72	1.59	1.68	0.08	0.20	2.30
2.76	4.88	6.88	8.33	11.46	13.32	0.00	12.75	39.26	0.91	2.00	2.03	0.13	0.25	3.48
0.55	0.00	0.00	1.85	0.00	0.00	0.00	0.00	0.00	0.05	0.10	0.11	0.01	0.01	0.35
1.66	1.22	2.06	5.55	5.73	1.90	6.12	12.75	19.63	0.44	1.00	1.00	0.06	0.10	1.68
28.17	51.23	88.01	117.55	170.42	182.72	235.68	191.29	235.57	12.65	27.23	27.24	1.54	3.31	43.19
0.00	1.83	2.06	1.85	2.86	0.00	3.06	0.00	0.00	0.23	0.46	0.46	0.04	0.05	0.98
2.21	1.83	2.06	3.70	2.86	5.71	9.18	0.00	0.00	0.63	1.48	1.40	0.09	0.13	2.03
0.00	0.61	0.69	0.93	0.00	0.00	0.00	0.00	0.00	0.07	0.16	0.14	0.01	0.01	0.31
0.00	0.61	1.38	1.85	1.43	11.42	6.12	12.75	19.63	0.30	0.72	0.72	0.02	0.09	0.51
0.00	0.00	0.00	0.00	0.00	0.00	3.06	0.00	0.00	0.02	0.04	0.03	0.00	0.00	0.00
0.00	0.00	0.00	0.00	0.00	0.00	0.00	0.00	0.00	0.00	0.00	0.00	0.00	0.00	0.00
0.55	0.61	1.38	1.85	1.43	0.00	0.00	0.00	0.00	0.20	0.43	0.42	0.03	0.04	0.91
24.31	25.01	25.44	25.92	20.05	20.94	15.30	31.88	0.00	4.05	9.00	8.18	0.67	0.88	19.11
0.00	0.00	0.00	0.00	0.00	0.00	0.00	6.38	0.00	0.03	0.07	0.06	0.00	0.00	0.09
0.00	0.61	0.00	0.00	0.00	1.90	0.00	0.00	0.00	0.07	0.19	0.15	0.01	0.02	0.10
26.52	26.84	25.44	21.29	14.32	17.13	15.30	19.13	0.00	3.88	8.30	7.66	0.65	0.80	19.56
11.05	10.98	10.31	12.03	1.43	5.71	6.12	6.38	19.63	1.33	2.73	2.69	0.24	0.28	7.17
19.34	9.15	4.81	2.78	2.86	7.61	9.18	6.38	0.00	1.66	3.77	3.28	0.26	0.31	8.46
6.08	7.32	9.63	7.40	8.59	7.61	3.06	6.38	0.00	1.97	4.76	4.22	0.32	0.40	6.43
0.00	0.00	0.00	2.78	0.00	0.00	0.00	6.38	0.00	0.12	0.23	0.23	0.02	0.02	0.54
0.00	0.00	0.00	0.00	0.00	0.00	0.00	0.00	0.00	0.00	0.00	0.00	0.00	0.00	0.00
0.00	0.00	0.00	1.85	0.00	0.00	0.00	0.00	0.00	0.05	0.09	0.10	0.01	0.01	0.33
0.00	0.00	0.69	2.78	0.00	7.61	15.30	6.38	0.00	0.23	0.51	0.48	0.02	0.06	0.45
0.55	0.61	0.00	0.93	0.00	0.00	0.00	0.00	0.00	0.08	0.16	0.16	0.01	0.01	0.42
0.00	0.00	0.00	0.00	0.00	0.00	0.00	0.00	0.00	0.02	0.05	0.03	0.00	0.00	0.10
0.55	1.83	2.06	5.55	2.86	9.52	9.18	19.13	0.00	0.53	1.21	1.10	0.07	0.13	1.79
0.00	0.00	0.00	0.00	0.00	0.00	0.00	0.00	0.00	0.00	0.00	0.00	0.00	0.00	0.00
0.00	0.00	0.69	0.00	0.00	1.90	0.00	0.00	0.00	0.03	0.06	0.07	0.00	0.01	0.09
0.55	1.83	2.75	6.48	7.16	5.71	12.24	19.13	0.00	0.51	1.08	1.07	0.06	0.12	1.68
0.00	0.00	0.00	0.00	0.00	0.00	0.00	6.38	19.63	0.03	0.10	0.13	0.00	0.00	0.00
9.39	12.20	15.13	12.03	17.19	20.94	18.36	12.75	39.26	2.34	5.00	4.95	0.34	0.53	9.27
7.73	4.88	5.50	12.96	7.16	5.71	9.18	6.38	0.00	1.35	3.03	2.82	0.22	0.29	5.97
0.00	0.61	0.00	0.00	0.00	0.00	0.00	0.00	0.00	0.03	0.06	0.09	0.01	0.01	0.10
0.00	0.61	0.69	0.00	0.00	0.00	0.00	0.00	0.00	0.12	0.23	0.20	0.02	0.02	0.66
0.00	0.00	0.00	0.00	0.00	0.00	0.00	0.00	0.00	0.07	0.18	0.17	0.01	0.01	0.00
1.66	2.44	1.38	7.40	8.59	5.71	0.00	0.00	0.00	0.61	1.37	1.48	0.10	0.17	2.24
0.00	0.00	0.00	0.00	0.00	0.00	0.00	0.00	0.00	0.00	0.00	0.00	0.00	0.00	0.00
1.10	0.00	0.69	1.85	1.43	0.00	0.00	0.00	0.00	0.12	0.25	0.24	0.02	0.03	0.65
1.66	0.61	0.69	0.00	0.00	0.00	0.00	0.00	0.00	0.21	0.55	0.54	0.04	0.04	0.70
2.21	1.22	1.22	1.85	0.00	0.00	0.00	6.38	0.00	0.20	0.45	0.42	0.04	0.04	0.95
1.66	1.22	2.06	0.00	7.16	0.00	0.00	0.00	19.63	0.56	1.36	1.37	0.08	0.11	1.45
0.55	1.83	4.81	3.70	8.59	3.81	18.36	19.13	39.26	0.72	1.77	1.72	0.08	0.15	1.78
288.37	409.25	703.41	991.28	1151.40	1202.94	1450.83	1370.91	1315.27	100.00	214.11	212.90	13.52	25.29	375.61
288.37	408.64	702.03	989.43	1149.97	1191.52	1444.71	1358.16	1295.64	99.70	213.39	212.18	13.50	25.21	375.10

表6-1-8 河北省农村肿瘤登记地区2011年男性发病主要指标(1/10万)

部位	ICD10	病例数	粗率	年龄组									
				0-	1-4	5-9	10-14	15-19	20-24	25-29	30-34	35-39	40-44
唇	C00	3	0.24	0.00	0.00	0.00	0.00	0.00	0.00	0.00	0.00	0.00	0.94
舌	C01-C02	5	0.40	0.00	0.00	0.00	0.00	0.00	0.00	0.00	0.00	0.00	0.00
口	C03-C06	10	0.80	0.00	0.00	0.00	0.00	0.00	0.00	0.00	0.00	0.00	0.00
唾液腺	C07-C08	4	0.32	0.00	0.00	0.00	1.33	0.00	0.00	0.00	0.00	0.00	0.00
扁桃腺	C09	0	0.00	0.00	0.00	0.00	0.00	0.00	0.00	0.00	0.00	0.00	0.00
其他的口咽	C10	3	0.24	0.00	0.00	0.00	0.00	0.00	0.00	0.00	0.00	0.00	0.00
鼻咽	C11	10	0.80	0.00	0.00	0.00	0.00	1.01	0.00	0.00	0.00	0.00	0.00
喉咽	C12-C13	8	0.64	0.00	0.00	0.00	0.00	0.00	0.00	0.00	0.00	0.00	0.00
咽，部位不明	C14	1	0.08	0.00	0.00	0.00	0.00	0.00	0.00	0.00	0.00	0.00	0.00
食管	C15	840	67.61	0.00	0.00	0.00	0.00	0.00	0.00	0.00	0.00	1.06	9.38
胃	C16	1280	103.02	0.00	0.00	0.00	1.33	1.01	0.76	1.05	1.35	5.31	24.40
小肠	C17	5	0.40	0.00	0.00	0.00	0.00	0.00	0.00	1.05	0.00	0.00	0.00
结肠	C18	65	5.23	0.00	0.00	0.00	0.00	0.00	0.00	0.00	1.35	3.19	4.69
直肠	C19-C20	94	7.57	0.00	0.00	0.00	0.00	0.00	0.76	1.05	1.35	2.13	0.94
肛门	C21	3	0.24	0.00	0.00	0.00	0.00	0.00	0.76	0.00	0.00	0.00	0.00
肝脏	C22	251	20.20	0.00	0.00	0.00	0.00	0.00	0.00	0.00	0.00	6.38	9.38
胆囊及其他	C23-C24	16	1.29	0.00	0.00	0.00	0.00	0.00	0.00	0.00	0.00	1.06	0.94
胰腺	C25	31	2.49	0.00	0.00	0.00	0.00	0.00	0.00	0.00	1.35	0.00	0.00
鼻，鼻窦及其他	C30-C31	3	0.24	0.00	0.00	0.00	0.00	0.00	0.00	0.00	0.00	0.00	0.00
喉	C32	22	1.77	0.00	0.00	0.00	0.00	0.00	0.00	0.00	1.35	0.00	0.94
气管,支气管,肺	C33-C34	509	40.97	0.00	0.00	0.00	0.00	0.00	0.00	5.23	5.39	6.38	10.32
其他的胸腔器官	C37-C38	9	0.72	0.00	0.00	0.00	0.00	0.00	0.00	1.05	0.00	0.00	0.00
骨	C40-C41	19	1.53	0.00	0.00	0.00	4.00	1.01	1.53	0.00	1.35	1.06	1.88
皮肤的黑色素瘤	C43	2	0.16	0.00	0.00	0.00	0.00	0.00	0.00	0.00	1.35	0.00	0.00
其他的皮肤	C44	10	0.80	0.00	0.00	0.00	1.33	0.00	0.00	0.00	0.00	0.00	0.00
间皮瘤	C45	1	0.08	0.00	0.00	0.00	0.00	0.00	0.00	0.00	0.00	0.00	0.00
卡波氏肉瘤	C46	0	0.00	0.00	0.00	0.00	0.00	0.00	0.00	0.00	0.00	0.00	0.00
周围神经,其它结缔	C47;C49	10	0.80	0.00	0.00	0.00	0.00	1.01	0.00	0.00	0.00	1.06	1.88
乳房	C50	8	0.64	0.00	0.00	0.00	0.00	0.00	0.00	0.00	0.00	1.06	0.94
外阴	C51	0	0.00	0.00	0.00	0.00	0.00	0.00	0.00	0.00	0.00	0.00	0.00
阴道	C52	0	0.00	0.00	0.00	0.00	0.00	0.00	0.00	0.00	0.00	0.00	0.00
子宫颈	C53	0	0.00	0.00	0.00	0.00	0.00	0.00	0.00	0.00	0.00	0.00	0.00
子宫体	C54	0	0.00	0.00	0.00	0.00	0.00	0.00	0.00	0.00	0.00	0.00	0.00
子宫,部位不明	C55	0	0.00	0.00	0.00	0.00	0.00	0.00	0.00	0.00	0.00	0.00	0.00
卵巢	C56	0	0.00	0.00	0.00	0.00	0.00	0.00	0.00	0.00	0.00	0.00	0.00
其他的女性生殖器	C57	0	0.00	0.00	0.00	0.00	0.00	0.00	0.00	0.00	0.00	0.00	0.00
胎盘	C58	0	0.00	0.00	0.00	0.00	0.00	0.00	0.00	0.00	0.00	0.00	0.00
阴茎	C60	3	0.24	0.00	0.00	0.00	0.00	0.00	0.00	0.00	0.00	0.00	0.94
前列腺	C61	14	1.13	0.00	0.00	0.00	0.00	0.00	0.00	0.00	0.00	0.00	0.00
睾丸	C62	5	0.40	0.00	0.00	0.00	0.00	0.00	0.76	0.00	0.00	0.00	0.94
其他的男性生殖器	C63	1	0.08	0.00	0.00	0.00	0.00	0.00	0.00	0.00	0.00	1.06	0.00
肾	C64	19	1.53	0.00	0.00	0.00	0.00	0.00	0.00	0.00	0.00	3.19	0.00
肾盂	C65	0	0.00	0.00	0.00	0.00	0.00	0.00	0.00	0.00	0.00	0.00	0.00
输尿管	C66	2	0.16	0.00	0.00	0.00	0.00	0.00	0.00	0.00	0.00	0.00	0.00
膀胱	C67	26	2.09	0.00	0.00	0.00	0.00	0.00	0.00	0.00	0.00	0.00	0.94
其他的泌尿器官	C68	0	0.00	0.00	0.00	0.00	0.00	0.00	0.00	0.00	0.00	0.00	0.00
眼	C69	0	0.00	0.00	0.00	0.00	0.00	0.00	0.00	0.00	0.00	0.00	0.00
脑,神经系统	C70-C72	69	5.55	9.80	0.00	0.00	1.33	0.00	2.29	1.05	1.35	1.06	7.51
甲状腺	C73	12	0.97	0.00	0.00	0.00	0.00	0.00	0.00	1.05	0.00	2.13	0.00
肾上腺	C74	1	0.08	0.00	0.00	0.00	0.00	0.00	0.00	0.00	0.00	0.00	0.00
其他的内分泌腺	C75	4	0.32	0.00	0.00	0.00	0.00	0.00	0.00	0.00	0.00	1.06	1.88
霍奇金病	C81	3	0.24	0.00	0.00	0.00	1.33	0.00	0.76	1.05	0.00	0.00	0.00
非霍奇金淋巴瘤	C82-C85;C96	20	1.61	0.00	1.25	0.00	1.33	1.01	0.00	0.00	0.00	0.00	1.88
免疫增生性疾病	C88	0	0.00	0.00	0.00	0.00	0.00	0.00	0.00	0.00	0.00	0.00	0.00
多发性骨髓瘤	C90	2	0.16	0.00	0.00	0.00	0.00	0.00	0.00	0.00	0.00	1.06	0.00
淋巴样白血病	C91	10	0.80	0.00	0.00	0.00	2.38	1.33	0.00	0.76	0.00	1.06	0.94
髓样白血病	C92-C94	5	0.40	0.00	0.00	0.00	0.00	0.00	0.00	0.00	0.00	0.00	0.00
白血病,未特指	C95	20	1.61	0.00	0.00	0.00	0.00	4.05	2.29	0.00	1.35	1.06	2.81
其他的或未指明部位	O&U	22	1.77	4.90	0.00	0.00	1.33	0.00	0.00	1.05	2.69	0.00	1.88
所有部位合计	ALL	3460	278.47	14.71	1.25	2.38	14.65	9.12	10.69	13.60	20.21	40.38	86.32
所有部位除外 C44	ALLbC44	3450	277.66	14.71	1.25	2.38	13.32	9.12	10.69	13.60	20.21	40.38	86.32

45-49	50-54	55-59	60-64	65-69	70-74	75-79	80-84	85+	构成(%)	中国人口标化率	世界人口标化率	累积率%		截缩率
												0-64	0-74	
0.00	0.00	0.00	0.00	2.91	0.00	6.71	0.00	0.00	0.09	0.23	0.21	0.00	0.02	0.18
1.09	2.39	1.39	0.00	2.91	0.00	0.00	0.00	0.00	0.14	0.33	0.33	0.02	0.04	0.78
0.00	0.00	2.77	5.68	0.00	11.61	6.71	16.37	0.00	0.29	0.72	0.72	0.04	0.10	1.09
0.00	1.19	1.39	1.89	0.00	0.00	0.00	0.00	0.00	0.12	0.31	0.31	0.03	0.03	0.62
0.00	0.00	0.00	0.00	0.00	0.00	0.00	0.00	0.00	0.00	0.00	0.00	0.00	0.00	0.00
0.00	0.00	1.39	3.79	0.00	0.00	0.00	0.00	0.00	0.09	0.18	0.21	0.03	0.03	0.67
0.00	2.39	2.77	3.79	5.81	3.87	0.00	0.00	0.00	0.29	0.68	0.72	0.05	0.10	1.23
0.00	2.39	0.00	1.89	11.63	0.00	0.00	16.37	0.00	0.23	0.62	0.63	0.02	0.08	0.63
1.09	0.00	0.00	0.00	0.00	0.00	0.00	0.00	0.00	0.03	0.08	0.07	0.01	0.01	0.21
49.27	101.45	203.80	323.79	386.65	425.88	637.33	605.86	368.55	24.28	60.58	61.12	3.44	7.51	96.00
88.68	174.26	353.54	488.53	616.31	565.26	744.67	491.24	307.13	36.99	89.72	91.17	5.70	11.61	159.67
2.19	0.00	0.00	0.00	0.00	7.74	0.00	0.00	0.00	0.14	0.41	0.37	0.02	0.05	0.42
5.47	8.35	15.25	17.04	20.35	23.23	53.67	32.75	61.43	1.88	4.81	4.67	0.28	0.49	8.10
15.33	5.97	20.80	39.76	37.79	42.59	20.13	81.87	61.43	2.72	6.93	6.95	0.44	0.84	12.34
0.00	0.00	1.39	1.89	0.00	0.00	0.00	0.00	0.00	0.09	0.17	0.19	0.02	0.02	0.42
24.09	31.03	63.78	100.36	87.21	108.41	114.05	180.12	122.85	7.25	17.85	17.95	1.18	2.15	33.90
1.09	2.39	2.77	3.79	2.91	7.74	20.13	0.00	61.43	0.46	1.28	1.32	0.06	0.11	1.83
2.19	4.77	9.70	11.36	11.63	19.36	0.00	16.37	61.43	0.90	2.30	2.42	0.15	0.30	3.91
1.09	0.00	0.00	3.79	0.00	0.00	0.00	0.00	0.00	0.09	0.20	0.22	0.02	0.02	0.70
3.28	2.39	2.77	7.57	8.72	3.87	13.42	32.75	61.43	0.64	1.81	1.81	0.09	0.15	2.54
32.84	60.87	131.71	155.27	250.01	282.63	301.89	245.62	368.55	14.71	37.22	37.48	2.04	4.70	56.44
0.00	2.39	2.77	3.79	2.91	0.00	6.71	0.00	0.00	0.26	0.62	0.62	0.05	0.06	1.23
0.00	1.19	2.77	3.79	2.91	3.87	13.42	0.00	0.00	0.55	1.58	1.45	0.09	0.13	1.61
0.00	1.19	0.00	0.00	0.00	0.00	0.00	0.00	0.00	0.06	0.20	0.14	0.01	0.01	0.19
0.00	1.19	1.39	1.89	0.00	15.49	6.71	16.37	0.00	0.29	0.82	0.77	0.03	0.11	0.62
0.00	0.00	0.00	0.00	0.00	0.00	6.71	0.00	0.00	0.03	0.09	0.07	0.00	0.00	0.00
0.00	0.00	0.00	0.00	0.00	0.00	0.00	0.00	0.00	0.00	0.00	0.00	0.00	0.00	0.00
1.09	0.00	2.77	3.79	2.91	0.00	0.00	0.00	0.00	0.29	0.69	0.68	0.06	0.07	1.63
0.00	0.00	2.77	0.00	0.00	3.87	20.13	0.00	0.00	0.23	0.60	0.51	0.02	0.04	0.75
0.00	0.00	0.00	0.00	0.00	0.00	0.00	0.00	0.00	0.00	0.00	0.00	0.00	0.00	0.00
0.00	0.00	0.00	0.00	0.00	0.00	0.00	0.00	0.00	0.00	0.00	0.00	0.00	0.00	0.00
0.00	0.00	0.00	0.00	0.00	0.00	0.00	0.00	0.00	0.00	0.00	0.00	0.00	0.00	0.00
0.00	0.00	0.00	0.00	0.00	0.00	0.00	0.00	0.00	0.00	0.00	0.00	0.00	0.00	0.00
0.00	0.00	0.00	0.00	0.00	0.00	0.00	0.00	0.00	0.00	0.00	0.00	0.00	0.00	0.00
0.00	0.00	0.00	3.79	0.00	0.00	0.00	0.00	0.00	0.09	0.19	0.21	0.02	0.02	0.67
0.00	0.00	1.39	5.68	0.00	15.49	33.54	16.37	0.00	0.40	1.10	1.01	0.04	0.11	0.91
1.09	1.19	0.00	1.89	0.00	0.00	0.00	0.00	0.00	0.14	0.32	0.32	0.03	0.03	0.83
0.00	0.00	0.00	0.00	0.00	0.00	0.00	0.00	0.00	0.03	0.09	0.06	0.01	0.01	0.21
1.09	1.19	1.39	9.47	2.91	11.61	20.13	16.37	0.00	0.55	1.47	1.35	0.08	0.15	2.42
0.00	0.00	0.00	0.00	0.00	0.00	0.00	0.00	0.00	0.00	0.00	0.00	0.00	0.00	0.00
0.00	0.00	1.39	0.00	0.00	3.87	0.00	0.00	0.00	0.06	0.13	0.13	0.01	0.03	0.18
1.09	3.58	4.16	13.25	14.54	7.74	20.13	16.37	0.00	0.75	1.85	1.87	0.12	0.23	3.22
0.00	0.00	0.00	0.00	0.00	0.00	0.00	0.00	0.00	0.00	0.00	0.00	0.00	0.00	0.00
5.47	11.94	20.80	5.68	14.54	27.10	20.13	32.75	122.85	1.99	5.02	5.16	0.30	0.51	8.06
0.00	1.19	0.00	11.36	2.91	0.00	6.71	0.00	0.00	0.35	0.90	0.88	0.08	0.09	2.07
0.00	1.19	0.00	0.00	0.00	0.00	0.00	0.00	0.00	0.03	0.06	0.06	0.01	0.01	0.19
0.00	1.19	0.00	0.00	0.00	0.00	0.00	0.00	0.00	0.12	0.28	0.24	0.02	0.02	0.76
0.00	0.00	0.00	0.00	0.00	0.00	0.00	0.00	0.00	0.09	0.29	0.26	0.02	0.02	0.00
2.19	2.39	2.77	11.36	2.91	7.74	0.00	0.00	0.00	0.58	1.39	1.50	0.12	0.17	3.00
0.00	0.00	0.00	0.00	0.00	0.00	0.00	0.00	0.00	0.00	0.00	0.00	0.00	0.00	0.00
0.00	0.00	0.00	1.89	0.00	0.00	0.00	0.00	0.00	0.06	0.16	0.14	0.01	0.01	0.45
3.28	1.19	0.00	0.00	0.00	0.00	0.00	0.00	0.00	0.29	0.81	0.80	0.05	0.05	1.22
2.19	2.39	0.00	0.00	0.00	0.00	0.00	16.37	0.00	0.14	0.41	0.37	0.02	0.02	0.76
3.28	1.19	1.39	0.00	5.81	0.00	0.00	0.00	61.43	0.58	1.62	1.66	0.09	0.12	1.76
0.00	1.19	5.55	3.79	11.63	3.87	0.00	32.75	61.43	0.64	1.90	1.93	0.09	0.17	1.76
248.52	435.64	866.52	1251.61	1508.81	1602.85	2072.99	1866.71	1719.90	100.00	248.96	251.01	15.02	30.58	416.19
248.52	434.45	865.13	1249.72	1508.81	1587.36	2066.28	1850.34	1719.90	99.71	248.14	250.24	14.99	30.47	415.58

表6-1-9 河北省农村肿瘤登记地区2011年女性发病主要指标(1/10万)

部位	ICD10	病例数	粗率	年龄组									
				0-	1-4	5-9	10-14	15-19	20-24	25-29	30-34	35-39	40-44
唇	C00	0	0.00	0.00	0.00	0.00	0.00	0.00	0.00	0.00	0.00	0.00	0.00
舌	C01-C02	2	0.17	0.00	0.00	0.00	0.00	0.00	0.00	0.00	0.00	0.00	0.96
口	C03-C06	4	0.34	0.00	0.00	0.00	0.00	0.00	0.00	0.00	1.43	0.00	0.00
唾液腺	C07-C08	4	0.34	0.00	0.00	0.00	0.00	0.00	1.54	0.00	0.00	0.00	0.00
扁桃腺	C09	2	0.17	0.00	0.00	0.00	0.00	0.00	0.00	0.00	0.00	0.00	0.00
其他的口咽	C10	2	0.17	0.00	0.00	0.00	0.00	0.00	0.77	0.00	0.00	0.00	0.00
鼻咽	C11	4	0.34	0.00	0.00	0.00	0.00	0.00	0.00	1.07	0.00	1.09	0.00
喉咽	C12-C13	1	0.08	0.00	0.00	0.00	0.00	0.00	0.00	0.00	0.00	0.00	0.96
咽，部位不明	C14	0	0.00	0.00	0.00	0.00	0.00	0.00	0.00	0.00	0.00	0.00	0.00
食管	C15	504	42.32	0.00	0.00	0.00	0.00	0.00	0.00	0.00	1.43	2.18	7.70
胃	C16	474	39.80	0.00	0.00	0.00	0.00	0.00	0.00	3.22	1.43	5.44	14.43
小肠	C17	7	0.59	0.00	0.00	0.00	0.00	0.00	0.00	0.00	1.43	0.00	0.00
结肠	C18	51	4.28	0.00	0.00	0.00	0.00	0.00	0.00	2.15	1.43	1.09	0.96
直肠	C19-C20	76	6.38	0.00	0.00	0.00	0.00	0.00	1.54	0.00	1.43	3.26	5.77
肛门	C21	1	0.08	0.00	0.00	0.00	0.00	0.00	0.00	0.00	0.00	0.00	0.00
肝脏	C22	107	8.98	0.00	1.42	0.00	0.00	0.00	0.00	0.00	1.43	2.18	6.73
胆囊及其他	C23-C24	28	2.35	0.00	0.00	0.00	0.00	0.00	0.00	0.00	0.00	0.00	0.96
胰腺	C25	24	2.02	0.00	0.00	0.00	0.00	0.00	0.00	0.00	1.43	1.09	0.96
鼻，鼻窦及其他	C30-C31	0	0.00	0.00	0.00	0.00	0.00	0.00	0.00	0.00	0.00	0.00	0.00
喉	C32	5	0.42	0.00	0.00	0.00	0.00	0.00	0.00	0.00	0.00	0.00	0.96
气管，支气管,肺	C33-C34	260	21.83	0.00	0.00	0.00	0.00	1.12	0.00	2.15	2.86	2.18	11.54
其他的胸腔器官	C37-C38	5	0.42	0.00	0.00	0.00	0.00	0.00	0.00	0.00	0.00	0.00	1.92
骨	C40-C41	19	1.60	0.00	0.00	0.00	0.00	2.24	0.77	0.00	0.00	0.00	2.89
皮肤的黑色素瘤	C43	2	0.17	0.00	0.00	0.00	0.00	0.00	0.00	0.00	0.00	0.00	0.00
其他的皮肤	C44	8	0.67	0.00	0.00	0.00	0.00	0.00	0.00	0.00	0.00	0.00	0.00
间皮瘤	C45	0	0.00	0.00	0.00	0.00	0.00	0.00	0.00	0.00	0.00	0.00	0.00
卡波氏肉瘤	C46	0	0.00	0.00	0.00	0.00	0.00	0.00	0.00	0.00	0.00	0.00	0.00
周围神经，其它结缔	C47;C49	2	0.17	0.00	0.00	0.00	0.00	0.00	0.00	1.07	0.00	0.00	0.00
乳房	C50	238	19.98	0.00	0.00	0.00	0.00	0.00	0.00	7.51	21.43	13.05	24.05
外阴	C51	2	0.17	0.00	0.00	0.00	0.00	0.00	0.00	0.00	0.00	0.00	0.96
阴道	C52	4	0.34	0.00	0.00	0.00	0.00	0.00	0.00	1.07	1.43	0.00	0.00
子宫颈	C53	236	19.82	0.00	0.00	0.00	0.00	0.00	3.86	3.22	10.00	18.49	24.05
子宫体	C54	81	6.80	0.00	0.00	0.00	0.00	0.00	1.54	1.07	1.43	1.09	2.89
子宫，部位不明	C55	101	8.48	0.00	0.00	0.00	0.00	0.00	0.00	1.07	8.57	5.44	18.28
卵巢	C56	120	10.08	0.00	0.00	2.81	1.62	1.12	11.57	16.09	14.29	11.96	7.70
其他的女性生殖器	C57	7	0.59	0.00	0.00	0.00	0.00	0.00	0.77	0.00	0.00	0.00	1.92
胎盘	C58	0	0.00	0.00	0.00	0.00	0.00	0.00	0.00	0.00	0.00	0.00	0.00
阴茎	C60	0	0.00	0.00	0.00	0.00	0.00	0.00	0.00	0.00	0.00	0.00	0.00
前列腺	C61	0	0.00	0.00	0.00	0.00	0.00	0.00	0.00	0.00	0.00	0.00	0.00
睾丸	C62	0	0.00	0.00	0.00	0.00	0.00	0.00	0.00	0.00	0.00	0.00	0.00
其他的男性生殖器	C63	0	0.00	0.00	0.00	0.00	0.00	0.00	0.00	0.00	0.00	0.00	0.00
肾	C64	13	1.09	0.00	0.00	0.00	0.00	0.00	0.00	1.07	1.43	0.00	0.96
肾盂	C65	0	0.00	0.00	0.00	0.00	0.00	0.00	0.00	0.00	0.00	0.00	0.00
输尿管	C66	0	0.00	0.00	0.00	0.00	0.00	0.00	0.00	0.00	0.00	0.00	0.00
膀胱	C67	5	0.42	0.00	0.00	0.00	0.00	0.00	0.00	0.00	0.00	0.00	0.00
其他的泌尿器官	C68	0	0.00	0.00	0.00	0.00	0.00	0.00	0.00	0.00	0.00	0.00	0.00
眼	C69	2	0.17	0.00	0.00	0.00	0.00	0.00	0.00	0.00	0.00	0.00	0.00
脑，神经系统	C70-C72	73	6.13	0.00	0.00	1.40	0.00	1.12	2.31	2.15	1.43	3.26	8.66
甲状腺	C73	70	5.88	0.00	0.00	1.40	0.00	0.00	3.86	4.29	2.86	7.61	3.85
肾上腺	C74	1	0.08	5.51	0.00	0.00	0.00	0.00	0.00	0.00	0.00	0.00	0.00
其他的内分泌腺	C75	3	0.25	0.00	0.00	0.00	0.00	0.00	0.00	0.00	0.00	0.00	1.92
霍奇金病	C81	1	0.08	0.00	0.00	0.00	0.00	0.00	0.77	0.00	0.00	0.00	0.00
非霍奇金淋巴瘤	C82-C85;C96	17	1.43	0.00	1.42	2.81	0.00	0.00	0.00	1.07	0.00	2.18	0.00
免疫增生性疾病	C88	0	0.00	0.00	0.00	0.00	0.00	0.00	0.00	0.00	0.00	0.00	0.00
多发性骨髓瘤	C90	5	0.42	0.00	0.00	0.00	0.00	0.00	0.00	0.00	0.00	0.00	0.00
淋巴样白血病	C91	3	0.25	0.00	0.00	0.00	1.62	0.00	0.77	0.00	0.00	0.00	0.00
髓样白血病	C92-C94	7	0.59	0.00	0.00	0.00	1.62	0.00	0.77	0.00	0.00	0.00	0.00
白血病，未特指	C95	14	1.18	0.00	0.00	4.21	0.00	0.00	0.00	1.07	1.43	1.09	1.92
其他的或未指明部位	O&U	22	1.85	0.00	0.00	0.00	1.62	0.00	0.00	0.00	1.43	0.00	0.96
所有部位合计	ALL	2617	219.73	5.51	2.84	12.63	6.47	5.60	30.87	49.35	80.00	82.67	154.88
所有部位除外 C44	ALLbC44	2609	219.06	5.51	2.84	12.63	6.47	5.60	30.87	49.35	80.00	82.67	154.88

45-49	50-54	55-59	60-64	65-69	70-74	75-79	80-84	85+	构成(%)	中国人口标化率	世界人口标化率	累积率%		截缩率
												0-64	0-74	
0.00	0.00	0.00	0.00	0.00	0.00	0.00	0.00	0.00		0.00	0.00	0.00	0.00	0.00
0.00	0.00	0.00	1.81	0.00	0.00	0.00	0.00	0.00	0.08	0.12	0.13	0.01	0.01	0.42
1.12	1.25	1.36	0.00	0.00	0.00	0.00	0.00	0.00	0.15	0.34	0.27	0.03	0.03	0.59
1.12	1.25	0.00	0.00	0.00	0.00	0.00	0.00	0.00	0.15	0.26	0.25	0.02	0.02	0.42
0.00	0.00	0.00	0.00	0.00	3.74	0.00	10.44	0.00	0.08	0.14	0.13	0.00	0.02	0.00
0.00	0.00	0.00	1.81	0.00	0.00	0.00	0.00	0.00	0.08	0.12	0.13	0.01	0.01	0.23
0.00	0.00	1.36	0.00	0.00	3.74	0.00	0.00	0.00	0.15	0.33	0.28	0.02	0.04	0.39
0.00	0.00	0.00	0.00	0.00	0.00	0.00	0.00	0.00	0.04	0.06	0.06	0.00	0.00	0.19
0.00	0.00	0.00	0.00	0.00	0.00	0.00	0.00	0.00	0.00	0.00	0.00	0.00	0.00	0.00
25.65	48.65	121.41	182.87	222.97	235.88	287.08	365.50	375.07	19.26	34.09	34.80	1.95	4.24	53.98
35.68	57.38	111.86	197.36	180.64	194.69	219.53	187.97	230.81	18.11	31.88	32.52	2.13	4.01	59.91
0.00	2.49	1.36	0.00	5.64	3.74	0.00	0.00	0.00	0.27	0.56	0.51	0.03	0.07	0.58
5.58	6.24	16.37	9.05	22.58	22.46	22.52	0.00	28.85	1.95	3.60	3.54	0.21	0.44	5.76
7.81	7.48	19.10	28.97	22.58	22.46	16.89	41.77	0.00	2.90	5.11	5.02	0.38	0.60	10.67
0.00	0.00	0.00	0.00	2.82	0.00	0.00	0.00	0.00	0.04	0.08	0.08	0.00	0.01	0.00
8.92	11.23	24.55	21.73	50.80	44.93	45.03	62.66	144.26	4.09	7.46	7.61	0.39	0.87	11.23
0.00	1.25	5.46	12.67	22.58	14.98	5.63	10.44	28.85	1.07	1.93	2.07	0.10	0.29	2.73
3.35	4.99	4.09	5.43	11.29	7.49	0.00	10.44	28.85	0.92	1.75	1.72	0.11	0.20	3.08
0.00	0.00	0.00	0.00	0.00	0.00	0.00	0.00	0.00	0.00	0.00	0.00	0.00	0.00	0.00
0.00	0.00	1.36	3.62	2.82	0.00	0.00	0.00	0.00	0.19	0.31	0.34	0.03	0.04	0.83
23.42	41.16	45.02	81.48	93.14	86.11	180.13	156.64	173.11	9.94	17.91	17.76	1.05	1.95	30.15
0.00	1.25	1.36	0.00	2.82	0.00	0.00	0.00	0.00	0.19	0.32	0.32	0.02	0.04	0.75
4.46	2.49	1.36	3.62	2.82	7.49	5.63	0.00	0.00	0.73	1.34	1.32	0.09	0.14	2.47
0.00	0.00	1.36	1.81	0.00	0.00	0.00	0.00	0.00	0.08	0.11	0.13	0.02	0.02	0.41
0.00	0.00	1.36	1.81	2.82	7.49	5.63	10.44	28.85	0.31	0.58	0.61	0.02	0.07	0.41
0.00	0.00	0.00	0.00	0.00	0.00	0.00	0.00	0.00	0.00	0.00	0.00	0.00	0.00	0.00
0.00	0.00	0.00	0.00	0.00	0.00	0.00	0.00	0.00	0.00	0.00	0.00	0.00	0.00	0.00
0.00	1.25	0.00	0.00	0.00	0.00	0.00	0.00	0.00	0.08	0.17	0.15	0.01	0.01	0.20
49.07	51.14	47.74	50.70	39.51	37.44	11.26	52.21	0.00	9.09	17.45	15.86	1.32	1.71	37.63
0.00	0.00	0.00	0.00	0.00	0.00	0.00	10.44	0.00	0.08	0.13	0.11	0.00	0.00	0.19
0.00	1.25	0.00	0.00	0.00	3.74	0.00	0.00	0.00	0.15	0.39	0.31	0.02	0.04	0.20
53.53	54.88	50.47	41.64	28.22	33.70	28.15	31.33	0.00	9.02	16.63	15.32	1.30	1.61	39.33
22.30	22.45	20.46	23.54	2.82	11.23	11.26	0.00	28.85	3.10	5.43	5.32	0.48	0.55	14.38
39.03	18.71	9.55	5.43	5.64	14.98	16.89	10.44	0.00	3.86	7.58	6.59	0.53	0.63	17.10
12.27	14.97	19.10	14.48	16.93	14.98	5.63	10.44	0.00	4.59	9.61	8.52	0.64	0.80	12.93
0.00	0.00	0.00	5.43	0.00	0.00	0.00	10.44	0.00	0.27	0.43	0.45	0.04	0.04	1.07
0.00	0.00	0.00	0.00	0.00	0.00	0.00	0.00	0.00	0.00	0.00	0.00	0.00	0.00	0.00
0.00	0.00	0.00	0.00	0.00	0.00	0.00	0.00	0.00	0.00	0.00	0.00	0.00	0.00	0.00
0.00	0.00	0.00	0.00	0.00	0.00	0.00	0.00	0.00	0.00	0.00	0.00	0.00	0.00	0.00
0.00	2.49	2.73	1.81	2.82	7.49	0.00	20.89	0.00	0.50	0.97	0.87	0.05	0.10	1.17
0.00	0.00	0.00	0.00	0.00	0.00	0.00	0.00	0.00	0.00	0.00	0.00	0.00	0.00	0.00
0.00	0.00	1.36	0.00	0.00	3.74	5.63	20.89	0.00	0.19	0.33	0.29	0.01	0.03	0.18
0.00	0.00	0.00	0.00	0.00	0.00	0.00	10.44	28.85	0.08	0.16	0.20	0.00	0.00	0.00
13.38	12.47	9.55	18.11	19.76	14.98	16.89	0.00	0.00	2.79	5.17	4.99	0.37	0.54	10.48
15.61	8.73	10.91	14.48	11.29	11.23	11.26	10.44	0.00	2.67	5.19	4.77	0.37	0.48	9.93
0.00	0.00	0.00	0.00	0.00	0.00	0.00	0.00	0.00	0.04	0.06	0.13	0.01	0.01	0.00
0.00	0.00	1.36	0.00	0.00	0.00	0.00	0.00	0.00	0.11	0.18	0.17	0.02	0.02	0.55
1.12	2.49	0.00	3.62	14.11	3.74	0.00	0.00	0.00	0.65	1.36	1.47	0.07	0.16	1.51
0.00	0.00	0.00	0.00	0.00	0.00	0.00	0.00	0.00	0.00	0.00	0.00	0.00	0.00	0.00
2.23	0.00	1.36	1.81	2.82	0.00	0.00	0.00	0.00	0.19	0.34	0.35	0.03	0.04	0.84
0.00	0.00	1.36	0.00	0.00	0.00	0.00	0.00	0.00	0.11	0.27	0.26	0.02	0.02	0.18
2.23	0.00	1.36	3.62	0.00	0.00	0.00	0.00	0.00	0.27	0.55	0.54	0.05	0.05	1.07
0.00	1.25	2.73	0.00	8.47	0.00	0.00	0.00	0.00	0.53	1.18	1.20	0.07	0.11	1.14
1.12	2.49	4.09	3.62	5.64	3.74	33.77	10.44	28.85	0.84	1.68	1.57	0.08	0.12	1.80
328.96	381.68	542.92	742.35	804.40	816.20	928.79	1054.72	1125.22	100.00	183.71	179.10	12.11	20.21	337.05
328.96	381.68	541.56	740.54	801.58	808.72	923.16	1044.28	1096.36	99.69	183.13	178.49	12.09	20.14	336.64

表6-1-10 河北省肿瘤登记地区2011年男女合计死亡主要指标(1/10万)

部位	ICD10	病例数	粗率	年龄组									
				0-	1-4	5-9	10-14	15-19	20-24	25-29	30-34	35-39	40-44
唇	C00	2	0.04	0.00	0.00	0.00	0.00	0.00	0.00	0.00	0.00	0.00	0.00
舌	C01-C02	7	0.15	0.00	0.00	0.00	0.00	0.00	0.00	0.00	0.30	0.00	0.25
口	C03-C06	11	0.24	0.00	0.00	0.00	0.00	0.00	0.00	0.00	0.00	0.25	0.00
唾液腺	C07-C08	0	0.00	0.00	0.00	0.00	0.00	0.00	0.00	0.00	0.00	0.00	0.00
扁桃腺	C09	0	0.00	0.00	0.00	0.00	0.00	0.00	0.00	0.00	0.00	0.00	0.00
其他的口咽	C10	1	0.02	0.00	0.00	0.00	0.00	0.00	0.00	0.00	0.00	0.00	0.00
鼻咽	C11	32	0.70	0.00	0.00	0.00	0.00	0.34	0.00	0.00	0.00	0.00	0.75
喉咽	C12-C13	1	0.02	0.00	0.00	0.00	0.00	0.00	0.00	0.00	0.00	0.00	0.00
咽，部位不明	C14	3	0.07	0.00	0.00	0.00	0.00	0.00	0.00	0.00	0.00	0.00	0.00
食管	C15	1144	25.01	0.00	0.00	0.00	0.00	0.00	0.00	0.00	0.89	1.48	3.23
胃	C16	1508	32.97	0.00	0.43	0.00	0.44	0.00	1.73	2.04	2.66	3.21	8.20
小肠	C17	46	1.01	1.70	0.00	0.00	0.00	0.00	0.00	0.00	0.00	0.00	0.50
结肠	C18	149	3.26	1.70	0.43	0.00	0.00	0.00	0.00	0.00	0.30	0.00	0.99
直肠	C19-C20	235	5.14	0.00	0.00	0.00	0.00	0.00	0.00	0.23	0.89	1.23	0.75
肛门	C21	1	0.02	0.00	0.00	0.00	0.00	0.00	0.00	0.00	0.00	0.00	0.00
肝脏	C22	796	17.41	1.70	0.43	0.39	0.00	0.34	0.49	0.45	1.77	2.22	6.96
胆囊及其他	C23-C24	76	1.66	0.00	0.00	0.00	0.00	0.00	0.00	0.23	0.00	0.00	0.00
胰腺	C25	141	3.08	0.00	0.00	0.00	0.00	0.00	0.00	0.23	0.00	0.25	0.75
鼻,鼻窦及其他	C30-C31	1	0.02	0.00	0.00	0.00	0.00	0.00	0.00	0.00	0.00	0.00	0.00
喉	C32	39	0.85	0.00	0.00	0.00	0.00	0.00	0.00	0.00	0.30	0.25	0.50
气管,支气管,肺	C33-C34	1759	38.46	0.00	0.43	0.00	0.00	0.67	0.99	0.45	1.77	3.45	16.40
其他的胸腔器官	C37-C38	12	0.26	0.00	0.00	0.00	0.00	0.00	0.25	0.00	0.00	0.00	0.00
骨	C40-C41	47	1.03	0.00	0.00	0.00	0.44	1.01	0.25	0.00	0.59	0.49	0.99
皮肤的黑色素瘤	C43	2	0.04	0.00	0.00	0.00	0.00	0.00	0.00	0.00	0.00	0.00	0.00
其他的皮肤	C44	22	0.48	0.00	0.00	0.00	0.00	0.00	0.00	0.00	0.00	0.25	0.25
间皮瘤	C45	2	0.04	0.00	0.00	0.00	0.00	0.00	0.00	0.00	0.00	0.00	0.00
卡波氏肉瘤	C46	2	0.04	0.00	0.00	0.00	0.00	0.00	0.00	0.00	0.00	0.00	0.00
周围神经，其它结缔	C47;C49	6	0.13	0.00	0.43	0.00	0.00	0.00	0.00	0.00	0.00	0.00	0.00
乳房	C50	207	4.53	1.70	0.00	0.00	0.44	0.00	0.74	0.00	1.18	1.73	3.97
外阴	C51	3	0.07	0.00	0.00	0.00	0.00	0.00	0.00	0.00	0.00	0.00	0.00
阴道	C52	4	0.09	0.00	0.00	0.00	0.00	0.00	0.00	0.00	0.00	0.25	0.00
子宫颈	C53	100	2.19	0.00	0.00	0.00	0.00	0.00	0.00	0.23	0.30	1.73	1.49
子宫体	C54	50	1.09	0.00	0.00	0.00	0.00	0.00	0.00	0.00	0.00	0.00	0.25
子宫，部位不明	C55	25	0.55	0.00	0.00	0.00	0.00	0.00	0.00	0.00	0.00	0.74	0.25
卵巢	C56	52	1.14	0.00	0.00	0.00	0.00	0.00	0.99	0.45	0.00	0.25	1.24
其他的女性生殖器	C57	1	0.02	0.00	0.00	0.00	0.00	0.00	0.00	0.00	0.00	0.00	0.00
胎盘	C58	0	0.00	0.00	0.00	0.00	0.00	0.00	0.00	0.00	0.00	0.00	0.00
阴茎	C60	3	0.07	0.00	0.00	0.39	0.00	0.00	0.00	0.00	0.00	0.00	0.00
前列腺	C61	40	0.87	0.00	0.00	0.00	0.00	0.00	0.00	0.00	0.00	0.00	0.00
睾丸	C62	1	0.02	0.00	0.00	0.00	0.00	0.00	0.00	0.00	0.00	0.00	0.00
其他的男性生殖器	C63	0	0.00	0.00	0.00	0.00	0.00	0.00	0.00	0.00	0.00	0.00	0.00
肾	C64	66	1.44	0.00	0.00	0.00	0.00	0.00	0.00	0.00	0.00	0.25	0.50
肾盂	C65	2	0.04	0.00	0.00	0.00	0.00	0.00	0.00	0.00	0.00	0.00	0.00
输尿管	C66	4	0.09	0.00	0.00	0.00	0.00	0.00	0.00	0.00	0.00	0.00	0.00
膀胱	C67	73	1.60	0.00	0.00	0.00	0.00	0.00	0.00	0.00	0.00	0.25	0.75
其他的泌尿器官	C68	0	0.00	0.00	0.00	0.00	0.00	0.00	0.00	0.00	0.00	0.00	0.00
眼	C69	2	0.04	0.00	0.00	0.00	0.00	0.00	0.00	0.00	0.00	0.00	0.00
脑,神经系统	C70-C72	169	3.70	3.40	1.73	0.39	0.00	1.01	0.99	0.91	1.18	1.97	1.99
甲状腺	C73	15	0.33	0.00	0.00	0.00	0.00	0.00	0.00	0.00	0.00	0.00	0.25
肾上腺	C74	0	0.00	0.00	0.00	0.00	0.00	0.00	0.00	0.00	0.00	0.00	0.00
其他的内分泌腺	C75	7	0.15	0.00	0.00	0.00	0.00	0.00	0.25	0.00	0.00	0.00	0.25
霍奇金病	C81	7	0.15	0.00	0.00	0.00	0.00	0.00	0.00	0.00	0.30	0.25	0.00
非霍奇金淋巴瘤	C82-C85;C96	56	1.22	0.00	0.00	0.00	0.44	0.00	0.25	0.23	0.30	0.00	0.99
免疫增生性疾病	C88	0	0.00	0.00	0.00	0.00	0.00	0.00	0.00	0.00	0.00	0.00	0.00
多发性骨髓瘤	C90	29	0.63	0.00	0.00	0.00	0.00	0.34	0.00	0.00	0.00	0.25	0.25
淋巴样白血病	C91	37	0.81	3.40	3.40	0.39	0.44	0.00	0.49	0.23	0.30	0.25	0.99
髓样白血病	C92-C94	36	0.79	1.70	0.00	0.00	0.00	0.00	0.25	0.00	0.89	0.49	0.50
白血病，未特指	C95	106	2.32	0.00	0.00	0.39	0.44	1.34	0.49	0.68	2.66	0.99	0.99
其他的或未指明部位	O&U	337	7.37	0.00	0.43	0.00	0.00	0.34	0.25	0.45	0.89	2.71	1.49
所有部位合计	ALL	7477	163.49	17.01	4.32	1.95	2.66	5.38	8.39	6.81	17.41	25.15	56.64
所有部位除外 C44	ALLbC44	7455	163.01	17.01	4.32	1.95	2.66	5.38	8.39	6.81	17.41	24.91	56.39

45-49	50-54	55-59	60-64	65-69	70-74	75-79	80-84	85+	构成(%)	中国人口标化率	世界人口标化率	累积率%		截缩率
												0-64	0-74	
0.00	0.00	0.00	0.00	0.75	0.00	1.55	0.00	0.00	0.03	0.04	0.04	0.00	0.00	0.00
0.00	0.00	0.35	0.00	0.75	2.87	0.00	0.00	0.00	0.09	0.14	0.13	0.00	0.02	0.09
0.00	0.62	0.70	0.99	0.75	1.92	0.00	0.00	10.74	0.15	0.21	0.23	0.01	0.03	0.37
0.00	0.00	0.00	0.00	0.00	0.00	0.00	0.00	0.00	0.00	0.00	0.00	0.00	0.00	0.00
0.00	0.00	0.00	0.00	0.00	0.00	0.00	0.00	0.00	0.00	0.00	0.00	0.00	0.00	0.00
0.28	0.00	0.00	0.00	0.00	0.00	0.00	0.00	0.00	0.01	0.02	0.02	0.00	0.00	0.05
0.84	1.56	0.70	1.97	3.00	3.83	1.55	3.11	42.97	0.43	0.65	0.72	0.03	0.06	0.90
0.28	0.00	0.00	0.00	0.00	0.00	0.00	0.00	0.00	0.01	0.02	0.02	0.00	0.00	0.05
0.00	0.31	0.00	0.00	0.75	0.00	0.00	3.11	0.00	0.04	0.06	0.05	0.00	0.01	0.05
12.62	23.37	43.56	88.78	145.37	163.83	293.23	310.59	461.92	15.30	21.78	21.99	0.87	2.42	24.20
19.08	25.24	74.23	126.26	173.09	220.36	304.09	326.12	590.83	20.17	28.36	28.88	1.32	3.28	35.84
0.56	0.31	1.74	1.97	5.99	7.66	10.86	18.64	21.48	0.62	0.89	0.91	0.03	0.10	0.73
1.96	3.43	6.62	5.43	10.49	23.95	49.65	52.80	75.20	1.99	2.86	2.82	0.10	0.27	2.68
2.81	5.30	10.80	11.34	20.23	38.32	57.41	59.01	204.10	3.14	4.64	4.77	0.17	0.46	4.64
0.28	0.00	0.00	0.00	0.00	0.00	0.00	0.00	0.00	0.01	0.02	0.02	0.00	0.00	0.05
18.23	25.55	37.64	63.62	77.93	82.39	122.57	189.46	333.01	10.65	14.84	15.13	0.79	1.59	22.49
0.28	0.62	3.14	4.44	3.75	13.41	27.93	43.48	32.23	1.02	1.46	1.41	0.04	0.13	1.13
1.68	4.67	4.88	9.37	14.24	21.08	34.13	34.16	85.94	1.89	2.71	2.77	0.11	0.29	3.11
0.00	0.00	0.00	0.00	0.00	0.96	0.00	0.00	0.00	0.01	0.02	0.02	0.00	0.00	0.00
0.56	0.93	1.39	1.48	7.49	5.75	4.65	6.21	21.48	0.52	0.77	0.78	0.03	0.09	0.77
21.04	33.97	61.34	114.92	166.35	245.26	411.15	590.12	1460.95	23.53	34.59	35.87	1.28	3.34	36.13
0.00	0.00	0.35	0.00	1.50	4.79	3.10	0.00	10.74	0.16	0.25	0.26	0.00	0.03	0.04
0.84	0.62	1.74	4.44	4.50	0.96	4.65	9.32	21.48	0.63	0.95	0.96	0.06	0.08	1.35
0.00	0.00	0.00	0.00	0.00	0.96	0.00	0.00	10.74	0.03	0.05	0.07	0.00	0.00	0.00
0.56	0.31	0.35	0.49	0.75	2.87	6.21	12.42	32.23	0.29	0.47	0.48	0.01	0.03	0.36
0.00	0.31	0.00	0.00	0.00	0.00	0.00	0.00	10.74	0.03	0.05	0.07	0.00	0.00	0.05
0.00	0.31	0.00	0.00	0.00	0.96	0.00	0.00	0.00	0.03	0.04	0.03	0.00	0.01	0.05
0.00	0.00	0.35	0.99	0.00	0.96	1.55	0.00	0.00	0.08	0.10	0.13	0.01	0.01	0.17
5.89	7.48	9.76	11.84	11.99	16.29	34.13	65.22	21.48	2.77	3.80	3.60	0.22	0.36	6.24
0.00	0.00	0.00	0.00	0.75	0.00	0.00	6.21	0.00	0.04	0.06	0.05	0.00	0.00	0.00
0.00	0.31	0.00	0.00	0.00	0.96	0.00	0.00	10.74	0.05	0.09	0.10	0.00	0.01	0.10
1.12	4.36	6.97	6.41	5.99	7.66	15.51	21.74	10.74	1.34	1.77	1.70	0.11	0.18	3.27
1.68	3.74	2.79	3.95	0.75	1.92	9.31	15.53	10.74	0.67	0.87	0.86	0.06	0.08	1.85
0.28	1.25	0.00	1.48	3.00	2.87	3.10	6.21	21.48	0.33	0.51	0.51	0.02	0.05	0.64
0.84	1.25	1.74	1.48	3.75	7.66	9.31	0.00	64.45	0.70	1.05	1.13	0.04	0.10	1.07
0.28	0.00	0.00	0.00	0.00	0.00	0.00	0.00	0.00	0.01	0.02	0.02	0.00	0.00	0.05
0.00	0.00	0.00	0.00	0.00	0.00	0.00	0.00	0.00	0.00	0.00	0.00	0.00	0.00	0.00
0.28	0.00	0.00	0.00	0.00	0.00	0.00	3.11	0.00	0.04	0.07	0.07	0.00	0.00	0.05
0.56	0.00	1.05	0.49	1.50	6.71	12.41	31.06	75.20	0.53	0.88	0.93	0.01	0.05	0.31
0.00	0.31	0.00	0.00	0.00	0.00	0.00	0.00	0.00	0.01	0.02	0.02	0.00	0.00	0.05
0.28	1.56	2.79	4.44	5.25	5.75	17.07	34.16	53.71	0.88	1.28	1.31	0.05	0.10	1.38
0.00	0.00	0.00	0.49	0.00	0.00	0.00	3.11	0.00	0.03	0.04	0.04	0.00	0.00	0.06
0.00	0.62	0.00	0.00	0.00	0.96	0.00	3.11	0.00	0.05	0.07	0.07	0.00	0.01	0.10
0.00	0.93	0.70	5.92	3.00	8.62	17.07	55.91	107.42	0.98	1.53	1.62	0.04	0.10	1.20
0.00	0.00	0.35	0.00	0.00	0.00	0.00	3.11	0.00	0.03	0.03	0.03	0.00	0.00	0.04
3.37	4.05	5.58	7.89	7.49	24.91	21.72	34.16	139.65	2.26	3.39	3.59	0.16	0.32	3.81
0.28	0.31	0.35	0.49	0.75	0.96	3.10	9.32	32.23	0.20	0.33	0.36	0.01	0.02	0.26
0.00	0.00	0.00	0.00	0.00	0.00	0.00	0.00	0.00	0.00	0.00	0.00	0.00	0.00	0.00
0.28	0.00	0.00	0.49	3.00	0.00	1.55	3.11	10.74	0.09	0.15	0.16	0.01	0.01	0.17
0.00	0.31	0.70	0.49	0.00	0.00	1.55	0.00	0.00	0.09	0.13	0.11	0.01	0.01	0.25
0.84	0.93	2.79	1.48	3.75	5.75	13.96	18.64	53.71	0.75	1.13	1.15	0.04	0.09	1.06
0.00	0.00	0.00	0.00	0.00	0.00	0.00	0.00	0.00	0.00	0.00	0.00	0.00	0.00	0.00
1.12	0.93	1.05	0.99	2.25	5.75	4.65	0.00	21.48	0.39	0.57	0.59	0.02	0.06	0.73
0.28	0.62	1.74	1.48	1.50	1.92	6.21	3.11	42.97	0.49	0.77	0.86	0.04	0.06	0.81
0.56	1.25	1.05	0.99	3.75	4.79	1.55	6.21	32.23	0.48	0.75	0.77	0.03	0.07	0.76
2.52	0.93	4.18	2.96	11.24	9.58	15.51	27.95	42.97	1.42	2.22	2.09	0.09	0.20	1.94
5.89	4.05	9.76	19.23	23.23	44.07	71.37	145.98	440.43	4.51	6.99	7.37	0.23	0.56	6.35
108.28	162.68	303.20	509.47	727.58	1000.22	1593.38	2155.48	4619.19	100.00	144.48	147.69	6.07	14.71	167.89
107.72	162.36	302.85	508.98	726.83	997.35	1587.18	2143.06	4586.96	99.71	144.01	147.21	6.06	14.68	167.52

表6-1-11 河北省肿瘤登记地区2011年男性死亡主要指标(1/10万)

部位	ICD10	病例数	粗率	年龄组									
				0-	1-4	5-9	10-14	15-19	20-24	25-29	30-34	35-39	40-44
唇	C00	2	0.09	0.00	0.00	0.00	0.00	0.00	0.00	0.00	0.00	0.00	0.00
舌	C01-C02	5	0.22	0.00	0.00	0.00	0.00	0.00	0.00	0.00	0.58	0.00	0.49
口	C03-C06	6	0.26	0.00	0.00	0.00	0.00	0.00	0.00	0.00	0.00	0.00	0.00
唾液腺	C07-C08	0	0.00	0.00	0.00	0.00	0.00	0.00	0.00	0.00	0.00	0.00	0.00
扁桃腺	C09	0	0.00	0.00	0.00	0.00	0.00	0.00	0.00	0.00	0.00	0.00	0.00
其他的口咽	C10	0	0.00	0.00	0.00	0.00	0.00	0.00	0.00	0.00	0.00	0.00	0.00
鼻咽	C11	23	0.99	0.00	0.00	0.00	0.00	0.00	0.65	0.00	0.00	0.00	0.98
喉咽	C12-C13	1	0.04	0.00	0.00	0.00	0.00	0.00	0.00	0.00	0.00	0.00	0.00
咽，部位不明	C14	1	0.04	0.00	0.00	0.00	0.00	0.00	0.00	0.00	0.00	0.00	0.00
食管	C15	728	31.40	0.00	0.00	0.00	0.00	0.00	0.00	0.00	1.73	1.96	5.37
胃	C16	1047	45.16	0.00	0.81	0.00	0.82	0.00	3.42	3.66	4.04	4.90	9.28
小肠	C17	30	1.29	3.23	0.00	0.00	0.00	0.00	0.00	0.00	0.00	0.00	0.98
结肠	C18	83	3.58	0.00	0.00	0.00	0.00	0.00	0.00	0.00	0.00	0.00	1.46
直肠	C19-C20	150	6.47	0.00	0.00	0.00	0.00	0.00	0.00	0.46	1.73	1.96	0.98
肛门	C21	0	0.00	0.00	0.00	0.00	0.00	0.00	0.00	0.00	0.00	0.00	0.00
肝脏	C22	553	23.85	3.23	0.00	0.00	0.00	0.00	0.98	0.91	2.31	3.43	10.74
胆囊及其他	C23-C24	36	1.55	0.00	0.00	0.00	0.00	0.00	0.00	0.46	0.00	0.00	0.00
胰腺	C25	75	3.23	0.00	0.00	0.00	0.00	0.00	0.00	0.46	0.00	0.00	1.46
鼻，鼻窦及其他	C30-C31	0	0.00	0.00	0.00	0.00	0.00	0.00	0.00	0.00	0.00	0.00	0.00
喉	C32	29	1.25	0.00	0.00	0.00	0.00	0.00	0.00	0.00	0.58	0.49	0.49
气管，支气管,肺	C33-C34	1123	48.43	0.00	0.81	0.00	0.00	0.65	1.46	0.91	2.88	4.41	23.43
其他的胸腔器官	C37-C38	7	0.30	0.00	0.00	0.00	0.00	0.00	0.00	0.00	0.00	0.00	0.00
骨	C40-C41	23	0.99	0.00	0.00	0.00	0.82	1.30	0.49	0.00	1.15	0.98	0.00
皮肤的黑色素瘤	C43	2	0.09	0.00	0.00	0.00	0.00	0.00	0.00	0.00	0.00	0.00	0.00
其他的皮肤	C44	9	0.39	0.00	0.00	0.00	0.00	0.00	0.00	0.00	0.00	0.00	0.00
间皮瘤	C45	1	0.04	0.00	0.00	0.00	0.00	0.00	0.00	0.00	0.00	0.00	0.00
卡波氏肉瘤	C46	1	0.04	0.00	0.00	0.00	0.00	0.00	0.00	0.00	0.00	0.00	0.00
周围神经，其它结缔	C47;C49	5	0.22	0.00	0.81	0.00	0.00	0.00	0.00	0.00	0.00	0.00	0.00
乳房	C50	11	0.47	0.00	0.00	0.00	0.00	0.00	0.00	0.00	0.58	0.00	0.98
外阴	C51	0	0.00	0.00	0.00	0.00	0.00	0.00	0.00	0.00	0.00	0.00	0.00
阴道	C52	0	0.00	0.00	0.00	0.00	0.00	0.00	0.00	0.00	0.00	0.00	0.00
子宫颈	C53	0	0.00	0.00	0.00	0.00	0.00	0.00	0.00	0.00	0.00	0.00	0.00
子宫体	C54	0	0.00	0.00	0.00	0.00	0.00	0.00	0.00	0.00	0.00	0.00	0.00
子宫，部位不明	C55	0	0.00	0.00	0.00	0.00	0.00	0.00	0.00	0.00	0.00	0.00	0.00
卵巢	C56	0	0.00	0.00	0.00	0.00	0.00	0.00	0.00	0.00	0.00	0.00	0.00
其他的女性生殖器	C57	0	0.00	0.00	0.00	0.00	0.00	0.00	0.00	0.00	0.00	0.00	0.00
胎盘	C58	0	0.00	0.00	0.00	0.00	0.00	0.00	0.00	0.00	0.00	0.00	0.00
阴茎	C60	3	0.13	0.00	0.00	0.73	0.00	0.00	0.00	0.00	0.00	0.00	0.00
前列腺	C61	40	1.73	0.00	0.00	0.00	0.00	0.00	0.00	0.00	0.00	0.00	0.00
睾丸	C62	1	0.04	0.00	0.00	0.00	0.00	0.00	0.00	0.00	0.00	0.00	0.00
其他的男性生殖器	C63	0	0.00	0.00	0.00	0.00	0.00	0.00	0.00	0.00	0.00	0.00	0.00
肾	C64	44	1.90	0.00	0.00	0.00	0.64	0.00	0.00	0.00	0.00	0.00	0.49
肾盂	C65	2	0.09	0.00	0.00	0.00	0.00	0.00	0.00	0.00	0.00	0.00	0.00
输尿管	C66	2	0.09	0.00	0.00	0.00	0.00	0.00	0.00	0.00	0.00	0.00	0.00
膀胱	C67	53	2.29	0.00	0.00	0.00	0.00	0.00	0.00	0.00	0.00	0.49	0.98
其他的泌尿器官	C68	0	0.00	0.00	0.00	0.00	0.00	0.00	0.00	0.00	0.00	0.00	0.00
眼	C69	0	0.00	0.00	0.00	0.00	0.00	0.00	0.00	0.00	0.00	0.00	0.00
脑，神经系统	C70-C72	101	4.36	3.23	0.81	0.73	0.00	0.65	1.95	0.91	1.15	2.45	2.44
甲状腺	C73	1	0.04	0.00	0.00	0.00	0.00	0.00	0.00	0.00	0.00	0.00	0.00
肾上腺	C74	0	0.00	0.00	0.00	0.00	0.00	0.00	0.00	0.00	0.00	0.00	0.00
其他的内分泌腺	C75	7	0.30	0.00	0.00	0.00	0.00	0.00	0.49	0.00	0.00	0.00	0.49
霍奇金病	C81	5	0.22	0.00	0.00	0.00	0.00	0.00	0.00	0.00	0.58	0.00	0.00
非霍奇金淋巴瘤	C82-C85;C96	32	1.38	0.00	0.00	0.00	0.00	0.82	0.00	0.49	0.00	0.58	0.00	1.46
免疫增生性疾病	C88	0	0.00	0.00	0.00	0.00	0.00	0.00	0.00	0.00	0.00	0.00	0.00
多发性骨髓瘤	C90	19	0.82	0.00	0.00	0.00	0.00	0.00	0.00	0.00	0.00	0.00	0.49
淋巴样白血病	C91	24	1.04	3.23	0.00	0.73	0.82	0.00	0.49	0.46	0.00	0.49	0.98
髓样白血病	C92-C94	21	0.91	0.00	0.00	0.00	0.00	0.00	0.49	0.00	1.73	0.00	0.98
白血病，未特指	C95	55	2.37	0.00	0.00	0.00	0.00	1.30	0.00	0.00	2.31	0.49	0.98
其他的或未指明部位	O&U	196	8.45	0.00	0.00	0.00	0.00	0.65	0.49	0.00	1.73	1.96	1.95
所有部位合计	ALL	4557	196.54	19.36	3.25	2.20	3.29	5.18	10.74	8.23	23.63	24.02	67.86
所有部位除外 C44	ALLbC44	4548	196.15	19.36	3.25	2.20	3.29	5.18	10.74	8.23	23.63	24.02	67.86

45-49	50-54	55-59	60-64	65-69	70-74	75-79	80-84	85+	构成(%)	中国人口标化率	世界人口标化率	累积率% 0-64	累积率% 0-74	截缩率
0.00	0.00	0.00	0.00	1.54	0.00	3.36	0.00	0.00	0.04	0.09	0.08	0.00	0.01	0.00
0.00	0.00	0.00	0.00	1.54	4.02	0.00	0.00	0.00	0.11	0.22	0.19	0.01	0.03	0.09
0.00	1.22	0.71	1.02	1.54	2.01	0.00	0.00	0.00	0.13	0.21	0.22	0.01	0.03	0.42
0.00	0.00	0.00	0.00	0.00	0.00	0.00	0.00	0.00	0.00	0.00	0.00	0.00	0.00	0.00
0.00	0.00	0.00	0.00	0.00	0.00	0.00	0.00	0.00	0.00	0.00	0.00	0.00	0.00	0.00
1.10	1.83	1.41	4.08	4.63	6.02	3.36	0.00	60.33	0.50	0.97	1.09	0.05	0.10	1.41
0.55	0.00	0.00	0.00	0.00	0.00	0.00	0.00	0.00	0.02	0.04	0.03	0.00	0.00	0.11
0.00	0.61	0.00	0.00	0.00	0.00	0.00	0.00	0.00	0.02	0.03	0.03	0.00	0.00	0.10
17.04	29.91	61.42	119.36	177.47	216.89	407.01	444.01	693.82	15.98	29.43	29.71	1.18	3.16	32.87
26.39	34.18	102.37	186.69	251.54	329.35	464.19	541.84	754.15	22.98	41.50	41.92	1.88	4.79	50.66
1.10	0.00	2.12	2.04	7.72	12.05	16.82	22.58	30.17	0.66	1.24	1.27	0.03	0.13	0.94
1.65	5.49	8.47	4.08	12.35	24.10	60.55	67.73	150.83	1.82	3.48	3.51	0.11	0.29	3.11
3.30	7.33	12.71	17.34	33.95	36.15	74.00	90.31	392.16	3.29	6.60	6.98	0.23	0.58	6.27
0.00	0.00	0.00	0.00	0.00	0.00	0.00	0.00	0.00	0.00	0.00	0.00	0.00	0.00	0.00
26.39	37.85	56.48	97.94	123.46	100.41	148.00	323.60	361.99	12.14	21.24	21.49	1.19	2.31	33.88
0.00	0.61	2.12	4.08	4.63	10.04	40.36	45.15	30.17	0.79	1.53	1.44	0.04	0.11	0.90
2.20	4.27	3.53	10.20	15.43	16.07	63.91	45.15	60.33	1.65	3.05	2.97	0.11	0.27	3.17
0.00	0.00	0.00	0.00	0.00	0.00	0.00	0.00	0.00	0.00	0.00	0.00	0.00	0.00	0.00
1.10	1.22	1.41	3.06	10.80	8.03	10.09	7.53	60.33	0.64	1.27	1.32	0.04	0.14	1.18
28.59	45.78	85.42	154.05	229.94	337.38	531.47	827.81	2051.28	24.64	47.35	49.26	1.75	4.58	49.21
0.00	0.00	0.71	0.00	1.54	6.02	3.36	0.00	30.17	0.15	0.33	0.38	0.00	0.04	0.09
1.65	0.00	1.41	3.06	4.63	2.01	3.36	7.53	30.17	0.50	1.06	1.04	0.05	0.09	1.09
0.00	0.00	0.00	0.00	0.00	2.01	0.00	0.00	30.17	0.04	0.14	0.19	0.00	0.01	0.00
0.00	0.61	0.71	0.00	0.00	2.01	10.09	15.05	30.17	0.20	0.42	0.43	0.01	0.02	0.19
0.00	0.61	0.00	0.00	0.00	0.00	0.00	0.00	0.00	0.02	0.03	0.03	0.00	0.00	0.10
0.00	0.61	0.00	0.00	0.00	0.00	0.00	0.00	0.00	0.02	0.03	0.03	0.00	0.00	0.10
0.00	0.00	0.71	1.02	0.00	2.01	3.36	0.00	0.00	0.11	0.18	0.22	0.01	0.02	0.22
0.00	1.22	2.12	1.02	0.00	0.00	6.73	0.00	0.00	0.24	0.38	0.35	0.03	0.03	0.79
0.00	0.00	0.00	0.00	0.00	0.00	0.00	0.00	0.00	0.00	0.00	0.00	0.00	0.00	0.00
0.00	0.00	0.00	0.00	0.00	0.00	0.00	0.00	0.00	0.00	0.00	0.00	0.00	0.00	0.00
0.00	0.00	0.00	0.00	0.00	0.00	0.00	0.00	0.00	0.00	0.00	0.00	0.00	0.00	0.00
0.00	0.00	0.00	0.00	0.00	0.00	0.00	0.00	0.00	0.00	0.00	0.00	0.00	0.00	0.00
0.00	0.00	0.00	0.00	0.00	0.00	0.00	0.00	0.00	0.00	0.00	0.00	0.00	0.00	0.00
0.55	0.00	0.00	0.00	0.00	0.00	0.00	7.53	0.00	0.07	0.14	0.14	0.01	0.01	0.11
1.10	0.00	2.12	1.02	3.09	14.06	26.91	75.26	211.16	0.88	2.07	2.27	0.02	0.11	0.62
0.00	0.61	0.00	0.00	0.00	0.00	0.00	0.00	0.00	0.02	0.03	0.03	0.00	0.00	0.10
0.55	1.83	3.53	6.12	7.72	6.02	26.91	67.73	90.50	0.97	1.91	1.95	0.06	0.13	1.74
0.00	0.00	0.00	1.02	0.00	0.00	0.00	7.53	0.00	0.04	0.08	0.08	0.01	0.01	0.13
0.00	1.22	0.00	0.00	0.00	0.00	0.00	0.00	0.00	0.04	0.06	0.06	0.01	0.01	0.20
0.00	1.83	0.71	10.20	4.63	12.05	26.91	97.83	181.00	1.16	2.50	2.66	0.07	0.15	1.99
0.00	0.00	0.00	0.00	0.00	0.00	0.00	0.00	0.00	0.00	0.00	0.00	0.00	0.00	0.00
3.85	4.88	8.47	10.20	9.26	30.12	26.91	52.68	181.00	2.22	4.22	4.42	0.19	0.39	4.89
0.00	0.00	0.00	0.00	0.00	0.00	0.00	7.53	0.00	0.02	0.05	0.04	0.00	0.00	0.00
0.00	0.00	0.00	0.00	0.00	0.00	0.00	0.00	0.00	0.00	0.00	0.00	0.00	0.00	0.00
0.55	0.00	0.00	1.02	0.00	0.00	3.36	7.53	30.17	0.15	0.33	0.36	0.01	0.01	0.33
0.00	0.61	1.41	0.00	0.00	0.00	3.36	0.00	0.00	0.11	0.19	0.16	0.01	0.01	0.28
1.65	0.61	4.24	0.00	4.63	6.02	10.09	30.10	90.50	0.70	1.45	1.50	0.05	0.10	1.25
0.00	0.00	0.00	0.00	0.00	0.00	0.00	0.00	0.00	0.00	0.00	0.00	0.00	0.00	0.00
1.65	1.22	1.41	1.02	3.09	8.03	10.09	0.00	30.17	0.42	0.77	0.79	0.03	0.08	0.92
0.55	1.22	3.53	2.04	0.00	2.01	3.36	7.53	90.50	0.53	1.08	1.27	0.06	0.07	1.31
0.00	1.83	1.41	1.02	1.54	6.02	3.36	7.53	90.50	0.46	1.01	1.08	0.04	0.08	0.80
2.20	1.22	4.94	2.04	18.52	14.06	23.55	15.05	90.50	1.21	2.41	2.42	0.08	0.24	1.81
10.45	4.27	10.59	28.57	29.32	44.18	77.37	210.72	663.65	4.30	9.07	9.75	0.30	0.67	8.52
134.15	194.73	386.17	673.33	964.51	1259.16	2092.23	3032.81	6515.84	100.00	188.22	193.16	7.70	18.82	211.87
134.15	194.12	385.46	673.33	964.51	1257.15	2082.14	3017.76	6485.67	99.80	187.80	192.73	7.69	18.80	211.68

表6-1-12 河北省肿瘤登记地区2011年女性死亡主要指标(1/10万)

部位	ICD10	病例数	粗率	年龄组									
				0-	1-4	5-9	10-14	15-19	20-24	25-29	30-34	35-39	40-44
唇	C00	0	0.00	0.00	0.00	0.00	0.00	0.00	0.00	0.00	0.00	0.00	0.00
舌	C01-C02	2	0.09	0.00	0.00	0.00	0.00	0.00	0.00	0.00	0.00	0.00	0.00
口	C03-C06	5	0.22	0.00	0.00	0.00	0.00	0.00	0.00	0.00	0.00	0.50	0.00
唾液腺	C07-C08	0	0.00	0.00	0.00	0.00	0.00	0.00	0.00	0.00	0.00	0.00	0.00
扁桃腺	C09	0	0.00	0.00	0.00	0.00	0.00	0.00	0.00	0.00	0.00	0.00	0.00
其他的口咽	C10	1	0.04	0.00	0.00	0.00	0.00	0.00	0.00	0.00	0.00	0.00	0.00
鼻咽	C11	9	0.40	0.00	0.00	0.00	0.00	0.00	0.00	0.00	0.00	0.00	0.51
喉咽	C12-C13	0	0.00	0.00	0.00	0.00	0.00	0.00	0.00	0.00	0.00	0.00	0.00
咽，部位不明	C14	2	0.09	0.00	0.00	0.00	0.00	0.00	0.00	0.00	0.00	0.00	0.00
食管	C15	416	18.45	0.00	0.00	0.00	0.00	0.00	0.00	0.00	0.00	0.99	1.01
胃	C16	461	20.45	0.00	0.00	0.00	0.00	0.00	0.00	0.45	1.21	1.49	7.08
小肠	C17	16	0.71	0.00	0.00	0.00	0.00	0.00	0.00	0.00	0.00	0.00	0.00
结肠	C18	66	2.93	0.00	0.92	0.00	0.00	0.00	0.00	0.00	0.60	0.00	0.51
直肠	C19-C20	85	3.77	0.00	0.00	0.00	0.00	0.00	0.00	0.00	0.00	0.50	0.51
肛门	C21	1	0.04	0.00	0.00	0.00	0.00	0.00	0.00	0.00	0.00	0.00	0.00
肝脏	C22	243	10.78	0.00	0.92	0.83	0.00	0.70	0.00	0.00	1.21	0.99	3.03
胆囊及其他	C23-C24	40	1.77	0.00	0.00	0.00	0.00	0.00	0.00	0.00	0.00	0.00	0.00
胰腺	C25	66	2.93	0.00	0.00	0.00	0.00	0.00	0.00	0.00	0.00	0.50	0.00
鼻，鼻窦及其他	C30-C31	1	0.04	0.00	0.00	0.00	0.00	0.00	0.00	0.00	0.00	0.00	0.00
喉	C32	10	0.44	0.00	0.00	0.00	0.00	0.00	0.00	0.00	0.00	0.00	0.51
气管,支气管,肺	C33-C34	636	28.21	0.00	0.00	0.00	0.00	0.70	0.50	0.00	0.60	2.48	9.10
其他的胸腔器官	C37-C38	5	0.22	0.00	0.00	0.00	0.00	0.00	0.50	0.00	0.00	0.00	0.00
骨	C40-C41	24	1.06	0.00	0.00	0.00	0.00	0.70	0.00	0.00	0.00	0.00	2.02
皮肤的黑色素瘤	C43	0	0.00	0.00	0.00	0.00	0.00	0.00	0.00	0.00	0.00	0.00	0.00
其他的皮肤	C44	13	0.58	0.00	0.00	0.00	0.00	0.00	0.00	0.00	0.00	0.50	0.51
间皮瘤	C45	1	0.04	0.00	0.00	0.00	0.00	0.00	0.00	0.00	0.00	0.00	0.00
卡波氏肉瘤	C46	1	0.04	0.00	0.00	0.00	0.00	0.00	0.00	0.00	0.00	0.00	0.00
周围神经，其它结缔	C47;C49	1	0.04	0.00	0.00	0.00	0.00	0.00	0.00	0.00	0.00	0.00	0.00
乳房	C50	196	8.69	0.00	0.00	0.00	0.96	0.00	1.50	0.00	1.81	3.47	7.08
外阴	C51	3	0.13	0.00	0.00	0.00	0.00	0.00	0.00	0.00	0.00	0.00	0.00
阴道	C52	4	0.18	0.00	0.00	0.00	0.00	0.00	0.00	0.00	0.00	0.50	0.00
子宫颈	C53	100	4.44	0.00	0.00	0.00	0.00	0.00	0.00	0.45	0.60	3.47	3.03
子宫体	C54	50	2.22	0.00	0.00	0.00	0.00	0.00	0.00	0.00	0.00	0.00	0.51
子宫，部位不明	C55	25	1.11	0.00	0.00	0.00	0.00	0.00	0.00	0.00	0.00	1.49	0.51
卵巢	C56	52	2.31	0.00	0.00	0.00	0.00	0.00	2.00	0.90	0.00	0.50	2.53
其他的女性生殖器	C57	1	0.04	0.00	0.00	0.00	0.00	0.00	0.00	0.00	0.00	0.00	0.00
胎盘	C58	0	0.00	0.00	0.00	0.00	0.00	0.00	0.00	0.00	0.00	0.00	0.00
阴茎	C60	0	0.00	0.00	0.00	0.00	0.00	0.00	0.00	0.00	0.00	0.00	0.00
前列腺	C61	0	0.00	0.00	0.00	0.00	0.00	0.00	0.00	0.00	0.00	0.00	0.00
睾丸	C62	0	0.00	0.00	0.00	0.00	0.00	0.00	0.00	0.00	0.00	0.00	0.00
其他的男性生殖器	C63	0	0.00	0.00	0.00	0.00	0.00	0.00	0.00	0.00	0.00	0.00	0.00
肾	C64	22	0.98	0.00	0.00	0.00	0.00	0.00	0.00	0.00	0.00	0.50	0.51
肾盂	C65	0	0.00	0.00	0.00	0.00	0.00	0.00	0.00	0.00	0.00	0.00	0.00
输尿管	C66	2	0.09	0.00	0.00	0.00	0.00	0.00	0.00	0.00	0.00	0.00	0.00
膀胱	C67	20	0.89	0.00	0.00	0.00	0.00	0.00	0.00	0.00	0.00	0.00	0.51
其他的泌尿器官	C68	0	0.00	0.00	0.00	0.00	0.00	0.00	0.00	0.00	0.00	0.00	0.00
眼	C69	2	0.09	0.00	0.00	0.00	0.00	0.00	0.00	0.00	0.00	0.00	0.00
脑,神经系统	C70-C72	68	3.02	3.60	2.77	0.00	0.00	1.40	0.00	0.90	1.21	1.49	1.52
甲状腺	C73	14	0.62	0.00	0.00	0.00	0.00	0.00	0.00	0.00	0.00	0.00	0.51
肾上腺	C74	0	0.00	0.00	0.00	0.00	0.00	0.00	0.00	0.00	0.00	0.00	0.00
其他的内分泌腺	C75	0	0.00	0.00	0.00	0.00	0.00	0.00	0.00	0.00	0.00	0.00	0.00
霍奇金病	C81	2	0.09	0.00	0.00	0.00	0.00	0.00	0.00	0.00	0.00	0.50	0.00
非霍奇金淋巴瘤	C82-C85;C96	24	1.06	0.00	0.00	0.00	0.00	0.00	0.00	0.45	0.00	0.00	0.51
免疫增生性疾病	C88	0	0.00	0.00	0.00	0.00	0.00	0.00	0.00	0.00	0.00	0.00	0.00
多发性骨髓瘤	C90	10	0.44	0.00	0.00	0.00	0.00	0.70	0.00	0.00	0.00	0.50	0.00
淋巴样白血病	C91	13	0.58	3.60	0.00	0.00	0.00	0.00	0.50	0.00	0.60	0.00	1.01
髓样白血病	C92-C94	15	0.67	3.60	0.00	0.00	0.00	0.00	0.00	0.00	0.00	0.99	0.00
白血病，未特指	C95	51	2.26	0.00	0.00	0.83	0.96	1.40	1.00	1.35	3.02	1.49	1.01
其他的或未指明部位	O&U	141	6.25	0.00	0.92	0.00	0.00	0.00	0.00	0.90	0.00	3.47	1.01
所有部位合计	ALL	2920	129.51	14.39	5.55	1.67	1.92	5.59	5.99	5.41	10.88	26.30	45.01
所有部位除外 C44	ALLbC44	2907	128.93	14.39	5.55	1.67	1.92	5.59	5.99	5.41	10.88	25.80	44.51

45-49	50-54	55-59	60-64	65-69	70-74	75-79	80-84	85+	构成(%)	中国人口标化率	世界人口标化率	累积率%		截缩率
												0-64	0-74	
0.00	0.00	0.00	0.00	0.00	0.00	0.00	0.00	0.00	0.00	0.00	0.00	0.00	0.00	0.00
0.00	0.00	0.69	0.00	0.00	1.83	0.00	0.00	0.00	0.07	0.06	0.06	0.00	0.01	0.09
0.00	0.00	0.69	0.95	0.00	1.83	0.00	0.00	16.68	0.17	0.19	0.22	0.01	0.02	0.31
0.00	0.00	0.00	0.00	0.00	0.00	0.00	0.00	0.00	0.00	0.00	0.00	0.00	0.00	0.00
0.57	0.00	0.00	0.00	0.00	0.00	0.00	0.00	0.00	0.03	0.04	0.03	0.00	0.00	0.11
0.57	1.27	0.00	0.00	1.46	1.83	0.00	5.29	33.37	0.31	0.36	0.40	0.01	0.03	0.41
0.00	0.00	0.00	0.00	1.46	0.00	0.00	5.29	0.00	0.07	0.07	0.07	0.00	0.01	0.00
8.02	16.55	26.15	60.15	115.07	115.42	195.82	216.83	333.67	14.25	15.12	15.35	0.56	1.72	15.75
11.46	15.92	46.80	69.70	99.04	120.92	167.03	174.52	500.50	15.79	16.58	17.20	0.77	1.87	21.48
0.00	0.64	1.38	1.91	4.37	3.66	5.76	15.87	16.68	0.55	0.58	0.59	0.02	0.06	0.53
2.29	1.27	4.82	6.68	8.74	23.82	40.32	42.31	33.37	2.26	2.39	2.34	0.08	0.25	2.23
2.29	3.18	8.95	5.73	7.28	40.31	43.20	37.02	100.10	2.91	3.07	3.09	0.11	0.34	3.04
0.57	0.00	0.00	0.00	0.00	0.00	0.00	0.00	0.00	0.03	0.04	0.03	0.00	0.00	0.11
9.74	12.73	19.27	31.51	34.96	65.96	100.79	95.19	316.98	8.32	8.92	9.24	0.40	0.91	11.27
0.57	0.64	4.13	4.77	2.91	16.49	17.28	42.31	33.37	1.37	1.41	1.39	0.05	0.15	1.36
1.15	5.09	6.19	8.59	13.11	25.65	8.64	26.44	100.10	2.26	2.40	2.57	0.11	0.30	3.05
0.00	0.00	0.00	0.00	0.00	1.83	0.00	0.00	0.00	0.03	0.04	0.04	0.00	0.01	0.00
0.00	0.64	1.38	0.00	4.37	3.66	0.00	5.29	0.00	0.34	0.35	0.35	0.01	0.05	0.38
13.17	21.65	37.86	78.29	106.33	161.23	308.14	423.08	1134.47	21.78	23.64	24.64	0.82	2.16	23.27
0.00	0.00	0.00	0.00	1.46	3.66	2.88	0.00	0.00	0.17	0.19	0.19	0.00	0.03	0.00
0.00	1.27	2.06	5.73	4.37	0.00	5.76	10.58	16.68	0.82	0.84	0.88	0.06	0.08	1.60
0.00	0.00	0.00	0.00	0.00	0.00	0.00	0.00	0.00	0.00	0.00	0.00	0.00	0.00	0.00
1.15	0.00	0.00	0.95	1.46	3.66	2.88	10.58	33.37	0.45	0.52	0.53	0.02	0.04	0.54
0.00	0.00	0.00	0.00	0.00	0.00	0.00	0.00	16.68	0.03	0.05	0.08	0.00	0.00	0.00
0.00	0.00	0.00	0.00	0.00	1.83	0.00	0.00	0.00	0.03	0.04	0.04	0.00	0.01	0.00
0.00	0.00	0.00	0.95	0.00	0.00	0.00	0.00	0.00	0.03	0.03	0.04	0.00	0.00	0.12
12.03	14.01	17.21	21.96	23.30	31.15	57.60	111.06	33.37	6.71	6.98	6.64	0.40	0.68	11.68
0.00	0.00	0.00	0.00	1.46	0.00	0.00	10.58	0.00	0.10	0.11	0.10	0.00	0.01	0.00
0.00	0.64	0.00	0.00	0.00	1.83	0.00	0.00	16.68	0.14	0.17	0.18	0.01	0.01	0.20
2.29	8.91	13.77	12.41	11.65	14.66	28.80	37.02	16.68	3.42	3.44	3.29	0.22	0.36	6.52
3.44	7.64	5.51	7.64	1.46	3.66	17.28	26.44	16.68	1.71	1.68	1.65	0.12	0.15	3.69
0.57	2.55	0.00	2.86	5.83	5.50	5.76	10.58	33.37	0.86	0.95	0.96	0.04	0.10	1.28
1.72	2.55	3.44	2.86	7.28	14.66	17.28	0.00	100.10	1.78	1.97	2.08	0.08	0.19	2.14
0.57	0.00	0.00	0.00	0.00	0.00	0.00	0.00	0.00	0.03	0.04	0.03	0.00	0.00	0.11
0.00	0.00	0.00	0.00	0.00	0.00	0.00	0.00	0.00	0.00	0.00	0.00	0.00	0.00	0.00
0.00	0.00	0.00	0.00	0.00	0.00	0.00	0.00	0.00	0.00	0.00	0.00	0.00	0.00	0.00
0.00	0.00	0.00	0.00	0.00	0.00	0.00	0.00	0.00	0.00	0.00	0.00	0.00	0.00	0.00
0.00	1.27	2.06	2.86	2.91	5.50	8.64	10.58	33.37	0.75	0.80	0.82	0.04	0.08	1.04
0.00	0.00	0.00	0.00	0.00	1.83	0.00	5.29	0.00	0.07	0.07	0.06	0.00	0.01	0.00
0.00	0.00	0.69	1.91	1.46	5.50	8.64	26.44	66.73	0.68	0.77	0.84	0.02	0.05	0.43
0.00	0.00	0.69	0.00	0.00	0.00	0.00	5.29	0.00	0.07	0.06	0.05	0.00	0.00	0.09
2.86	3.18	2.75	5.73	5.83	20.15	17.28	21.15	116.78	2.33	2.68	2.91	0.12	0.25	2.74
0.57	0.64	0.69	0.95	1.46	1.83	5.76	10.58	50.05	0.48	0.54	0.60	0.02	0.03	0.52
0.00	0.00	0.00	0.00	0.00	0.00	0.00	0.00	0.00	0.00	0.00	0.00	0.00	0.00	0.00
0.00	0.00	0.00	0.95	0.00	0.00	0.00	0.00	0.00	0.07	0.08	0.07	0.01	0.01	0.22
0.00	1.27	1.38	2.86	2.91	5.50	17.28	10.58	33.37	0.82	0.88	0.89	0.03	0.07	0.85
0.57	0.64	0.69	0.95	1.46	3.66	0.00	0.00	16.68	0.34	0.40	0.43	0.02	0.05	0.52
0.00	0.00	0.00	0.95	2.91	1.83	8.64	0.00	16.68	0.45	0.52	0.56	0.02	0.04	0.32
1.15	0.64	0.69	0.95	5.83	3.66	0.00	5.29	0.00	0.51	0.57	0.59	0.03	0.07	0.73
2.86	0.64	3.44	3.82	4.37	5.50	8.64	37.02	16.68	1.75	2.11	1.90	0.11	0.16	2.08
1.15	3.82	8.95	10.50	17.48	43.97	66.23	100.48	316.98	4.83	5.37	5.62	0.15	0.46	4.22
81.33	129.24	222.32	356.13	503.96	763.99	1166.31	1538.95	3570.24	100.00	107.12	109.65	4.50	10.84	125.03
80.19	129.24	222.32	355.18	502.51	760.32	1163.43	1528.37	3536.87	99.55	106.61	109.12	4.48	10.79	124.49

表6-1-13 河北省城市肿瘤登记地区2011年男女合计死亡主要指标(1/10万)

部位	ICD10	病例数	粗率	年龄组									
				0-	1-4	5-9	10-14	15-19	20-24	25-29	30-34	35-39	40-44
唇	C00	1	0.05	0.00	0.00	0.00	0.00	0.00	0.00	0.00	0.00	0.00	0.00
舌	C01-C02	4	0.19	0.00	0.00	0.00	0.00	0.00	0.00	0.00	0.51	0.00	0.52
口	C03-C06	3	0.14	0.00	0.00	0.00	0.00	0.00	0.00	0.00	0.00	0.46	0.00
唾液腺	C07-C08	0	0.00	0.00	0.00	0.00	0.00	0.00	0.00	0.00	0.00	0.00	0.00
扁桃腺	C09	0	0.00	0.00	0.00	0.00	0.00	0.00	0.00	0.00	0.00	0.00	0.00
其他的口咽	C10	1	0.05	0.00	0.00	0.00	0.00	0.00	0.00	0.00	0.00	0.00	0.00
鼻咽	C11	14	0.65	0.00	0.00	0.00	0.00	0.00	0.00	0.00	0.00	0.00	1.04
喉咽	C12-C13	1	0.05	0.00	0.00	0.00	0.00	0.00	0.00	0.00	0.00	0.00	0.00
咽,部位不明	C14	3	0.14	0.00	0.00	0.00	0.00	0.00	0.00	0.00	0.00	0.00	0.00
食管	C15	167	7.80	0.00	0.00	0.00	0.00	0.00	0.00	0.00	0.51	0.00	0.52
胃	C16	294	13.74	0.00	0.00	0.00	1.13	0.00	0.00	0.40	2.05	1.37	4.69
小肠	C17	42	1.96	4.94	0.00	0.00	0.00	0.00	0.00	0.00	0.00	0.00	1.04
结肠	C18	85	3.97	0.00	0.00	0.00	0.00	0.00	0.00	0.00	0.00	0.00	1.56
直肠	C19-C20	159	7.43	0.00	0.00	0.00	0.00	0.00	0.00	0.00	0.51	1.37	0.00
肛门	C21	1	0.05	0.00	0.00	0.00	0.00	0.00	0.00	0.00	0.00	0.00	0.00
肝脏	C22	401	18.74	4.94	1.24	0.00	0.00	0.00	1.38	0.79	1.03	2.28	4.69
胆囊及其他	C23-C24	57	2.66	0.00	0.00	0.00	0.00	0.00	0.00	0.40	0.00	0.00	0.00
胰腺	C25	102	4.77	0.00	0.00	0.00	0.00	0.00	0.00	0.00	0.00	0.46	1.04
鼻,鼻窦及其他	C30-C31	1	0.05	0.00	0.00	0.00	0.00	0.00	0.00	0.00	0.00	0.00	0.00
喉	C32	14	0.65	0.00	0.00	0.00	0.00	0.00	0.00	0.00	0.00	0.00	1.04
气管,支气管,肺	C33-C34	1117	52.20	0.00	1.24	0.00	0.00	1.83	2.07	0.40	2.57	4.10	17.71
其他的胸腔器官	C37-C38	11	0.51	0.00	0.00	0.00	0.00	0.00	0.69	0.00	0.00	0.00	0.00
骨	C40-C41	7	0.33	0.00	0.00	0.00	0.00	0.00	0.69	0.00	0.00	0.00	0.52
皮肤的黑色素瘤	C43	2	0.09	0.00	0.00	0.00	0.00	0.00	0.00	0.00	0.00	0.00	0.00
其他的皮肤	C44	10	0.47	0.00	0.00	0.00	0.00	0.00	0.00	0.00	0.00	0.46	0.00
间皮瘤	C45	2	0.09	0.00	0.00	0.00	0.00	0.00	0.00	0.00	0.00	0.00	0.00
卡波氏肉瘤	C46	2	0.09	0.00	0.00	0.00	0.00	0.00	0.00	0.00	0.00	0.00	0.00
周围神经,其它结缔	C47;C49	5	0.23	0.00	1.24	0.00	0.00	0.00	0.00	0.00	0.00	0.00	0.00
乳房	C50	138	6.45	0.00	0.00	0.00	1.13	0.00	2.07	0.00	1.54	1.82	6.25
外阴	C51	2	0.09	0.00	0.00	0.00	0.00	0.00	0.00	0.00	0.00	0.00	0.00
阴道	C52	3	0.14	0.00	0.00	0.00	0.00	0.00	0.00	0.00	0.00	0.46	0.00
子宫颈	C53	32	1.50	0.00	0.00	0.00	0.00	0.00	0.00	0.40	0.51	1.37	0.52
子宫体	C54	19	0.89	0.00	0.00	0.00	0.00	0.00	0.00	0.00	0.00	0.00	0.00
子宫,部位不明	C55	13	0.61	0.00	0.00	0.00	0.00	0.00	0.00	0.00	0.00	0.91	0.52
卵巢	C56	35	1.64	0.00	0.00	0.00	0.00	0.00	0.00	0.00	0.00	0.00	1.56
其他的女性生殖器	C57	1	0.05	0.00	0.00	0.00	0.00	0.00	0.00	0.00	0.00	0.00	0.00
胎盘	C58	0	0.00	0.00	0.00	0.00	0.00	0.00	0.00	0.00	0.00	0.00	0.00
阴茎	C60	2	0.09	0.00	0.00	0.00	0.99	0.00	0.00	0.00	0.00	0.00	0.00
前列腺	C61	32	1.50	0.00	0.00	0.00	0.00	0.00	0.00	0.00	0.00	0.00	0.00
睾丸	C62	0	0.00	0.00	0.00	0.00	0.00	0.00	0.00	0.00	0.00	0.00	0.00
其他的男性生殖器	C63	0	0.00	0.00	0.00	0.00	0.00	0.00	0.00	0.00	0.00	0.00	0.00
肾	C64	52	2.43	0.00	0.00	0.00	0.00	0.00	0.00	0.00	0.00	0.46	0.52
肾盂	C65	2	0.09	0.00	0.00	0.00	0.00	0.00	0.00	0.00	0.00	0.00	0.00
输尿管	C66	4	0.19	0.00	0.00	0.00	0.00	0.00	0.00	0.00	0.00	0.00	0.00
膀胱	C67	48	2.24	0.00	0.00	0.00	0.00	0.00	0.00	0.00	0.00	0.00	0.52
其他的泌尿器官	C68	0	0.00	0.00	0.00	0.00	0.00	0.00	0.00	0.00	0.00	0.00	0.00
眼	C69	1	0.05	0.00	0.00	0.00	0.00	0.00	0.00	0.00	0.00	0.00	0.00
脑,神经系统	C70-C72	74	3.46	4.94	1.24	0.00	0.00	1.83	1.38	0.40	1.03	2.28	1.56
甲状腺	C73	7	0.33	0.00	0.00	0.00	0.00	0.00	0.00	0.00	0.00	0.00	0.00
肾上腺	C74	0	0.00	0.00	0.00	0.00	0.00	0.00	0.00	0.00	0.00	0.00	0.00
其他的内分泌腺	C75	6	0.28	0.00	0.00	0.00	0.00	0.00	0.00	0.00	0.00	0.00	0.52
霍奇金病	C81	4	0.19	0.00	0.00	0.00	0.00	0.00	0.00	0.00	0.51	0.00	0.52
非霍奇金淋巴瘤	C82-C85;C96	34	1.59	0.00	0.00	0.00	0.00	0.00	0.00	0.00	0.51	0.00	0.52
免疫增生性疾病	C88	0	0.00	0.00	0.00	0.00	0.00	0.00	0.00	0.00	0.00	0.00	0.00
多发性骨髓瘤	C90	26	1.22	0.00	0.00	0.00	0.00	0.00	0.00	0.00	0.00	0.46	0.52
淋巴样白血病	C91	11	0.51	0.00	0.00	0.00	0.00	0.00	0.00	0.00	0.00	0.00	1.04
髓样白血病	C92-C94	28	1.31	4.94	0.00	0.00	0.00	0.00	0.69	0.00	1.03	0.46	0.52
白血病,未特指	C95	53	2.48	0.00	0.00	0.00	1.13	0.91	0.00	0.00	2.05	1.37	1.04
其他的或未指明部位	O&U	258	12.06	0.00	1.24	0.00	0.00	0.00	0.69	0.40	1.03	4.10	2.08
所有部位合计	ALL	3391	158.47	34.55	6.20	0.99	3.38	4.57	9.67	3.18	15.41	24.15	52.07
所有部位除外 C44	ALLbC44	3381	158.01	34.55	6.20	0.99	3.38	4.57	9.67	3.18	15.41	23.69	52.07

45-49	50-54	55-59	60-64	65-69	70-74	75-79	80-84	85+	构成(%)	中国人口标化率	世界人口标化率	累积率%		截缩率
												0-64	0-74	
0.00	0.00	0.00	0.00	1.57	0.00	0.00	0.00	0.00	0.03	0.04	0.05	0.00	0.01	0.00
0.00	0.00	0.00	0.00	0.00	3.86	0.00	0.00	0.00	0.12	0.17	0.14	0.01	0.02	0.10
0.00	0.00	0.71	0.00	1.57	0.00	0.00	0.00	0.00	0.09	0.11	0.10	0.01	0.01	0.18
0.00	0.00	0.00	0.00	0.00	0.00	0.00	0.00	0.00	0.00	0.00	0.00	0.00	0.00	0.00
0.57	0.00	0.00	0.00	0.00	0.00	0.00	0.00	0.00	0.03	0.04	0.03	0.00	0.00	0.11
0.57	0.64	0.71	0.00	3.14	1.93	3.15	6.06	94.90	0.41	0.68	0.83	0.01	0.04	0.51
0.57	0.00	0.00	0.00	0.00	0.00	0.00	0.00	0.00	0.03	0.04	0.03	0.00	0.00	0.11
0.00	0.64	0.00	0.00	1.57	0.00	0.00	6.06	0.00	0.09	0.12	0.11	0.00	0.01	0.10
2.85	7.65	12.01	25.34	33.00	36.65	84.95	115.05	498.22	4.92	7.08	7.75	0.24	0.59	6.71
9.69	6.37	20.49	28.51	70.72	75.23	141.59	211.94	688.02	8.67	12.42	13.02	0.37	1.10	10.40
1.14	0.64	2.83	3.17	9.43	15.43	22.02	36.33	47.45	1.24	1.70	1.75	0.05	0.17	1.30
2.28	2.55	6.36	5.28	11.00	23.15	69.22	84.78	118.62	2.51	3.40	3.33	0.09	0.26	2.66
3.99	6.37	13.43	14.78	28.29	52.08	81.80	96.89	427.05	4.69	6.68	7.13	0.20	0.60	5.70
0.57	0.00	0.00	0.00	0.00	0.00	0.00	0.00	0.00	0.03	0.04	0.03	0.00	0.00	0.11
13.68	21.03	38.87	54.90	78.58	106.10	154.17	242.22	498.22	11.83	15.73	16.24	0.70	1.63	19.49
0.00	0.64	4.24	6.33	3.14	21.22	44.05	78.72	71.17	1.68	2.27	2.20	0.06	0.18	1.47
2.85	6.37	5.65	13.73	22.00	32.79	56.63	48.44	142.35	3.01	4.09	4.19	0.15	0.42	4.37
0.00	0.00	0.00	0.00	0.00	1.93	0.00	0.00	0.00	0.03	0.04	0.04	0.00	0.01	0.00
1.14	1.27	1.41	0.00	1.57	7.72	3.15	0.00	0.00	0.41	0.51	0.48	0.02	0.07	0.81
22.23	39.51	74.20	134.09	204.31	306.72	585.22	847.77	2657.18	32.94	46.65	49.46	1.51	4.06	41.77
0.00	0.00	0.71	0.00	3.14	9.65	3.15	0.00	23.72	0.32	0.48	0.52	0.01	0.07	0.09
0.00	0.00	0.00	1.06	3.14	0.00	0.00	6.06	23.72	0.21	0.33	0.37	0.01	0.03	0.24
0.00	0.00	0.00	0.00	0.00	1.93	0.00	0.00	23.72	0.06	0.12	0.16	0.00	0.01	0.00
0.00	0.00	0.00	1.06	1.57	3.86	6.29	12.11	23.72	0.29	0.43	0.44	0.01	0.03	0.22
0.00	0.64	0.00	0.00	0.00	0.00	0.00	0.00	23.72	0.06	0.11	0.15	0.00	0.00	0.10
0.00	0.64	0.00	0.00	0.00	1.93	0.00	0.00	0.00	0.06	0.07	0.07	0.00	0.01	0.10
0.00	0.00	0.71	2.11	0.00	0.00	3.15	0.00	0.00	0.15	0.19	0.26	0.02	0.02	0.36
6.84	8.28	7.77	17.95	20.43	21.22	59.78	96.89	47.45	4.07	5.39	5.17	0.27	0.48	7.54
0.00	0.00	0.00	0.00	1.57	0.00	0.00	6.06	0.00	0.06	0.08	0.08	0.00	0.01	0.00
0.00	0.64	0.00	0.00	0.00	0.00	0.00	0.00	23.72	0.09	0.15	0.18	0.01	0.01	0.19
1.14	3.82	2.83	2.11	3.14	3.86	15.73	18.17	0.00	0.94	1.18	1.05	0.06	0.10	1.84
0.57	1.91	1.41	4.22	1.57	1.93	9.44	18.17	23.72	0.56	0.73	0.74	0.04	0.06	1.15
0.00	1.27	0.00	2.11	3.14	1.93	0.00	6.06	47.45	0.38	0.57	0.63	0.02	0.05	0.76
1.71	1.27	2.12	2.11	6.29	15.43	15.73	0.00	118.62	1.03	1.51	1.68	0.04	0.15	1.38
0.57	0.00	0.00	0.00	0.00	0.00	0.00	0.00	0.00	0.03	0.04	0.03	0.00	0.00	0.11
0.00	0.00	0.00	0.00	0.00	0.00	0.00	0.00	0.00	0.00	0.00	0.00	0.00	0.00	0.00
0.57	0.00	0.00	0.00	0.00	0.00	0.00	0.00	0.00	0.06	0.11	0.13	0.01	0.01	0.11
1.14	0.00	1.41	1.06	3.14	11.57	18.88	48.44	118.62	0.94	1.43	1.52	0.02	0.09	0.54
0.00	0.00	0.00	0.00	0.00	0.00	0.00	0.00	0.00	0.00	0.00	0.00	0.00	0.00	0.00
0.57	1.91	3.53	7.39	9.43	9.65	31.46	48.44	118.62	1.53	2.15	2.25	0.07	0.17	2.02
0.00	0.00	0.00	1.06	0.00	0.00	0.00	6.06	0.00	0.06	0.07	0.07	0.01	0.01	0.14
0.00	1.27	0.00	0.00	0.00	1.93	0.00	6.06	0.00	0.12	0.14	0.13	0.01	0.02	0.21
0.00	1.91	1.41	5.28	1.57	13.50	22.02	84.78	189.80	1.42	2.12	2.30	0.05	0.12	1.27
0.00	0.00	0.00	0.00	0.00	0.00	0.00	0.00	0.00	0.00	0.00	0.00	0.00	0.00	0.00
0.00	0.00	0.71	0.00	0.00	0.00	0.00	0.00	0.00	0.03	0.03	0.03	0.00	0.00	0.09
0.57	0.64	4.24	9.50	6.29	21.22	18.88	48.44	260.97	2.18	3.37	3.80	0.13	0.26	2.73
0.00	0.00	0.00	0.00	0.00	1.93	3.15	18.17	47.45	0.21	0.35	0.40	0.00	0.01	0.00
0.00	0.00	0.00	0.00	0.00	0.00	0.00	0.00	0.00	0.00	0.00	0.00	0.00	0.00	0.00
0.57	0.00	0.00	1.06	0.00	0.00	3.15	6.06	23.72	0.18	0.26	0.29	0.01	0.01	0.35
0.00	0.00	1.41	1.06	0.00	0.00	0.00	0.00	0.00	0.12	0.14	0.13	0.01	0.01	0.32
0.57	0.64	3.53	2.11	3.14	9.65	18.88	30.28	118.62	1.00	1.47	1.57	0.04	0.10	1.04
0.00	0.00	0.00	0.00	0.00	0.00	0.00	0.00	0.00	0.00	0.00	0.00	0.00	0.00	0.00
2.28	1.91	1.41	2.11	4.71	9.65	9.44	0.00	47.45	0.77	1.06	1.10	0.04	0.12	1.39
0.00	0.00	0.71	1.06	0.00	3.86	3.15	6.06	71.17	0.32	0.52	0.63	0.01	0.03	0.43
0.57	1.91	2.12	2.11	6.29	5.79	3.15	12.11	71.17	0.83	1.22	1.35	0.05	0.11	1.15
0.57	0.00	3.53	3.17	14.14	13.50	15.73	48.44	94.90	1.56	2.36	2.32	0.07	0.21	1.44
6.27	7.65	14.13	29.56	34.58	75.23	97.54	230.11	925.27	7.61	11.31	12.44	0.33	0.88	9.28
86.63	130.00	234.63	385.36	597.22	924.01	1604.63	2531.19	7710.56	100.00	141.27	148.91	4.81	12.42	132.49
86.63	130.00	234.63	384.31	595.65	920.16	1598.34	2519.07	7686.83	99.71	140.84	148.48	4.80	12.38	132.26

表6-1-14 河北省城市肿瘤登记地区2011年男性死亡主要指标(1/10万)

部位	ICD10	病例数	粗率	年龄组									
				0-	1-4	5-9	10-14	15-19	20-24	25-29	30-34	35-39	40-44
唇	C00	1	0.09	0.00	0.00	0.00	0.00	0.00	0.00	0.00	0.00	0.00	0.00
舌	C01-C02	4	0.37	0.00	0.00	0.00	0.00	0.00	0.00	0.00	1.01	0.00	1.02
口	C03-C06	1	0.09	0.00	0.00	0.00	0.00	0.00	0.00	0.00	0.00	0.00	0.00
唾液腺	C07-C08	0	0.00	0.00	0.00	0.00	0.00	0.00	0.00	0.00	0.00	0.00	0.00
扁桃腺	C09	0	0.00	0.00	0.00	0.00	0.00	0.00	0.00	0.00	0.00	0.00	0.00
其他的口咽	C10	0	0.00	0.00	0.00	0.00	0.00	0.00	0.00	0.00	0.00	0.00	0.00
鼻咽	C11	10	0.93	0.00	0.00	0.00	0.00	0.00	0.00	0.00	0.00	0.00	2.04
喉咽	C12-C13	1	0.09	0.00	0.00	0.00	0.00	0.00	0.00	0.00	0.00	0.00	0.00
咽，部位不明	C14	1	0.09	0.00	0.00	0.00	0.00	0.00	0.00	0.00	0.00	0.00	0.00
食管	C15	102	9.48	0.00	0.00	0.00	0.00	0.00	0.00	0.00	1.01	0.00	1.02
胃	C16	194	18.03	0.00	0.00	0.00	2.15	0.00	0.00	0.81	3.02	2.73	4.07
小肠	C17	27	2.51	9.44	0.00	0.00	0.00	0.00	0.00	0.00	0.00	0.00	2.04
结肠	C18	53	4.92	0.00	0.00	0.00	0.00	0.00	0.00	0.00	0.00	0.00	3.05
直肠	C19-C20	103	9.57	0.00	0.00	0.00	0.00	0.00	0.00	0.00	1.01	1.82	0.00
肛门	C21	0	0.00	0.00	0.00	0.00	0.00	0.00	0.00	0.00	0.00	0.00	0.00
肝脏	C22	276	25.65	9.44	0.00	0.00	0.00	0.00	2.70	1.62	1.01	3.64	6.11
胆囊及其他	C23-C24	28	2.60	0.00	0.00	0.00	0.00	0.00	0.00	0.81	0.00	0.00	0.00
胰腺	C25	56	5.20	0.00	0.00	0.00	0.00	0.00	0.00	0.00	0.00	0.00	2.04
鼻，鼻窦及其他	C30-C31	0	0.00	0.00	0.00	0.00	0.00	0.00	0.00	0.00	0.00	0.00	0.00
喉	C32	8	0.74	0.00	0.00	0.00	0.00	0.00	0.00	0.00	0.00	0.00	1.02
气管，支气管,肺	C33-C34	687	63.84	0.00	2.32	0.00	0.00	1.80	2.70	0.81	4.03	4.55	27.48
其他的胸腔器官	C37-C38	6	0.56	0.00	0.00	0.00	0.00	0.00	0.00	0.00	0.00	0.00	0.00
骨	C40-C41	5	0.46	0.00	0.00	0.00	0.00	1.35	0.00	0.00	0.00	0.00	0.00
皮肤的黑色素瘤	C43	2	0.19	0.00	0.00	0.00	0.00	0.00	0.00	0.00	0.00	0.00	0.00
其他的皮肤	C44	2	0.19	0.00	0.00	0.00	0.00	0.00	0.00	0.00	0.00	0.00	0.00
间皮瘤	C45	1	0.09	0.00	0.00	0.00	0.00	0.00	0.00	0.00	0.00	0.00	0.00
卡波氏肉瘤	C46	1	0.09	0.00	0.00	0.00	0.00	0.00	0.00	0.00	0.00	0.00	0.00
周围神经，其它结缔	C47;C49	4	0.37	0.00	2.32	0.00	0.00	0.00	0.00	0.00	0.00	0.00	0.00
乳房	C50	7	0.65	0.00	0.00	0.00	0.00	0.00	0.00	0.00	1.01	0.00	1.02
外阴	C51	0	0.00	0.00	0.00	0.00	0.00	0.00	0.00	0.00	0.00	0.00	0.00
阴道	C52	0	0.00	0.00	0.00	0.00	0.00	0.00	0.00	0.00	0.00	0.00	0.00
子宫颈	C53	0	0.00	0.00	0.00	0.00	0.00	0.00	0.00	0.00	0.00	0.00	0.00
子宫体	C54	0	0.00	0.00	0.00	0.00	0.00	0.00	0.00	0.00	0.00	0.00	0.00
子宫，部位不明	C55	0	0.00	0.00	0.00	0.00	0.00	0.00	0.00	0.00	0.00	0.00	0.00
卵巢	C56	0	0.00	0.00	0.00	0.00	0.00	0.00	0.00	0.00	0.00	0.00	0.00
其他的女性生殖器	C57	0	0.00	0.00	0.00	0.00	0.00	0.00	0.00	0.00	0.00	0.00	0.00
胎盘	C58	0	0.00	0.00	0.00	0.00	0.00	0.00	0.00	0.00	0.00	0.00	0.00
阴茎	C60	2	0.19	0.00	0.00	1.90	0.00	0.00	0.00	0.00	0.00	0.00	0.00
前列腺	C61	32	2.97	0.00	0.00	0.00	0.00	0.00	0.00	0.00	0.00	0.00	0.00
睾丸	C62	0	0.00	0.00	0.00	0.00	0.00	0.00	0.00	0.00	0.00	0.00	0.00
其他的男性生殖器	C63	0	0.00	0.00	0.00	0.00	0.00	0.00	0.00	0.00	0.00	0.00	0.00
肾	C64	33	3.07	0.00	0.00	0.00	0.00	0.00	0.00	0.00	0.00	0.00	0.00
肾盂	C65	2	0.19	0.00	0.00	0.00	0.00	0.00	0.00	0.00	0.00	0.00	0.00
输尿管	C66	2	0.19	0.00	0.00	0.00	0.00	0.00	0.00	0.00	0.00	0.00	0.00
膀胱	C67	36	3.35	0.00	0.00	0.00	0.00	0.00	0.00	0.00	0.00	0.00	1.02
其他的泌尿器官	C68	0	0.00	0.00	0.00	0.00	0.00	0.00	0.00	0.00	0.00	0.00	0.00
眼	C69	0	0.00	0.00	0.00	0.00	0.00	0.00	0.00	0.00	0.00	0.00	0.00
脑，神经系统	C70-C72	47	4.37	0.00	0.00	0.00	0.00	1.80	2.70	0.81	1.01	4.55	2.04
甲状腺	C73	1	0.09	0.00	0.00	0.00	0.00	0.00	0.00	0.00	0.00	0.00	0.00
肾上腺	C74	0	0.00	0.00	0.00	0.00	0.00	0.00	0.00	0.00	0.00	0.00	0.00
其他的内分泌腺	C75	6	0.56	0.00	0.00	0.00	0.00	0.00	0.00	0.00	0.00	0.00	1.02
霍奇金病	C81	3	0.28	0.00	0.00	0.00	0.00	0.00	0.00	0.00	1.01	0.00	0.00
非霍奇金淋巴瘤	C82-C85;C96	23	2.14	0.00	0.00	0.00	0.00	0.00	0.00	0.00	1.01	0.00	1.02
免疫增生性疾病	C88	0	0.00	0.00	0.00	0.00	0.00	0.00	0.00	0.00	0.00	0.00	0.00
多发性骨髓瘤	C90	19	1.77	0.00	0.00	0.00	0.00	0.00	0.00	0.00	0.00	0.00	1.02
淋巴样白血病	C91	7	0.65	0.00	0.00	0.00	0.00	0.00	0.00	0.00	0.00	0.00	0.00
髓样白血病	C92-C94	17	1.58	0.00	0.00	0.00	0.00	0.00	1.35	0.00	2.02	0.00	1.02
白血病，未特指	C95	27	2.51	0.00	0.00	0.00	0.00	0.00	0.00	0.00	0.00	0.91	1.02
其他的或未指明部位	O&U	144	13.38	0.00	0.00	0.00	0.00	0.00	1.35	0.00	2.02	3.64	2.04
所有部位合计	ALL	1981	184.08	37.75	4.64	1.90	2.15	3.59	12.16	4.87	19.15	21.85	61.06
所有部位除外 C44	ALLbC44	1979	183.90	37.75	4.64	1.90	2.15	3.59	12.16	4.87	19.15	21.85	61.06

45-49	50-54	55-59	60-64	65-69	70-74	75-79	80-84	85+	构成(%)	中国人口标化率	世界人口标化率	累积率%		截缩率
												0-64	0-74	
0.00	0.00	0.00	0.00	3.29	0.00	0.00	0.00	0.00	0.05	0.09	0.10	0.00	0.02	0.00
0.00	0.00	0.00	0.00	3.29	8.35	0.00	0.00	0.00	0.20	0.34	0.29	0.01	0.05	0.20
0.00	0.00	0.00	0.00	3.29	0.00	0.00	0.00	0.00	0.05	0.09	0.10	0.00	0.02	0.00
0.00	0.00	0.00	0.00	0.00	0.00	0.00	0.00	0.00	0.00	0.00	0.00	0.00	0.00	0.00
0.00	0.00	0.00	0.00	0.00	0.00	0.00	0.00	0.00	0.00	0.00	0.00	0.00	0.00	0.00
0.00	0.00	0.00	0.00	0.00	0.00	0.00	0.00	0.00	0.00	0.00	0.00	0.00	0.00	0.00
0.00	1.25	1.44	0.00	6.58	4.17	6.75	0.00	118.55	0.50	0.99	1.18	0.02	0.08	0.78
1.10	0.00	0.00	0.00	0.00	0.00	0.00	0.00	0.00	0.05	0.08	0.07	0.01	0.01	0.21
0.00	1.25	0.00	0.00	0.00	0.00	0.00	0.00	0.00	0.05	0.06	0.06	0.01	0.01	0.20
3.31	10.00	17.26	33.18	49.34	33.38	101.19	153.18	770.60	5.15	9.50	10.62	0.33	0.74	8.96
12.15	6.25	24.45	48.66	92.10	112.66	229.37	334.22	829.88	9.79	17.47	17.94	0.52	1.55	14.11
2.21	0.00	2.88	2.21	13.16	25.04	33.73	41.78	59.28	1.36	2.35	2.42	0.06	0.25	1.48
2.21	3.75	11.51	8.85	13.16	25.04	74.21	111.41	237.11	2.68	4.58	4.70	0.15	0.34	4.25
4.42	7.50	17.26	26.54	46.05	54.24	114.69	139.26	711.32	5.20	9.55	10.43	0.29	0.79	8.07
0.00	0.00	0.00	0.00	0.00	0.00	0.00	0.00	0.00	0.00	0.00	0.00	0.00	0.00	0.00
19.88	32.49	61.85	84.05	131.57	129.35	168.66	417.77	533.49	13.93	22.35	22.85	1.08	2.38	29.80
0.00	0.00	4.32	6.64	3.29	16.69	67.46	69.63	59.28	1.41	2.40	2.25	0.06	0.16	1.41
3.31	5.00	2.88	17.70	26.31	29.21	114.69	55.70	59.28	2.83	4.67	4.49	0.15	0.43	4.50
0.00	0.00	0.00	0.00	0.00	0.00	0.00	0.00	0.00	0.40	0.63	0.59	0.02	0.08	0.83
2.21	1.25	0.00	0.00	3.29	8.35	6.75	0.00	0.00	0.40	0.63	0.59	0.02	0.08	0.83
30.92	51.23	105.01	183.59	263.14	413.09	701.61	1127.98	3260.23	34.68	60.78	64.36	2.09	5.47	57.69
0.00	0.00	1.44	0.00	3.29	12.52	0.00	0.00	59.28	0.30	0.59	0.70	0.01	0.09	0.19
0.00	0.00	0.00	2.21	6.58	0.00	0.00	0.00	59.28	0.25	0.55	0.69	0.02	0.05	0.29
0.00	0.00	0.00	0.00	0.00	4.17	0.00	0.00	59.28	0.10	0.28	0.38	0.00	0.02	0.00
0.00	0.00	0.00	0.00	0.00	0.00	6.75	13.93	0.00	0.10	0.18	0.14	0.00	0.00	0.00
0.00	1.25	0.00	0.00	0.00	0.00	0.00	0.00	0.00	0.05	0.06	0.06	0.01	0.01	0.20
0.00	1.25	0.00	0.00	0.00	0.00	0.00	0.00	0.00	0.05	0.06	0.06	0.01	0.01	0.20
0.00	0.00	1.44	2.21	0.00	0.00	6.75	0.00	0.00	0.20	0.32	0.44	0.03	0.03	0.47
0.00	1.25	2.88	2.21	0.00	0.00	6.75	0.00	59.28	0.35	0.50	0.46	0.04	0.04	1.06
0.00	0.00	0.00	0.00	0.00	0.00	0.00	0.00	0.00	0.00	0.00	0.00	0.00	0.00	0.00
0.00	0.00	0.00	0.00	0.00	0.00	0.00	0.00	0.00	0.00	0.00	0.00	0.00	0.00	0.00
0.00	0.00	0.00	0.00	0.00	0.00	0.00	0.00	0.00	0.00	0.00	0.00	0.00	0.00	0.00
0.00	0.00	0.00	0.00	0.00	0.00	0.00	0.00	0.00	0.00	0.00	0.00	0.00	0.00	0.00
1.10	0.00	0.00	0.00	0.00	0.00	0.00	0.00	0.00	0.10	0.21	0.26	0.02	0.02	0.21
2.21	0.00	2.88	2.21	6.58	25.04	40.48	111.41	296.38	1.62	3.22	3.48	0.04	0.19	1.08
0.00	0.00	0.00	0.00	0.00	0.00	0.00	0.00	0.00	0.00	0.00	0.00	0.00	0.00	0.00
1.10	2.50	5.75	8.85	13.16	8.35	47.22	83.55	177.83	1.67	2.97	3.12	0.09	0.20	2.50
0.00	0.00	0.00	2.21	0.00	0.00	0.00	13.93	0.00	0.10	0.16	0.16	0.01	0.01	0.29
0.00	2.50	0.00	0.00	0.00	0.00	0.00	0.00	0.00	0.10	0.13	0.12	0.01	0.01	0.40
0.00	3.75	1.44	8.85	3.29	20.86	40.48	139.26	296.38	1.82	3.50	3.76	0.08	0.20	2.13
0.00	0.00	0.00	0.00	0.00	0.00	0.00	0.00	0.00	0.00	0.00	0.00	0.00	0.00	0.00
0.00	0.00	5.75	13.27	9.87	29.21	26.99	83.55	296.38	2.37	4.44	4.71	0.16	0.36	3.73
0.00	0.00	0.00	0.00	0.00	0.00	0.00	13.93	0.00	0.05	0.09	0.07	0.00	0.00	0.00
0.00	0.00	0.00	0.00	0.00	0.00	0.00	0.00	0.00	0.00	0.00	0.00	0.00	0.00	0.00
1.10	0.00	0.00	2.21	0.00	0.00	6.75	13.93	59.28	0.30	0.58	0.65	0.02	0.02	0.70
0.00	0.00	2.88	0.00	0.00	0.00	0.00	0.00	0.00	0.15	0.21	0.18	0.02	0.02	0.37
1.10	1.25	5.75	0.00	6.58	12.52	20.24	55.70	177.83	1.16	2.16	2.30	0.05	0.15	1.35
0.00	0.00	0.00	0.00	0.00	0.00	0.00	0.00	0.00	0.96	1.58	1.62	0.06	0.18	1.90
3.31	2.50	2.88	2.21	6.58	16.69	20.24	59.28		0.35	0.77	0.96	0.02	0.04	0.47
0.00	2.50	2.88	2.21	3.29	8.35	6.75	13.93	177.83	0.86	1.70	1.91	0.06	0.12	1.26
1.10	0.00	5.75	2.21	23.02	20.86	13.49	27.85	177.83	1.36	2.51	2.77	0.05	0.27	1.61
11.04	8.75	14.38	44.24	42.76	75.11	101.19	292.44	1244.81	7.27	13.92	15.50	0.44	1.03	12.21
103.82	147.44	306.39	508.75	779.55	1097.39	1969.91	3328.23	9899.23	100.00	176.63	186.92	6.02	15.41	165.10
103.82	147.44	306.39	508.75	779.55	1097.39	1963.17	3314.30	9899.23	99.90	176.46	186.79	6.02	15.41	165.10

表6-1-15 河北省城市肿瘤登记地区2011年女性死亡主要指标(1/10万)

部位	ICD10	病例数	粗率	年龄组									
				0-	1-4	5-9	10-14	15-19	20-24	25-29	30-34	35-39	40-44
唇	C00	0	0.00	0.00	0.00	0.00	0.00	0.00	0.00	0.00	0.00	0.00	0.00
舌	C01-C02	0	0.00	0.00	0.00	0.00	0.00	0.00	0.00	0.00	0.00	0.00	0.00
口	C03-C06	2	0.19	0.00	0.00	0.00	0.00	0.00	0.00	0.00	0.00	0.91	0.00
唾液腺	C07-C08	0	0.00	0.00	0.00	0.00	0.00	0.00	0.00	0.00	0.00	0.00	0.00
扁桃腺	C09	0	0.00	0.00	0.00	0.00	0.00	0.00	0.00	0.00	0.00	0.00	0.00
其他的口咽	C10	1	0.09	0.00	0.00	0.00	0.00	0.00	0.00	0.00	0.00	0.00	0.00
鼻咽	C11	4	0.38	0.00	0.00	0.00	0.00	0.00	0.00	0.00	0.00	0.00	0.00
喉咽	C12-C13	0	0.00	0.00	0.00	0.00	0.00	0.00	0.00	0.00	0.00	0.00	0.00
咽，部位不明	C14	2	0.19	0.00	0.00	0.00	0.00	0.00	0.00	0.00	0.00	0.00	0.00
食管	C15	65	6.11	0.00	0.00	0.00	0.00	0.00	0.00	0.00	0.00	0.00	0.00
胃	C16	100	9.40	0.00	0.00	0.00	0.00	0.00	0.00	0.00	1.05	0.00	5.33
小肠	C17	15	1.41	0.00	0.00	0.00	0.00	0.00	0.00	0.00	0.00	0.00	0.00
结肠	C18	32	3.01	0.00	0.00	0.00	0.00	0.00	0.00	0.00	0.00	0.00	0.00
直肠	C19-C20	56	5.27	0.00	0.00	0.00	0.00	0.00	0.00	0.00	0.00	0.91	0.00
肛门	C21	1	0.09	0.00	0.00	0.00	0.00	0.00	0.00	0.00	0.00	0.00	0.00
肝脏	C22	125	11.75	0.00	2.66	0.00	0.00	0.00	0.00	0.00	1.05	0.91	3.20
胆囊及其他	C23-C24	29	2.73	0.00	0.00	0.00	0.00	0.00	0.00	0.00	0.00	0.00	0.00
胰腺	C25	46	4.32	0.00	0.00	0.00	0.00	0.00	0.00	0.00	0.00	0.91	0.00
鼻,鼻窦及其他	C30-C31	1	0.09	0.00	0.00	0.00	0.00	0.00	0.00	0.00	0.00	0.00	0.00
喉	C32	6	0.56	0.00	0.00	0.00	0.00	0.00	0.00	0.00	0.00	0.00	1.07
气管,支气管,肺	C33-C34	430	40.43	0.00	0.00	0.00	1.86	1.41	0.00	0.00	1.05	3.65	7.47
其他的胸腔器官	C37-C38	5	0.47	0.00	0.00	0.00	0.00	0.00	1.41	0.00	0.00	0.00	0.00
骨	C40-C41	2	0.19	0.00	0.00	0.00	0.00	0.00	0.00	0.00	0.00	0.00	1.07
皮肤的黑色素瘤	C43	0	0.00	0.00	0.00	0.00	0.00	0.00	0.00	0.00	0.00	0.00	0.00
其他的皮肤	C44	8	0.75	0.00	0.00	0.00	0.00	0.00	0.00	0.00	0.00	0.91	0.00
间皮瘤	C45	1	0.09	0.00	0.00	0.00	0.00	0.00	0.00	0.00	0.00	0.00	0.00
卡波氏肉瘤	C46	1	0.09	0.00	0.00	0.00	0.00	0.00	0.00	0.00	0.00	0.00	0.00
周围神经,其它结缔	C47;C49	1	0.09	0.00	0.00	0.00	0.00	0.00	0.00	0.00	0.00	0.00	0.00
乳房	C50	131	12.32	0.00	0.00	0.00	2.36	0.00	4.24	0.00	2.10	3.65	11.73
外阴	C51	2	0.19	0.00	0.00	0.00	0.00	0.00	0.00	0.00	0.00	0.00	0.00
阴道	C52	3	0.28	0.00	0.00	0.00	0.00	0.00	0.00	0.00	0.00	0.91	0.00
子宫颈	C53	32	3.01	0.00	0.00	0.00	0.00	0.00	0.00	0.78	1.05	2.74	1.07
子宫体	C54	19	1.79	0.00	0.00	0.00	0.00	0.00	0.00	0.00	0.00	0.00	0.00
子宫,部位不明	C55	13	1.22	0.00	0.00	0.00	0.00	0.00	0.00	0.00	0.00	1.82	1.07
卵巢	C56	35	3.29	0.00	0.00	0.00	0.00	0.00	0.00	0.00	0.00	0.00	3.20
其他的女性生殖器	C57	1	0.09	0.00	0.00	0.00	0.00	0.00	0.00	0.00	0.00	0.00	0.00
胎盘	C58	0	0.00	0.00	0.00	0.00	0.00	0.00	0.00	0.00	0.00	0.00	0.00
阴茎	C60	0	0.00	0.00	0.00	0.00	0.00	0.00	0.00	0.00	0.00	0.00	0.00
前列腺	C61	0	0.00	0.00	0.00	0.00	0.00	0.00	0.00	0.00	0.00	0.00	0.00
睾丸	C62	0	0.00	0.00	0.00	0.00	0.00	0.00	0.00	0.00	0.00	0.00	0.00
其他的男性生殖器	C63	0	0.00	0.00	0.00	0.00	0.00	0.00	0.00	0.00	0.00	0.00	0.00
肾	C64	19	1.79	0.00	0.00	0.00	0.00	0.00	0.00	0.00	0.00	0.91	1.07
肾盂	C65	0	0.00	0.00	0.00	0.00	0.00	0.00	0.00	0.00	0.00	0.00	0.00
输尿管	C66	2	0.19	0.00	0.00	0.00	0.00	0.00	0.00	0.00	0.00	0.00	0.00
膀胱	C67	12	1.13	0.00	0.00	0.00	0.00	0.00	0.00	0.00	0.00	0.00	0.00
其他的泌尿器官	C68	0	0.00	0.00	0.00	0.00	0.00	0.00	0.00	0.00	0.00	0.00	0.00
眼	C69	1	0.09	0.00	0.00	0.00	0.00	0.00	0.00	0.00	0.00	0.00	0.00
脑,神经系统	C70-C72	27	2.54	10.35	2.66	0.00	1.86	0.00	0.00	0.00	1.05	0.00	1.07
甲状腺	C73	6	0.56	0.00	0.00	0.00	0.00	0.00	0.00	0.00	0.00	0.00	0.00
肾上腺	C74	0	0.00	0.00	0.00	0.00	0.00	0.00	0.00	0.00	0.00	0.00	0.00
其他的内分泌腺	C75	0	0.00	0.00	0.00	0.00	0.00	0.00	0.00	0.00	0.00	0.00	0.00
霍奇金病	C81	1	0.09	0.00	0.00	0.00	0.00	0.00	0.00	0.00	0.00	0.00	0.00
非霍奇金淋巴瘤	C82-C85;C96	11	1.03	0.00	0.00	0.00	0.00	0.00	0.00	0.00	0.00	0.00	0.00
免疫增生性疾病	C88	0	0.00	0.00	0.00	0.00	0.00	0.00	0.00	0.00	0.00	0.00	0.00
多发性骨髓瘤	C90	7	0.66	0.00	0.00	0.00	0.00	0.00	0.00	0.00	0.00	0.91	0.00
淋巴样白血病	C91	4	0.38	0.00	0.00	0.00	0.00	0.00	0.00	0.00	0.00	0.00	2.13
髓样白血病	C92-C94	11	1.03	10.35	0.00	0.00	0.00	0.00	0.00	0.00	0.00	0.91	0.00
白血病,未特指	C95	26	2.44	0.00	0.00	0.00	2.36	1.86	0.00	0.00	4.19	1.82	1.07
其他的或未指明部位	O&U	114	10.72	0.00	2.66	0.00	0.00	0.00	0.00	0.78	0.00	4.56	2.13
所有部位合计	ALL	1410	132.57	31.04	7.97	0.00	4.72	5.58	7.06	1.55	11.53	26.46	42.66
所有部位除外 C44	ALLbC44	1402	131.81	31.04	7.97	0.00	4.72	5.58	7.06	1.55	11.53	25.55	42.66

45-49	50-54	55-59	60-64	65-69	70-74	75-79	80-84	85+	构成(%)	中国人口标化率	世界人口标化率	累积率% 0-64	累积率% 0-74	截缩率
0.00	0.00	0.00	0.00	0.00	0.00	0.00	0.00	0.00	0.00	0.00	0.00	0.00	0.00	0.00
0.00	0.00	0.00	0.00	0.00	0.00	0.00	0.00	0.00	0.00	0.00	0.00	0.00	0.00	0.00
0.00	0.00	1.39	0.00	0.00	0.00	0.00	0.00	0.00	0.14	0.13	0.11	0.01	0.01	0.36
0.00	0.00	0.00	0.00	0.00	0.00	0.00	0.00	0.00	0.00	0.00	0.00	0.00	0.00	0.00
0.00	0.00	0.00	0.00	0.00	0.00	0.00	0.00	0.00	0.00	0.00	0.00	0.00	0.00	0.00
1.18	0.00	0.00	0.00	0.00	0.00	0.00	0.00	0.00	0.07	0.08	0.07	0.01	0.01	0.23
1.18	0.00	0.00	0.00	0.00	0.00	0.00	10.71	79.11	0.28	0.40	0.52	0.01	0.01	0.23
0.00	0.00	0.00	0.00	0.00	0.00	0.00	10.71	0.00	0.14	0.15	0.14	0.00	0.02	0.00
2.36	5.20	6.95	18.18	18.06	39.46	70.75	85.72	316.46	4.61	5.09	5.46	0.16	0.45	4.54
7.07	6.50	16.67	10.10	51.16	43.05	64.86	117.86	593.35	7.09	8.05	8.80	0.23	0.70	6.90
0.00	1.30	2.78	4.04	6.02	7.18	11.79	32.14	39.56	1.06	1.11	1.14	0.04	0.11	1.09
2.36	1.30	1.39	2.02	9.03	21.53	64.86	64.29	39.56	2.27	2.42	2.21	0.04	0.19	1.11
3.53	5.20	9.72	4.04	12.04	50.23	53.07	64.29	237.34	3.97	4.32	4.48	0.12	0.43	3.48
1.18	0.00	0.00	0.00	0.00	0.00	0.00	0.00	0.00	0.07	0.08	0.07	0.01	0.01	0.23
7.07	9.10	16.67	28.28	30.10	86.10	141.51	107.15	474.68	8.87	9.68	10.19	0.34	0.92	9.43
0.00	1.30	4.17	6.06	3.01	25.11	23.58	85.72	79.11	2.06	2.13	2.13	0.06	0.20	1.53
2.36	7.80	8.34	10.10	18.06	35.88	5.90	42.86	197.78	3.26	3.52	3.85	0.15	0.42	4.27
0.00	0.00	0.00	0.00	0.00	3.59	0.00	0.00	0.00	0.07	0.07	0.07	0.00	0.02	0.00
0.00	1.30	2.78	0.00	0.00	7.18	0.00	0.00	0.00	0.43	0.39	0.38	0.03	0.06	0.77
12.95	27.31	44.46	88.88	150.48	215.26	483.49	632.17	2254.75	30.50	34.27	36.58	0.95	2.77	26.27
0.00	0.00	0.00	0.00	3.01	7.18	5.90	0.00	0.00	0.35	0.42	0.41	0.01	0.06	0.21
0.00	0.00	0.00	0.00	0.00	0.00	10.71	0.00	0.00	0.14	0.14	0.12	0.01	0.01	0.00
0.00	0.00	0.00	0.00	0.00	0.00	0.00	0.00	0.00	0.00	0.00	0.00	0.00	0.00	0.00
0.00	0.00	0.00	2.02	3.01	7.18	5.90	10.71	39.56	0.57	0.65	0.68	0.01	0.07	0.44
0.00	0.00	0.00	0.00	0.00	0.00	0.00	0.00	39.56	0.07	0.13	0.20	0.00	0.00	0.00
0.00	0.00	0.00	0.00	0.00	3.59	0.00	0.00	0.00	0.07	0.07	0.07	0.00	0.02	0.00
0.00	0.00	0.00	2.02	0.00	0.00	0.00	0.00	0.00	0.07	0.07	0.08	0.01	0.01	0.26
14.13	15.61	12.50	32.32	39.13	39.46	106.13	171.43	79.11	9.29	9.92	9.55	0.50	0.90	14.01
0.00	0.00	0.00	0.00	3.01	0.00	0.00	10.71	0.00	0.14	0.15	0.14	0.00	0.02	0.00
0.00	1.30	0.00	0.00	0.00	0.00	0.00	0.00	39.56	0.21	0.27	0.32	0.01	0.01	0.39
2.36	7.80	5.56	4.04	6.02	7.18	29.48	32.14	39.56	2.27	2.29	2.05	0.13	0.19	3.69
1.18	3.90	2.78	8.08	3.01	3.59	17.69	32.14	39.56	1.35	1.37	1.40	0.08	0.11	2.26
0.00	2.60	0.00	4.04	6.02	3.59	3.59	10.71	79.11	0.92	1.06	1.17	0.05	0.10	1.50
3.53	2.60	4.17	4.04	12.04	28.70	29.48	0.00	197.78	2.48	2.82	3.08	0.09	0.29	2.78
1.18	0.00	0.00	0.00	0.00	0.00	0.00	0.00	0.00	0.07	0.08	0.07	0.01	0.01	0.23
0.00	0.00	0.00	0.00	0.00	0.00	0.00	0.00	0.00	0.00	0.00	0.00	0.00	0.00	0.00
0.00	0.00	0.00	0.00	0.00	0.00	0.00	0.00	0.00	0.00	0.00	0.00	0.00	0.00	0.00
0.00	0.00	0.00	0.00	0.00	0.00	0.00	0.00	0.00	0.00	0.00	0.00	0.00	0.00	0.00
0.00	0.00	0.00	0.00	0.00	0.00	0.00	0.00	0.00	0.00	0.00	0.00	0.00	0.00	0.00
0.00	1.30	1.39	6.06	6.02	10.76	17.69	21.43	79.11	1.35	1.48	1.56	0.05	0.14	1.55
0.00	0.00	0.00	0.00	0.00	0.00	0.00	10.71	0.00	0.14	0.14	0.13	0.00	0.02	0.00
0.00	0.00	1.39	2.02	0.00	7.18	5.90	42.86	118.67	0.85	1.00	1.15	0.02	0.05	0.44
0.00	0.00	1.39	0.00	0.00	0.00	0.00	0.00	0.00	0.07	0.05	0.06	0.01	0.01	0.18
1.18	1.30	2.78	6.06	3.01	14.35	11.79	21.43	237.34	1.91	2.45	3.08	0.10	0.18	1.78
0.00	0.00	0.00	0.00	0.00	3.59	5.90	21.43	79.11	0.43	0.54	0.63	0.00	0.02	0.00
0.00	0.00	0.00	0.00	0.00	0.00	0.00	0.00	0.00	0.00	0.00	0.00	0.00	0.00	0.00
0.00	0.00	0.00	2.02	0.00	0.00	0.00	0.00	0.00	0.07	0.07	0.08	0.01	0.01	0.26
0.00	0.00	1.39	4.04	0.00	7.18	17.69	10.71	79.11	0.78	0.89	0.99	0.03	0.06	0.70
0.00	0.00	0.00	0.00	0.00	0.00	0.00	0.00	0.00	0.00	0.00	0.00	0.00	0.00	0.00
1.18	1.30	0.00	2.02	3.01	3.59	0.00	0.00	39.56	0.50	0.58	0.63	0.03	0.06	0.87
0.00	0.00	0.00	0.00	0.00	3.59	0.00	0.00	39.56	0.28	0.34	0.40	0.01	0.03	0.41
1.18	1.30	1.39	2.02	9.03	3.59	0.00	10.71	0.00	0.78	0.86	0.97	0.04	0.11	1.05
0.00	0.00	1.39	4.04	6.02	7.18	17.69	64.29	39.56	1.84	2.32	2.04	0.08	0.15	1.26
1.18	6.50	13.89	16.16	27.09	75.34	94.34	182.15	712.03	8.09	9.19	10.05	0.24	0.75	6.45
68.30	111.84	165.32	272.69	430.39	774.94	1285.38	1917.93	6250.00	100.00	111.27	117.28	3.65	9.68	101.15
68.30	111.84	165.32	270.67	427.38	767.77	1279.48	1907.21	6210.44	99.43	110.62	116.60	3.64	9.61	100.71

表6-1-16 河北省农村肿瘤登记地区2011年男女合计死亡主要指标(1/10万)

部位	ICD10	病例数	粗率	年龄组									
				0-	1-4	5-9	10-14	15-19	20-24	25-29	30-34	35-39	40-44
唇	C00	1	0.04	0.00	0.00	0.00	0.00	0.00	0.00	0.00	0.00	0.00	0.00
舌	C01-C02	3	0.12	0.00	0.00	0.00	0.00	0.00	0.00	0.00	0.00	0.00	0.00
口	C03-C06	8	0.33	0.00	0.00	0.00	0.00	0.00	0.00	0.00	0.00	0.00	0.00
唾液腺	C07-C08	0	0.00	0.00	0.00	0.00	0.00	0.00	0.00	0.00	0.00	0.00	0.00
扁桃腺	C09	0	0.00	0.00	0.00	0.00	0.00	0.00	0.00	0.00	0.00	0.00	0.00
其他的口咽	C10	0	0.00	0.00	0.00	0.00	0.00	0.00	0.00	0.00	0.00	0.00	0.00
鼻咽	C11	18	0.74	0.00	0.00	0.00	0.00	0.53	0.00	0.00	0.00	0.00	0.47
喉咽	C12-C13	0	0.00	0.00	0.00	0.00	0.00	0.00	0.00	0.00	0.00	0.00	0.00
咽, 部位不明	C14	0	0.00	0.00	0.00	0.00	0.00	0.00	0.00	0.00	0.00	0.00	0.00
食管	C15	977	40.15	0.00	0.00	0.00	0.00	0.00	0.00	0.00	1.39	3.22	5.70
胃	C16	1214	49.89	0.00	0.66	0.00	0.00	0.00	2.69	4.24	3.47	5.37	11.40
小肠	C17	4	0.16	0.00	0.00	0.00	0.00	0.00	0.00	0.00	0.00	0.00	0.00
结肠	C18	64	2.63	0.00	0.66	0.00	0.00	0.00	0.00	0.00	0.69	0.00	0.47
直肠	C19-C20	76	3.12	0.00	0.00	0.00	0.00	0.00	0.00	0.53	1.39	1.07	1.42
肛门	C21	0	0.00	0.00	0.00	0.00	0.00	0.00	0.00	0.00	0.00	0.00	0.00
肝脏	C22	395	16.23	0.00	0.00	0.64	0.00	0.53	0.00	0.00	2.77	2.15	9.02
胆囊及其他	C23-C24	19	0.78	0.00	0.00	0.00	0.00	0.00	0.00	0.00	0.00	0.00	0.00
胰腺	C25	39	1.60	0.00	0.00	0.00	0.00	0.00	0.00	0.53	0.00	0.00	0.47
鼻, 鼻窦及其他	C30-C31	0	0.00	0.00	0.00	0.00	0.00	0.00	0.00	0.00	0.00	0.00	0.00
喉	C32	25	1.03	0.00	0.00	0.00	0.00	0.00	0.00	0.00	0.69	0.54	0.00
气管, 支气管, 肺	C33-C34	642	26.38	0.00	0.00	0.00	0.00	0.00	0.38	0.53	0.69	2.69	15.20
其他的胸腔器官	C37-C38	1	0.04	0.00	0.00	0.00	0.00	0.00	0.00	0.00	0.00	0.00	0.00
骨	C40 C41	40	1.64	0.00	0.00	0.00	0.73	1.60	0.00	0.00	1.39	1.07	1.42
皮肤的黑色素瘤	C43	0	0.00	0.00	0.00	0.00	0.00	0.00	0.00	0.00	0.00	0.00	0.00
其他的皮肤	C44	12	0.49	0.00	0.00	0.00	0.00	0.00	0.00	0.00	0.00	0.00	0.47
间皮瘤	C45	0	0.00	0.00	0.00	0.00	0.00	0.00	0.00	0.00	0.00	0.00	0.00
卡波氏肉瘤	C46	0	0.00	0.00	0.00	0.00	0.00	0.00	0.00	0.00	0.00	0.00	0.00
周围神经, 其它结缔	C47;C49	1	0.04	0.00	0.00	0.00	0.00	0.00	0.00	0.00	0.00	0.00	0.00
乳房	C50	69	2.84	0.00	0.00	0.00	0.00	0.00	0.00	0.00	0.69	1.61	1.90
外阴	C51	1	0.04	0.00	0.00	0.00	0.00	0.00	0.00	0.00	0.00	0.00	0.00
阴道	C52	1	0.04	0.00	0.00	0.00	0.00	0.00	0.00	0.00	0.00	0.00	0.00
子宫颈	C53	68	2.79	0.00	0.00	0.00	0.00	0.00	0.00	0.00	0.00	2.15	2.37
子宫体	C54	31	1.27	0.00	0.00	0.00	0.00	0.00	0.00	0.00	0.00	0.00	0.47
子宫, 部位不明	C55	12	0.49	0.00	0.00	0.00	0.00	0.00	0.00	0.00	0.00	0.54	0.00
卵巢	C56	17	0.70	0.00	0.00	0.00	0.00	0.00	1.54	1.06	0.00	0.54	0.95
其他的女性生殖器	C57	0	0.00	0.00	0.00	0.00	0.00	0.00	0.00	0.00	0.00	0.00	0.00
胎盘	C58	0	0.00	0.00	0.00	0.00	0.00	0.00	0.00	0.00	0.00	0.00	0.00
阴茎	C60	1	0.04	0.00	0.00	0.00	0.00	0.00	0.00	0.00	0.00	0.00	0.00
前列腺	C61	8	0.33	0.00	0.00	0.00	0.00	0.00	0.00	0.00	0.00	0.00	0.00
睾丸	C62	1	0.04	0.00	0.00	0.00	0.00	0.00	0.00	0.00	0.00	0.00	0.00
其他的男性生殖器	C63	0	0.00	0.00	0.00	0.00	0.00	0.00	0.00	0.00	0.00	0.00	0.00
肾	C64	14	0.58	0.00	0.00	0.00	0.00	0.00	0.00	0.00	0.00	0.00	0.47
肾盂	C65	0	0.00	0.00	0.00	0.00	0.00	0.00	0.00	0.00	0.00	0.00	0.00
输尿管	C66	0	0.00	0.00	0.00	0.00	0.00	0.00	0.00	0.00	0.00	0.00	0.00
膀胱	C67	25	1.03	0.00	0.00	0.00	0.00	0.00	0.00	0.00	0.00	0.54	0.95
其他的泌尿器官	C68	0	0.00	0.00	0.00	0.00	0.00	0.00	0.00	0.00	0.00	0.00	0.00
眼	C69	1	0.04	0.00	0.00	0.00	0.00	0.00	0.00	0.00	0.00	0.00	0.00
脑, 神经系统	C70-C72	95	3.90	2.60	1.99	0.64	0.00	0.53	0.77	1.59	1.39	1.61	2.37
甲状腺	C73	8	0.33	0.00	0.00	0.00	0.00	0.00	0.00	0.00	0.00	0.00	0.47
肾上腺	C74	0	0.00	0.00	0.00	0.00	0.00	0.00	0.00	0.00	0.00	0.00	0.00
其他的内分泌腺	C75	1	0.04	0.00	0.00	0.00	0.00	0.00	0.38	0.00	0.00	0.00	0.00
霍奇金病	C81	3	0.12	0.00	0.00	0.00	0.00	0.00	0.00	0.00	0.00	0.54	0.00
非霍奇金淋巴瘤	C82-C85;C96	22	0.90	0.00	0.00	0.00	0.73	0.00	0.38	0.53	0.00	0.00	1.42
免疫增生性疾病	C88	0	0.00	0.00	0.00	0.00	0.00	0.00	0.00	0.00	0.00	0.00	0.00
多发性骨髓瘤	C90	3	0.12	0.00	0.00	0.00	0.00	0.53	0.00	0.00	0.00	0.00	0.00
淋巴样白血病	C91	26	1.07	5.19	0.00	0.64	0.73	0.00	0.77	0.53	0.69	0.54	0.95
髓样白血病	C92-C94	8	0.33	0.00	0.00	0.00	0.00	0.00	0.00	0.00	0.69	0.54	0.47
白血病, 未特指	C95	53	2.18	0.00	0.00	0.64	0.00	1.60	0.77	1.59	3.47	0.54	0.95
其他的或未指明部位	O&U	79	3.25	0.00	0.00	0.00	0.00	0.53	0.00	0.53	0.69	1.07	0.95
所有部位合计	ALL	4086	167.91	7.79	3.32	2.58	2.19	5.85	7.68	11.65	20.11	26.34	60.80
所有部位除外 C44	ALLbC44	4074	167.41	7.79	3.32	2.58	2.19	5.85	7.68	11.65	20.11	26.34	60.32

45-49	50-54	55-59	60-64	65-69	70-74	75-79	80-84	85+	构成(%)	中国人口标化率	世界人口标化率	累积率%		截缩率
												0-64	0-74	
0.00	0.00	0.00	0.00	0.00	0.00	3.06	0.00	0.00	0.02	0.04	0.03	0.00	0.00	0.00
0.00	0.00	0.69	0.00	1.43	1.90	0.00	0.00	0.00	0.07	0.10	0.11	0.00	0.02	0.09
0.00	1.22	0.69	1.85	0.00	3.81	0.00	0.00	19.63	0.20	0.29	0.34	0.02	0.04	0.52
0.00	0.00	0.00	0.00	0.00	0.00	0.00	0.00	0.00	0.00	0.00	0.00	0.00	0.00	0.00
0.00	0.00	0.00	0.00	0.00	0.00	0.00	0.00	0.00	0.00	0.00	0.00	0.00	0.00	0.00
1.10	2.44	0.69	3.70	2.86	5.71	0.00	0.00	0.00	0.44	0.62	0.64	0.04	0.09	1.27
0.00	0.00	0.00	0.00	0.00	0.00	0.00	0.00	0.00	0.00	0.00	0.00	0.00	0.00	0.00
0.00	0.00	0.00	0.00	0.00	0.00	0.00	0.00	0.00	0.00	0.00	0.00	0.00	0.00	0.00
22.10	38.42	74.26	144.39	247.75	289.31	495.85	516.48	431.88	23.91	35.85	35.53	1.45	4.13	40.41
28.17	43.30	126.52	211.95	266.37	363.55	462.18	446.34	510.40	29.71	43.56	43.89	2.19	5.34	59.36
0.00	0.00	0.69	0.93	2.86	0.00	0.00	0.00	0.00	0.10	0.14	0.15	0.01	0.02	0.21
1.66	4.27	6.88	5.55	10.02	24.74	30.61	19.13	39.26	1.57	2.34	2.34	0.10	0.27	2.71
1.66	4.27	8.25	8.33	12.89	24.74	33.67	19.13	19.63	1.86	2.79	2.66	0.13	0.32	3.63
0.00	0.00	0.00	0.00	0.00	0.00	0.00	0.00	0.00	0.00	0.00	0.00	0.00	0.00	0.00
22.65	29.89	36.44	71.27	77.33	59.00	91.82	133.90	196.31	9.67	14.04	14.18	0.88	1.56	25.27
0.55	0.61	2.06	2.78	4.30	5.71	12.24	6.38	0.00	0.47	0.67	0.65	0.03	0.08	0.83
0.55	3.05	4.13	5.55	7.16	9.52	12.24	19.13	39.26	0.95	1.42	1.46	0.07	0.15	1.94
0.00	0.00	0.00	0.00	0.00	0.00	0.00	0.00	0.00	0.00	0.00	0.00	0.00	0.00	0.00
0.00	0.61	1.38	2.78	12.89	3.81	6.12	12.75	39.26	0.61	1.02	1.05	0.03	0.11	0.74
19.89	28.67	48.82	98.11	131.75	184.63	241.80	318.82	471.14	15.71	23.48	23.70	1.07	2.66	30.89
0.00	0.00	0.00	0.00	0.00	0.00	3.06	0.00	0.00	0.02	0.04	0.03	0.00	0.00	0.00
1.66	1.22	3.44	7.40	5.73	1.90	9.18	12.75	19.63	0.98	1.55	1.50	0.10	0.14	2.40
0.00	0.00	0.00	0.00	0.00	0.00	0.00	0.00	0.00	0.00	0.00	0.00	0.00	0.00	0.00
1.10	0.61	0.69	0.00	0.00	1.90	6.12	12.75	39.26	0.29	0.49	0.51	0.01	0.02	0.49
0.00	0.00	0.00	0.00	0.00	0.00	0.00	0.00	0.00	0.00	0.00	0.00	0.00	0.00	0.00
0.00	0.00	0.00	0.00	0.00	1.90	0.00	0.00	0.00	0.02	0.04	0.04	0.00	0.01	0.00
4.97	6.71	11.69	6.48	4.30	11.42	9.18	31.88	0.00	1.69	2.35	2.22	0.17	0.25	5.07
0.00	0.00	0.00	0.00	0.00	0.00	0.00	6.38	0.00	0.02	0.04	0.03	0.00	0.00	0.00
1.10	4.88	11.00	10.18	8.59	11.42	15.30	25.51	19.63	1.66	2.32	2.29	0.16	0.26	4.61
2.76	5.49	4.13	3.70	0.00	1.90	9.18	12.75	0.00	0.76	1.02	0.98	0.08	0.09	2.52
0.55	1.22	0.00	0.93	2.86	3.81	6.12	6.38	0.00	0.29	0.46	0.42	0.02	0.05	0.53
0.00	1.22	1.38	0.93	0.93	0.00	3.06	0.00	19.63	0.42	0.61	0.62	0.04	0.05	0.78
0.00	0.00	0.00	0.00	0.00	0.00	0.00	0.00	0.00	0.00	0.00	0.00	0.00	0.00	0.00
0.00	0.00	0.00	0.00	0.00	0.00	0.00	6.38	0.00	0.02	0.04	0.03	0.00	0.00	0.00
0.00	0.00	0.69	0.00	0.00	1.90	6.12	12.75	39.26	0.20	0.35	0.39	0.00	0.01	0.09
0.00	0.61	0.00	0.00	0.00	0.00	0.00	0.00	0.00	0.02	0.03	0.03	0.00	0.00	0.10
0.00	0.00	0.00	0.00	0.00	0.00	0.00	0.00	0.00	0.00	0.00	0.00	0.00	0.00	0.00
0.00	1.22	2.06	1.85	1.43	1.90	3.06	19.13	0.00	0.34	0.47	0.45	0.03	0.04	0.79
0.00	0.00	0.00	0.00	0.00	0.00	0.00	0.00	0.00	0.00	0.00	0.00	0.00	0.00	0.00
0.00	0.00	0.00	6.48	4.30	3.81	12.24	25.51	39.26	0.61	0.97	1.00	0.04	0.08	1.12
0.00	0.00	0.00	0.00	0.00	0.00	0.00	6.38	0.00	0.02	0.04	0.03	0.00	0.00	0.00
6.08	7.32	6.88	6.48	8.59	28.55	24.49	19.13	39.26	2.33	3.51	3.51	0.19	0.37	4.85
0.55	0.61	0.69	0.93	1.43	0.00	3.06	0.00	19.63	0.20	0.30	0.33	0.02	0.02	0.51
0.00	0.00	0.00	0.00	0.00	0.00	0.00	0.00	0.00	0.00	0.00	0.00	0.00	0.00	0.00
0.00	0.00	0.00	0.00	0.00	0.00	0.00	0.00	0.00	0.02	0.03	0.03	0.00	0.00	0.00
0.00	0.61	0.00	0.00	0.00	0.00	3.06	0.00	0.00	0.07	0.12	0.09	0.01	0.01	0.20
1.10	1.22	2.06	0.93	4.30	1.90	9.18	6.38	0.00	0.54	0.81	0.76	0.04	0.07	1.07
0.00	0.00	0.00	0.00	0.00	0.00	0.00	0.00	0.00	0.00	0.00	0.00	0.00	0.00	0.00
0.00	0.00	0.69	0.00	0.00	1.90	0.00	0.00	0.00	0.07	0.11	0.11	0.01	0.02	0.09
0.55	1.22	2.75	1.85	2.86	0.00	9.18	0.00	19.63	0.64	0.99	1.04	0.06	0.08	1.19
0.55	0.61	0.00	0.00	1.43	3.81	0.00	0.00	0.00	0.20	0.34	0.29	0.01	0.04	0.40
4.42	1.83	4.81	2.78	8.59	5.71	15.30	6.38	0.00	1.30	2.12	1.91	0.12	0.19	2.42
5.52	0.61	5.50	10.18	12.89	13.32	45.91	57.39	39.26	1.93	3.00	2.84	0.13	0.26	3.58
129.27	193.95	369.92	618.28	846.37	1075.41	1582.44	1759.87	2061.25	100.00	148.56	148.28	7.26	16.87	200.68
128.17	193.34	369.24	618.28	846.37	1073.51	1576.32	1747.11	2021.99	99.71	148.07	147.77	7.25	16.85	200.19

表6-1-17 河北省农村肿瘤登记地区2011年男性死亡主要指标(1/10万)

部位	ICD10	病例数	粗率	0-	1-4	5-9	10-14	15-19	20-24	25-29	30-34	35-39	40-44
唇	C00	1	0.08	0.00	0.00	0.00	0.00	0.00	0.00	0.00	0.00	0.00	0.00
舌	C01-C02	1	0.08	0.00	0.00	0.00	0.00	0.00	0.00	0.00	0.00	0.00	0.00
口	C03-C06	5	0.40	0.00	0.00	0.00	0.00	0.00	0.00	0.00	0.00	0.00	0.00
唾液腺	C07-C08	0	0.00	0.00	0.00	0.00	0.00	0.00	0.00	0.00	0.00	0.00	0.00
扁桃腺	C09	0	0.00	0.00	0.00	0.00	0.00	0.00	0.00	0.00	0.00	0.00	0.00
其他的口咽	C10	0	0.00	0.00	0.00	0.00	0.00	0.00	0.00	0.00	0.00	0.00	0.00
鼻咽	C11	13	1.05	0.00	0.00	0.00	0.00	1.01	0.00	0.00	0.00	0.00	0.00
喉咽	C12-C13	0	0.00	0.00	0.00	0.00	0.00	0.00	0.00	0.00	0.00	0.00	0.00
咽，部位不明	C14	0	0.00	0.00	0.00	0.00	0.00	0.00	0.00	0.00	0.00	0.00	0.00
食管	C15	626	50.38	0.00	0.00	0.00	0.00	0.00	0.00	0.00	2.69	4.25	9.38
胃	C16	853	68.65	0.00	1.25	0.00	0.00	0.00	5.35	7.32	5.39	7.44	14.07
小肠	C17	3	0.24	0.00	0.00	0.00	0.00	0.00	0.00	0.00	0.00	0.00	0.00
结肠	C18	30	2.41	0.00	0.00	0.00	0.00	0.00	0.00	0.00	0.00	0.00	0.00
直肠	C19-C20	47	3.78	0.00	0.00	0.00	0.00	0.00	0.00	1.05	2.69	2.13	1.88
肛门	C21	0	0.00	0.00	0.00	0.00	0.00	0.00	0.00	0.00	0.00	0.00	0.00
肝脏	C22	277	22.29	0.00	0.00	0.00	0.00	0.00	0.00	0.00	4.04	3.19	15.01
胆囊及其他	C23-C24	8	0.64	0.00	0.00	0.00	0.00	0.00	0.00	0.00	0.00	0.00	0.00
胰腺	C25	19	1.53	0.00	0.00	0.00	0.00	0.00	0.00	1.05	0.00	0.00	0.94
鼻,鼻窦及其他	C30-C31	0	0.00	0.00	0.00	0.00	0.00	0.00	0.00	0.00	0.00	0.00	0.00
喉	C32	21	1.69	0.00	0.00	0.00	0.00	0.00	0.00	0.00	1.35	1.06	0.00
气管,支气管,肺	C33-C34	436	35.09	0.00	0.00	0.00	0.00	0.00	0.76	1.05	1.35	4.25	19.70
其他的胸腔器官	C37-C38	1	0.08	0.00	0.00	0.00	0.00	0.00	0.00	0.00	0.00	0.00	0.00
骨	C40-C41	18	1.45	0.00	0.00	0.00	1.33	2.03	0.00	0.00	2.69	2.13	0.00
皮肤的黑色素瘤	C43	0	0.00	0.00	0.00	0.00	0.00	0.00	0.00	0.00	0.00	0.00	0.00
其他的皮肤	C44	7	0.56	0.00	0.00	0.00	0.00	0.00	0.00	0.00	0.00	0.00	0.00
间皮瘤	C45	0	0.00	0.00	0.00	0.00	0.00	0.00	0.00	0.00	0.00	0.00	0.00
卡波氏肉瘤	C46	0	0.00	0.00	0.00	0.00	0.00	0.00	0.00	0.00	0.00	0.00	0.00
周围神经，其它结缔	C47;C49	1	0.08	0.00	0.00	0.00	0.00	0.00	0.00	0.00	0.00	0.00	0.00
乳房	C50	4	0.32	0.00	0.00	0.00	0.00	0.00	0.00	0.00	0.00	0.00	0.94
外阴	C51	0	0.00	0.00	0.00	0.00	0.00	0.00	0.00	0.00	0.00	0.00	0.00
阴道	C52	0	0.00	0.00	0.00	0.00	0.00	0.00	0.00	0.00	0.00	0.00	0.00
子宫颈	C53	0	0.00	0.00	0.00	0.00	0.00	0.00	0.00	0.00	0.00	0.00	0.00
子宫体	C54	0	0.00	0.00	0.00	0.00	0.00	0.00	0.00	0.00	0.00	0.00	0.00
子宫，部位不明	C55	0	0.00	0.00	0.00	0.00	0.00	0.00	0.00	0.00	0.00	0.00	0.00
卵巢	C56	0	0.00	0.00	0.00	0.00	0.00	0.00	0.00	0.00	0.00	0.00	0.00
其他的女性生殖器	C57	0	0.00	0.00	0.00	0.00	0.00	0.00	0.00	0.00	0.00	0.00	0.00
胎盘	C58	0	0.00	0.00	0.00	0.00	0.00	0.00	0.00	0.00	0.00	0.00	0.00
阴茎	C60	1	0.08	0.00	0.00	0.00	0.00	0.00	0.00	0.00	0.00	0.00	0.00
前列腺	C61	8	0.64	0.00	0.00	0.00	0.00	0.00	0.00	0.00	0.00	0.00	0.00
睾丸	C62	1	0.08	0.00	0.00	0.00	0.00	0.00	0.00	0.00	0.00	0.00	0.00
其他的男性生殖器	C63	0	0.00	0.00	0.00	0.00	0.00	0.00	0.00	0.00	0.00	0.00	0.00
肾	C64	11	0.89	0.00	0.00	0.00	0.00	0.00	0.00	0.00	0.00	0.00	0.94
肾盂	C65	0	0.00	0.00	0.00	0.00	0.00	0.00	0.00	0.00	0.00	0.00	0.00
输尿管	C66	0	0.00	0.00	0.00	0.00	0.00	0.00	0.00	0.00	0.00	0.00	0.00
膀胱	C67	17	1.37	0.00	0.00	0.00	0.00	0.00	0.00	0.00	0.00	1.06	0.94
其他的泌尿器官	C68	0	0.00	0.00	0.00	0.00	0.00	0.00	0.00	0.00	0.00	0.00	0.00
眼	C69	0	0.00	0.00	0.00	0.00	0.00	0.00	0.00	0.00	0.00	0.00	0.00
脑,神经系统	C70-C72	54	4.35	4.90	1.25	1.19	0.00	1.53	1.05	1.35	0.00	2.81
甲状腺	C73	0	0.00	0.00	0.00	0.00	0.00	0.00	0.00	0.00	0.00	0.00	0.00
肾上腺	C74	0	0.00	0.00	0.00	0.00	0.00	0.00	0.00	0.00	0.00	0.00	0.00
其他的内分泌腺	C75	1	0.08	0.00	0.00	0.00	0.00	0.00	0.76	0.00	0.00	0.00	0.00
霍奇金病	C81	2	0.16	0.00	0.00	0.00	0.00	0.00	0.00	0.00	0.00	0.00	0.00
非霍奇金淋巴瘤	C82-C85;C96	9	0.72	0.00	0.00	0.00	1.33	0.00	0.76	0.00	0.00	0.00	1.88
免疫增生性疾病	C88	0	0.00	0.00	0.00	0.00	0.00	0.00	0.00	0.00	0.00	0.00	0.00
多发性骨髓瘤	C90	0	0.00	0.00	0.00	0.00	0.00	0.00	0.00	0.00	0.00	0.00	0.00
淋巴样白血病	C91	17	1.37	4.90	0.00	1.19	1.33	0.00	0.76	1.05	0.00	1.06	1.88
髓样白血病	C92-C94	4	0.32	0.00	0.00	0.00	0.00	0.00	0.00	0.00	1.35	0.00	0.94
白血病，未特指	C95	28	2.25	0.00	0.00	0.00	0.00	2.03	0.00	0.00	5.39	0.00	0.94
其他的或未指明部位	O&U	52	4.19	0.00	0.00	0.00	0.00	1.01	0.00	0.00	1.35	0.00	1.88
所有部位合计	ALL	2576	207.32	9.80	2.50	2.38	4.00	6.08	9.93	12.55	29.63	26.56	74.12
所有部位除外 C44	ALLbC44	2569	206.76	9.80	2.50	2.38	4.00	6.08	9.93	12.55	29.63	26.56	74.12

45-49	50-54	55-59	60-64	65-69	70-74	75-79	80-84	85+	构成(%)	中国人口标化率	世界人口标化率	累积率% 0-64	累积率% 0-74	截缩率
0.00	0.00	0.00	0.00	0.00	0.00	6.71	0.00	0.00	0.04	0.09	0.07	0.00	0.00	0.00
0.00	0.00	0.00	0.00	2.91	0.00	0.00	0.00	0.00	0.04	0.08	0.09	0.00	0.01	0.00
0.00	2.39	1.39	1.89	0.00	3.87	0.00	0.00	0.00	0.19	0.32	0.33	0.03	0.05	0.81
0.00	0.00	0.00	0.00	0.00	0.00	0.00	0.00	0.00	0.00	0.00	0.00	0.00	0.00	0.00
0.00	0.00	0.00	0.00	0.00	0.00	0.00	0.00	0.00	0.00	0.00	0.00	0.00	0.00	0.00
2.19	2.39	1.39	7.57	2.91	7.74	0.00	0.00	0.00	0.50	0.90	0.94	0.07	0.13	1.96
0.00	0.00	0.00	0.00	0.00	0.00	0.00	0.00	0.00	0.00	0.00	0.00	0.00	0.00	0.00
30.65	48.93	103.98	193.14	290.71	387.16	711.12	785.98	614.25	24.30	48.48	47.73	1.97	5.35	54.80
40.51	60.87	177.46	304.85	392.46	530.41	697.71	785.98	675.68	33.11	64.10	64.18	3.12	7.74	84.06
0.00	0.00	1.39	1.89	2.91	0.00	0.00	0.00	0.00	0.12	0.20	0.22	0.02	0.03	0.42
1.09	7.16	5.55	0.00	11.63	23.23	46.96	16.37	61.43	1.16	2.36	2.32	0.07	0.24	2.08
2.19	7.16	8.32	9.47	23.26	19.36	33.54	32.75	61.43	1.82	3.72	3.58	0.17	0.39	4.65
0.00	0.00	0.00	0.00	0.00	0.00	0.00	0.00	0.00	0.00	0.00	0.00	0.00	0.00	0.00
32.84	42.97	51.30	109.82	116.29	73.56	127.47	212.87	184.28	10.75	20.09	20.12	1.30	2.25	37.60
0.00	1.19	0.00	1.89	5.81	3.87	13.42	16.37	0.00	0.31	0.64	0.60	0.02	0.06	0.44
1.09	3.58	4.16	3.79	5.81	3.87	13.42	32.75	61.43	0.74	1.52	1.56	0.07	0.12	2.00
0.00	0.00	0.00	0.00	0.00	0.00	0.00	0.00	0.00	0.00	0.00	0.00	0.00	0.00	0.00
0.00	1.19	2.77	5.68	17.44	7.74	13.42	16.37	122.85	0.82	1.91	2.05	0.06	0.19	1.49
26.28	40.58	66.55	128.76	200.59	267.14	362.27	474.86	798.53	16.93	34.02	34.43	1.45	3.79	41.47
0.00	0.00	0.00	0.00	0.00	0.00	6.71	0.00	0.00	0.04	0.09	0.07	0.00	0.00	0.00
3.28	0.00	2.77	3.79	2.91	3.87	6.71	16.37	0.00	0.70	1.57	1.36	0.09	0.12	1.89
0.00	0.00	0.00	0.00	0.00	0.00	0.00	0.00	0.00	0.00	0.00	0.00	0.00	0.00	0.00
0.00	1.19	1.39	0.00	0.00	3.87	13.42	16.37	61.43	0.27	0.67	0.72	0.01	0.03	0.37
0.00	0.00	0.00	0.00	0.00	0.00	0.00	0.00	0.00	0.00	0.00	0.00	0.00	0.00	0.00
0.00	0.00	0.00	0.00	0.00	3.87	0.00	0.00	0.00	0.04	0.08	0.08	0.00	0.02	0.00
0.00	1.19	1.39	0.00	0.00	0.00	6.71	0.00	0.00	0.16	0.26	0.24	0.02	0.02	0.55
0.00	0.00	0.00	0.00	0.00	0.00	0.00	0.00	0.00	0.00	0.00	0.00	0.00	0.00	0.00
0.00	0.00	0.00	0.00	0.00	0.00	0.00	0.00	0.00	0.00	0.00	0.00	0.00	0.00	0.00
0.00	0.00	0.00	0.00	0.00	0.00	0.00	0.00	0.00	0.00	0.00	0.00	0.00	0.00	0.00
0.00	0.00	0.00	0.00	0.00	0.00	0.00	16.37	0.00	0.04	0.11	0.08	0.00	0.00	0.00
0.00	0.00	1.39	0.00	0.00	3.87	13.42	32.75	122.85	0.31	0.91	1.05	0.01	0.03	0.18
0.00	1.19	0.00	0.00	0.00	0.00	0.00	0.00	0.00	0.04	0.06	0.06	0.01	0.01	0.19
0.00	0.00	0.00	0.00	0.00	0.00	0.00	0.00	0.00	0.00	0.00	0.00	0.00	0.00	0.00
0.00	1.19	1.39	3.79	2.91	3.87	6.71	49.12	0.00	0.43	0.86	0.80	0.04	0.07	1.04
0.00	0.00	0.00	0.00	0.00	0.00	0.00	0.00	0.00	0.00	0.00	0.00	0.00	0.00	0.00
0.00	0.00	0.00	11.36	5.81	3.87	13.42	49.12	61.43	0.66	1.46	1.51	0.07	0.12	1.85
0.00	0.00	0.00	0.00	0.00	0.00	0.00	0.00	0.00	0.00	0.00	0.00	0.00	0.00	0.00
7.66	9.55	11.09	7.57	8.72	30.97	26.83	16.37	61.43	2.10	3.94	4.03	0.23	0.43	5.98
0.00	0.00	0.00	0.00	0.00	0.00	0.00	0.00	0.00	0.00	0.00	0.00	0.00	0.00	0.00
0.00	0.00	0.00	0.00	0.00	0.00	6.71	0.00	0.00	0.04	0.06	0.06	0.00	0.00	0.00
0.00	1.19	0.00	0.00	0.00	0.00	6.71	0.00	0.00	0.08	0.15	0.13	0.01	0.01	0.19
2.19	0.00	2.77	0.00	2.91	0.00	0.00	0.00	0.00	0.35	0.65	0.62	0.04	0.06	1.14
0.00	0.00	0.00	0.00	0.00	0.00	0.00	0.00	0.00	0.00	0.00	0.00	0.00	0.00	0.00
1.09	2.39	5.55	1.89	0.00	0.00	0.00	0.00	61.43	0.66	1.31	1.47	0.10	0.10	2.13
0.00	1.19	0.00	0.00	0.00	3.87	0.00	0.00	0.00	0.16	0.34	0.27	0.02	0.04	0.37
3.28	2.39	4.16	1.89	14.54	7.74	33.54	0.00	0.00	1.09	2.34	2.19	0.10	0.21	1.98
9.85	0.00	6.93	15.15	17.44	15.49	53.67	114.62	61.43	2.02	4.22	4.01	0.18	0.35	5.12
164.22	239.90	463.07	814.21	1127.97	1409.27	2213.87	2685.44	3009.83	100.00	197.50	196.82	9.25	21.94	254.78
164.22	238.71	461.68	814.21	1127.97	1405.40	2200.46	2669.07	2948.40	99.73	196.84	196.10	9.24	21.91	254.40

表6-1-18 河北省农村肿瘤登记地区2011年女性死亡主要指标(1/10万)

部位	ICD10	病例数	粗率	年龄组									
				0-	1-4	5-9	10-14	15-19	20-24	25-29	30-34	35-39	40-44
唇	C00	0	0.00	0.00	0.00	0.00	0.00	0.00	0.00	0.00	0.00	0.00	0.00
舌	C01-C02	2	0.17	0.00	0.00	0.00	0.00	0.00	0.00	0.00	0.00	0.00	0.00
口	C03-C06	3	0.25	0.00	0.00	0.00	0.00	0.00	0.00	0.00	0.00	0.00	0.00
唾液腺	C07-C08	0	0.00	0.00	0.00	0.00	0.00	0.00	0.00	0.00	0.00	0.00	0.00
扁桃腺	C09	0	0.00	0.00	0.00	0.00	0.00	0.00	0.00	0.00	0.00	0.00	0.00
其他的口咽	C10	0	0.00	0.00	0.00	0.00	0.00	0.00	0.00	0.00	0.00	0.00	0.00
鼻咽	C11	5	0.42	0.00	0.00	0.00	0.00	0.00	0.00	0.00	0.00	0.00	0.96
喉咽	C12-C13	0	0.00	0.00	0.00	0.00	0.00	0.00	0.00	0.00	0.00	0.00	0.00
咽，部位不明	C14	0	0.00	0.00	0.00	0.00	0.00	0.00	0.00	0.00	0.00	0.00	0.00
食管	C15	351	29.47	0.00	0.00	0.00	0.00	0.00	0.00	0.00	0.00	2.18	1.92
胃	C16	361	30.31	0.00	0.00	0.00	0.00	0.00	0.00	1.07	1.43	3.26	8.66
小肠	C17	1	0.08	0.00	0.00	0.00	0.00	0.00	0.00	0.00	0.00	0.00	0.00
结肠	C18	34	2.85	0.00	1.42	0.00	0.00	0.00	0.00	0.00	1.43	0.00	0.96
直肠	C19-C20	29	2.43	0.00	0.00	0.00	0.00	0.00	0.00	0.00	0.00	0.00	0.96
肛门	C21	0	0.00	0.00	0.00	0.00	0.00	0.00	0.00	0.00	0.00	0.00	0.00
肝脏	C22	118	9.91	0.00	0.00	1.40	0.00	1.12	0.00	0.00	1.43	1.09	2.89
胆囊及其他	C23-C24	11	0.92	0.00	0.00	0.00	0.00	0.00	0.00	0.00	0.00	0.00	0.00
胰腺	C25	20	1.68	0.00	0.00	0.00	0.00	0.00	0.00	0.00	0.00	0.00	0.00
鼻,鼻窦及其他	C30-C31	0	0.00	0.00	0.00	0.00	0.00	0.00	0.00	0.00	0.00	0.00	0.00
喉	C32	4	0.34	0.00	0.00	0.00	0.00	0.00	0.00	0.00	0.00	0.00	0.00
气管, 支气管,肺	C33-C34	206	17.30	0.00	0.00	0.00	0.00	0.00	0.00	0.00	0.00	1.09	10.58
其他的胸腔器官	C37-C38	0	0.00	0.00	0.00	0.00	0.00	0.00	0.00	0.00	0.00	0.00	0.00
骨	C40-C41	22	1.85	0.00	0.00	0.00	0.00	1.12	0.00	0.00	0.00	0.00	2.89
皮肤的黑色素瘤	C43	0	0.00	0.00	0.00	0.00	0.00	0.00	0.00	0.00	0.00	0.00	0.00
其他的皮肤	C44	5	0.42	0.00	0.00	0.00	0.00	0.00	0.00	0.00	0.00	0.00	0.96
间皮瘤	C45	0	0.00	0.00	0.00	0.00	0.00	0.00	0.00	0.00	0.00	0.00	0.00
卡波氏肉瘤	C46	0	0.00	0.00	0.00	0.00	0.00	0.00	0.00	0.00	0.00	0.00	0.00
周围神经，其它结缔	C47;C49	0	0.00	0.00	0.00	0.00	0.00	0.00	0.00	0.00	0.00	0.00	0.00
乳房	C50	65	5.46	0.00	0.00	0.00	0.00	0.00	0.00	0.00	1.43	3.26	2.89
外阴	C51	1	0.08	0.00	0.00	0.00	0.00	0.00	0.00	0.00	0.00	0.00	0.00
阴道	C52	1	0.08	0.00	0.00	0.00	0.00	0.00	0.00	0.00	0.00	0.00	0.00
子宫颈	C53	68	5.71	0.00	0.00	0.00	0.00	0.00	0.00	0.00	0.00	4.35	4.81
子宫体	C54	31	2.60	0.00	0.00	0.00	0.00	0.00	0.00	0.00	0.00	0.00	0.96
子宫，部位不明	C55	12	1.01	0.00	0.00	0.00	0.00	0.00	0.00	0.00	0.00	1.09	0.00
卵巢	C56	17	1.43	0.00	0.00	0.00	0.00	0.00	3.09	2.15	0.00	1.09	1.92
其他的女性生殖器	C57	0	0.00	0.00	0.00	0.00	0.00	0.00	0.00	0.00	0.00	0.00	0.00
胎盘	C58	0	0.00	0.00	0.00	0.00	0.00	0.00	0.00	0.00	0.00	0.00	0.00
阴茎	C60	0	0.00	0.00	0.00	0.00	0.00	0.00	0.00	0.00	0.00	0.00	0.00
前列腺	C61	0	0.00	0.00	0.00	0.00	0.00	0.00	0.00	0.00	0.00	0.00	0.00
睾丸	C62	0	0.00	0.00	0.00	0.00	0.00	0.00	0.00	0.00	0.00	0.00	0.00
其他的男性生殖器	C63	0	0.00	0.00	0.00	0.00	0.00	0.00	0.00	0.00	0.00	0.00	0.00
肾	C64	3	0.25	0.00	0.00	0.00	0.00	0.00	0.00	0.00	0.00	0.00	0.00
肾盂	C65	0	0.00	0.00	0.00	0.00	0.00	0.00	0.00	0.00	0.00	0.00	0.00
输尿管	C66	0	0.00	0.00	0.00	0.00	0.00	0.00	0.00	0.00	0.00	0.00	0.00
膀胱	C67	8	0.67	0.00	0.00	0.00	0.00	0.00	0.00	0.00	0.00	0.00	0.96
其他的泌尿器官	C68	0	0.00	0.00	0.00	0.00	0.00	0.00	0.00	0.00	0.00	0.00	0.00
眼	C69	1	0.08	0.00	0.00	0.00	0.00	0.00	0.00	0.00	0.00	0.00	0.00
脑,神经系统	C70-C72	41	3.44	0.00	2.84	0.00	0.00	1.12	0.00	2.15	1.43	3.26	1.92
甲状腺	C73	8	0.67	0.00	0.00	0.00	0.00	0.00	0.00	0.00	0.00	0.00	0.96
肾上腺	C74	0	0.00	0.00	0.00	0.00	0.00	0.00	0.00	0.00	0.00	0.00	0.00
其他的内分泌腺	C75	0	0.00	0.00	0.00	0.00	0.00	0.00	0.00	0.00	0.00	0.00	0.00
霍奇金病	C81	1	0.08	0.00	0.00	0.00	0.00	0.00	0.00	0.00	0.00	1.09	0.00
非霍奇金淋巴瘤	C82-C85;C96	13	1.09	0.00	0.00	0.00	0.00	0.00	0.00	1.07	0.00	0.00	0.96
免疫增生性疾病	C88	0	0.00	0.00	0.00	0.00	0.00	0.00	0.00	0.00	0.00	0.00	0.00
多发性骨髓瘤	C90	3	0.25	0.00	0.00	0.00	0.00	1.12	0.00	0.00	0.00	0.00	0.00
淋巴样白血病	C91	9	0.76	5.51	0.00	0.00	0.00	0.00	0.77	0.00	1.43	0.00	0.00
髓样白血病	C92-C94	4	0.34	0.00	0.00	0.00	0.00	0.00	0.00	0.00	0.00	1.09	0.00
白血病，未特指	C95	25	2.10	0.00	0.00	1.40	0.00	1.12	1.54	3.22	1.43	1.09	0.96
其他的或未指明部位	O&U	27	2.27	0.00	0.00	0.00	0.00	0.00	0.00	1.07	0.00	2.18	0.00
所有部位合计	ALL	1510	126.78	5.51	4.26	2.81	0.00	5.60	5.40	10.73	10.00	26.11	47.14
所有部位除外 C44	ALLbC44	1505	126.36	5.51	4.26	2.81	0.00	5.60	5.40	10.73	10.00	26.11	46.18

45-49	50-54	55-59	60-64	65-69	70-74	75-79	80-84	85+	构成(%)	中国人口标化率	世界人口标化率	累积率% 0-64	累积率% 0-74	截缩率
0.00	0.00	0.00	0.00	0.00	0.00	0.00	0.00	0.00	0.00	0.00	0.00	0.00	0.00	0.00
0.00	0.00	1.36	0.00	0.00	3.74	0.00	0.00	0.00	0.13	0.13	0.13	0.01	0.03	0.18
0.00	0.00	0.00	1.81	0.00	3.74	0.00	0.00	28.85	0.20	0.23	0.29	0.01	0.03	0.23
0.00	0.00	0.00	0.00	0.00	0.00	0.00	0.00	0.00	0.00	0.00	0.00	0.00	0.00	0.00
0.00	0.00	0.00	0.00	0.00	0.00	0.00	0.00	0.00	0.00	0.00	0.00	0.00	0.00	0.00
0.00	2.49	0.00	0.00	2.82	3.74	0.00	0.00	0.00	0.33	0.35	0.34	0.02	0.05	0.59
0.00	0.00	0.00	0.00	0.00	0.00	0.00	0.00	0.00	0.00	0.00	0.00	0.00	0.00	0.00
13.38	27.44	45.02	97.77	206.04	194.69	315.23	344.61	346.22	23.25	24.74	24.81	0.94	2.94	26.23
15.61	24.95	76.39	123.12	143.95	202.18	264.57	229.74	432.78	23.91	24.88	25.37	1.27	3.00	35.10
0.00	0.00	0.00	0.00	2.82	0.00	0.00	0.00	0.00	0.07	0.08	0.08	0.00	0.01	0.00
2.23	1.25	8.18	10.86	8.47	26.21	16.89	20.89	28.85	2.25	2.38	2.43	0.13	0.30	3.28
1.12	1.25	8.18	7.24	2.82	29.95	33.77	10.44	0.00	1.92	1.95	1.88	0.09	0.26	2.59
0.00	0.00	0.00	0.00	0.00	0.00	0.00	0.00	0.00	0.00	0.00	0.00	0.00	0.00	0.00
12.27	16.22	21.83	34.40	39.51	44.93	61.92	83.54	201.96	7.81	8.28	8.49	0.46	0.89	13.01
1.12	0.00	4.09	3.62	2.82	7.49	11.26	0.00	0.00	0.73	0.73	0.72	0.04	0.10	1.21
0.00	2.49	4.09	7.24	8.47	14.98	11.26	10.44	28.85	1.32	1.37	1.44	0.07	0.19	1.86
0.00	0.00	0.00	0.00	8.47	0.00	0.00	10.44	0.00	0.26	0.30	0.31	0.00	0.04	0.00
13.38	16.22	31.37	68.80	64.92	104.83	140.73	219.30	317.37	13.64	14.22	14.46	0.71	1.56	20.39
0.00	0.00	0.00	0.00	0.00	0.00	0.00	0.00	0.00	0.00	0.00	0.00	0.00	0.00	0.00
0.00	2.49	4.09	10.86	8.47	0.00	11.26	10.44	28.85	1.46	1.47	1.56	0.11	0.15	2.89
0.00	0.00	0.00	0.00	0.00	0.00	0.00	0.00	0.00	0.00	0.00	0.00	0.00	0.00	0.00
2.23	0.00	0.00	0.00	0.00	0.00	0.00	10.44	28.85	0.33	0.38	0.39	0.02	0.02	0.62
0.00	0.00	0.00	0.00	0.00	0.00	0.00	0.00	0.00	0.00	0.00	0.00	0.00	0.00	0.00
0.00	0.00	0.00	0.00	0.00	0.00	0.00	0.00	0.00	0.00	0.00	0.00	0.00	0.00	0.00
10.04	12.47	21.83	12.67	8.47	22.46	11.26	52.21	0.00	4.30	4.37	4.14	0.32	0.48	9.60
0.00	0.00	0.00	0.00	0.00	3.74	0.00	10.44	0.00	0.07	0.07	0.05	0.00	0.02	0.00
2.23	9.98	21.83	19.92	16.93	22.46	28.15	41.77	28.85	4.50	4.50	4.44	0.32	0.51	9.20
5.58	11.23	8.18	7.24	0.00	3.74	16.89	20.89	0.00	2.05	1.99	1.92	0.17	0.18	5.07
1.12	2.49	0.00	1.81	5.64	7.49	11.26	10.44	0.00	0.79	0.88	0.81	0.03	0.10	1.06
0.00	2.49	2.73	1.81	2.82	0.00	5.63	0.00	28.85	1.13	1.19	1.19	0.08	0.09	1.57
0.00	0.00	0.00	0.00	0.00	0.00	0.00	0.00	0.00	0.00	0.00	0.00	0.00	0.00	0.00
0.00	0.00	0.00	0.00	0.00	0.00	0.00	0.00	0.00	0.00	0.00	0.00	0.00	0.00	0.00
0.00	0.00	0.00	0.00	0.00	0.00	0.00	0.00	0.00	0.00	0.00	0.00	0.00	0.00	0.00
0.00	1.25	2.73	0.00	0.00	0.00	0.00	0.00	0.00	0.20	0.17	0.17	0.02	0.02	0.55
0.00	0.00	0.00	0.00	0.00	0.00	0.00	0.00	0.00	0.00	0.00	0.00	0.00	0.00	0.00
0.00	0.00	0.00	1.81	2.82	3.74	11.26	10.44	28.85	0.53	0.58	0.60	0.01	0.05	0.42
0.00	0.00	0.00	0.00	0.00	0.00	0.00	10.44	0.00	0.07	0.07	0.05	0.00	0.00	0.00
4.46	4.99	2.73	5.43	8.47	26.21	22.52	20.89	28.85	2.72	3.12	3.04	0.15	0.32	3.72
1.12	1.25	1.36	1.81	2.82	0.00	5.63	0.00	28.85	0.53	0.56	0.60	0.03	0.05	1.01
0.00	0.00	0.00	0.00	0.00	0.00	0.00	0.00	0.00	0.00	0.00	0.00	0.00	0.00	0.00
0.00	0.00	0.00	0.00	0.00	0.00	0.00	0.00	0.00	0.07	0.10	0.07	0.01	0.01	0.21
0.00	2.49	1.36	1.81	5.64	3.74	16.89	10.44	0.00	0.86	0.92	0.86	0.04	0.09	1.00
0.00	0.00	1.36	0.00	0.00	3.74	0.00	0.00	0.00	0.20	0.22	0.23	0.01	0.03	0.18
0.00	0.00	0.00	1.81	5.64	0.00	16.89	0.00	0.00	0.60	0.70	0.69	0.03	0.05	0.23
1.12	0.00	0.00	0.00	2.82	3.74	0.00	0.00	0.00	0.26	0.33	0.29	0.01	0.04	0.43
5.58	1.25	5.46	3.62	2.82	3.74	0.00	10.44	0.00	1.66	1.92	1.80	0.13	0.17	2.85
1.12	1.25	4.09	5.43	8.47	11.23	39.40	20.89	28.85	1.79	1.97	1.85	0.08	0.17	2.07
93.67	145.94	278.28	430.93	572.96	752.56	1052.63	1169.59	1615.70	100.00	105.21	105.59	5.31	11.93	147.35
91.44	145.94	278.28	430.93	572.96	752.56	1052.63	1159.15	1586.84	99.67	104.84	105.20	5.29	11.92	146.74

二、河北省 8 个肿瘤登记处发病和死亡主要结果

表6-2-1 磁县恶性肿瘤发病主要指标(2011年)

ICD10	部位	男性 排名	病例数	粗率(1/10⁵)	构成(%)	中标率(1/10⁵)	世标率(1/10⁵)	累积率(%) 0-64	0-74	女性 排名	病例数	粗率(1/10⁵)	构成(%)	中标率(1/10⁵)	世标率(1/10⁵)	累积率(%) 0-64	0-74
C00-10, C12-14	口腔和咽喉(除外鼻咽)	10	11	3.41	1.07	4.14	4.08	0.22	0.46	18	3	0.95	0.38	0.83	0.84	0.09	0.09
C11	鼻咽	16	4	1.24	0.39	1.51	1.58	0.02	0.26	20	1	0.32	0.13	0.31	0.26	0.02	0.02
C15	食管	1	318	98.67	30.81	106.95	106.74	5.16	13.36	1	267	84.21	33.97	73.52	75.41	4.35	9.68
C16	胃	2	270	83.78	26.16	89.55	90.70	4.66	12.01	2	104	32.80	13.23	29.79	30.40	1.57	3.94
C18-21	结直肠肛门	5	38	11.79	3.68	12.52	11.99	0.69	1.34	7	31	9.78	3.94	8.07	8.00	0.55	0.90
C22	肝脏	4	68	21.10	6.59	21.72	21.57	1.56	2.54	5	45	14.19	5.73	12.91	13.19	0.45	1.39
C23-C24	胆囊及其他	12	9	2.79	0.87	2.85	2.79	0.19	0.36	11	12	3.78	1.53	3.38	3.68	0.19	0.47
C25	胰腺	7	13	4.03	1.26	4.68	4.91	0.25	0.52	16	5	1.58	0.64	1.20	1.25	0.13	0.13
C32	喉	13	8	2.48	0.78	3.03	3.36	0.11	0.25	19	2	0.63	0.25	0.48	0.51	0.05	0.05
C33-C34	气管,支气管,肺	3	193	59.88	18.70	66.10	66.02	3.02	8.07	3	99	31.23	12.60	28.46	27.43	1.09	2.79
C37-C38	其他的胸腔器官	15	5	1.55	0.48	1.62	1.57	0.09	0.16	23	0	0.00	0.00	0.00	0.00	0.00	0.00
C40-C41	骨	16	4	1.24	0.39	1.64	1.36	0.09	0.09	14	9	2.84	1.15	2.62	2.55	0.16	0.25
C43	皮肤的黑色素瘤	21	0	0.00	0.00	0.00	0.00	0.00	0.00	20	1	0.32	0.13	0.19	0.21	0.03	0.03
C50	乳房	21	0	0.00	0.00	0.00	0.00	0.00	0.00	4	53	16.72	6.74	15.60	13.61	1.20	1.36
C53	子宫颈	21	0	0.00	0.00	0.00	0.00	0.00	0.00	6	37	11.67	4.71	10.57	9.81	0.66	1.13
C54-55	子宫体及子宫部位不明	21	0	0.00	0.00	0.00	0.00	0.00	0.00	8	23	7.25	2.93	5.85	5.98	0.54	0.63
C56	卵巢	21	0	0.00	0.00	0.00	0.00	0.00	0.00	12	11	3.47	1.40	3.48	3.00	0.19	0.38
C61	前列腺	19	1	0.31	0.10	0.50	0.39	0.03	0.02	23	0	0.00	0.00	0.00	0.00	0.00	0.00
C62	睾丸	19	1	0.31	0.10	0.23	0.21	0.02	0.02	23	0	0.00	0.00	0.00	0.00	0.00	0.00
C64-66, 68	肾及泌尿系统不明	14	7	2.17	0.68	2.43	2.20	0.08	0.28	20	1	0.32	0.13	0.19	0.21	0.03	0.03
C67	膀胱	7	13	4.03	1.26	3.81	3.95	0.32	0.49	17	4	1.26	0.51	1.12	1.00	0.03	0.12
C70-C72	脑,神经系统	6	27	8.38	2.62	8.57	9.21	0.44	0.88	9	20	6.31	2.54	5.52	5.37	0.41	0.57
C73	甲状腺	18	2	0.62	0.19	0.78	0.57	0.02	0.02	14	9	2.84	1.15	2.62	2.17	0.16	0.16
C81-85,88,90,96	淋巴瘤	11	10	3.10	0.97	2.81	3.05	0.20	0.37	10	14	4.42	1.78	4.38	4.67	0.23	0.57
C91-C95	白血病	7	13	4.03	1.26	4.10	4.13	0.25	0.32	12	11	3.47	1.40	3.57	3.36	0.26	0.32
A_0	不明及其它恶性肿瘤		17	5.27	1.65	5.38	4.77	0.30	0.50		24	7.57	3.05	6.91	6.54	0.22	0.60
ALL	所有部位合计		1032	320.21	100.00	344.92	345.14	17.67	42.29		786	247.91	100.00	221.58	219.43	12.58	25.61
ALLbC44	所有部位除外 C44		1029	319.28	99.71	343.83	344.16	17.64	42.17		781	246.34	99.36	220.06	217.97	12.55	25.42

表6-2-2　磁县恶性肿瘤死亡主要指标(2011年)

ICD10	部位	男性								女性							
		排名	病例数	粗率(1/10⁵)	构成(%)	中标率(1/10⁵)	世标率(1/10⁵)	累积率(%) 0-64	0-74	排名	病例数	粗率(1/10⁵)	构成(%)	中标率(1/10⁵)	世标率(1/10⁵)	累积率(%) 0-64	0-74
C00-10, C12-14	口腔和咽喉(除外鼻咽)	14	4	1.24	0.52	1.29	1.30	0.07	0.14	17	3	0.95	0.58	1.03	1.06	0.04	0.23
C11	鼻咽	12	5	1.55	0.64	1.60	1.71	0.09	0.26	19	1	0.32	0.19	0.35	0.38	0.00	0.06
C15	食管	1	287	89.05	36.98	104.98	103.07	3.56	11.59	1	180	56.77	34.55	53.58	53.52	1.88	7.09
C16	胃	2	179	55.54	23.07	62.96	62.93	2.71	7.88	2	87	27.44	16.70	24.76	25.27	1.29	3.16
C18-21	结直肠肛门	5	23	7.14	2.96	7.83	6.85	0.38	0.62	7	15	4.73	2.88	4.22	4.44	0.23	0.64
C22	肝脏	4	62	19.24	7.99	19.49	20.06	1.33	2.17	4	39	12.30	7.49	11.64	11.38	0.29	1.15
C23-C24	胆囊及其他	14	4	1.24	0.52	1.59	1.49	0.03	0.20	14	5	1.58	0.96	1.30	1.30	0.12	0.12
C25	胰腺	12	5	1.55	0.64	2.17	2.53	0.07	0.14	12	7	2.21	1.34	1.86	1.82	0.10	0.16
C32	喉	8	7	2.17	0.90	2.92	3.31	0.07	0.31	19	1	0.32	0.19	0.23	0.18	0.00	0.00
C33-C34	气管，支气管，肺	3	139	43.13	17.91	49.31	50.42	2.19	5.59	3	66	20.82	12.67	18.02	18.42	0.80	1.78
C37-C38	其他的胸腔器官	17	1	0.31	0.13	0.40	0.31	0.00	0.00	22	0	0.00	0.00	0.00	0.00	0.00	0.00
C40-C41	骨	10	6	1.86	0.77	2.37	2.02	0.08	0.15	12	7	2.21	1.34	1.72	1.72	0.14	0.14
C43	皮肤的黑色素瘤	19	0	0.00	0.00	0.00	0.00	0.00	0.00	22	0	0.00	0.00	0.00	0.00	0.00	0.00
C50	乳房	19	0	0.00	0.00	0.00	0.00	0.00	0.00	5	28	8.83	5.37	7.68	7.34	0.56	0.91
C53	子宫颈	19	0	0.00	0.00	0.00	0.00	0.00	0.00	6	21	6.62	4.03	5.78	5.74	0.46	0.75
C54-55	子宫体及子宫部位不明	19	0	0.00	0.00	0.00	0.00	0.00	0.00	11	8	2.52	1.54	1.86	1.81	0.16	0.16
C56	卵巢	19	0	0.00	0.00	0.00	0.00	0.00	0.00	14	5	1.58	0.96	1.46	1.34	0.09	0.16
C61	前列腺	17	1	0.31	0.13	0.50	0.39	0.00	0.00	22	0	0.00	0.00	0.00	0.00	0.00	0.00
C62	睾丸	19	0	0.00	0.00	0.00	0.00	0.00	0.00	22	0	0.00	0.00	0.00	0.00	0.00	0.00
C64-66, 68	肾及泌尿系统不明	16	2	0.62	0.26	0.90	0.70	0.00	0.00	19	1	0.32	0.19	0.19	0.21	0.03	0.03
C67	膀胱	10	6	1.86	0.77	2.25	2.21	0.08	0.22	14	5	1.58	0.96	1.36	1.49	0.05	0.12
C70-C72	脑，神经系统	6	18	5.59	2.32	5.77	6.24	0.34	0.51	9	10	3.15	1.92	3.02	2.71	0.15	0.15
C73	甲状腺	19	0	0.00	0.00	0.00	0.00	0.00	0.00	17	3	0.95	0.58	0.76	0.78	0.08	0.08
C81-85,88,90,96	淋巴瘤	8	7	2.17	0.90	2.00	1.89	0.10	0.17	9	10	3.15	1.92	2.86	2.66	0.18	0.27
C91-C95	白血病	7	9	2.79	1.16	3.71	3.36	0.10	0.44	8	11	3.47	2.11	3.36	3.18	0.20	0.36
A_0	不明及其它恶性肿瘤	11	11	3.41	1.42	4.11	4.28	0.14	0.34		8	2.52	1.54	2.23	2.10	0.08	0.14
ALL.	所有部位合计		776	240.78	100.00	276.19	275.08	11.34	30.72		521	164.33	100.00	149.28	148.83	6.95	17.66
ALLbC44	所有部位除外 C44		774	240.16	99.74	274.96	273.58	11.34	30.72		519	163.70	99.62	148.80	148.28	6.95	17.66

表6-2-3 涉县恶性肿瘤发病主要指标(2011年)

ICD10	部位	男性 排名	病例数	粗率(1/10^5)	构成(%)	中标率(1/10^5)	世标率(1/10^5)	累积率(%) 0-64	累积率(%) 0-74	女性 排名	病例数	粗率(1/10^5)	构成(%)	中标率(1/10^5)	世标率(1/10^5)	累积率(%) 0-64	累积率(%) 0-74
C00-10, C12-14	口腔和咽喉(除外鼻咽)	15	2	1.04	0.28	0.97	0.86	0.05	0.05	18	1	0.56	0.22	0.98	0.57	0.05	0.05
C11	鼻咽	15	2	1.04	0.28	0.75	0.85	0.11	0.11	21	0	0.00	0.00	0.00	0.00	0.00	0.00
C15	食管	2	157	81.55	22.14	72.71	74.12	5.13	9.67	2	82	45.56	18.18	40.97	40.64	2.21	4.54
C16	胃	1	350	181.81	49.37	161.11	163.91	11.56	20.95	1	162	90.02	35.92	75.61	77.95	5.85	9.33
C18-21	结直肠肛门	5	24	12.47	3.39	12.02	12.21	0.59	1.67	6	18	10.00	3.99	8.48	8.15	0.61	0.88
C22	肝脏	4	47	24.41	6.63	23.33	25.37	1.63	2.61	8	10	5.56	2.22	4.67	4.96	0.35	0.74
C23-C24	胆囊及其他	18	1	0.52	0.14	0.62	0.48	0.00	0.00	12	4	2.22	0.89	2.33	2.48	0.06	0.45
C25	胰腺	11	4	2.08	0.56	1.73	1.80	0.15	0.29	14	2	1.11	0.44	1.02	1.03	0.05	0.21
C32	喉	8	6	3.12	0.85	2.58	2.86	0.28	0.42	14	2	1.11	0.44	0.99	1.06	0.05	0.16
C33-C34	气管，支气管，肺	3	69	35.84	9.73	32.11	33.06	2.16	4.57	5	25	13.89	5.54	11.42	11.25	0.90	1.17
C37-C38	其他的胸腔器官	19	0	0.00	0.00	0.00	0.00	0.00	0.00	18	1	0.56	0.22	0.39	0.36	0.03	0.03
C40-C41	骨	8	6	3.12	0.85	3.16	3.09	0.27	0.27	13	3	1.67	0.67	1.52	1.47	0.07	0.18
C43	皮肤的黑色素瘤	19	0	0.00	0.00	0.00	0.00	0.00	0.00	18	1	0.56	0.22	0.40	0.48	0.06	0.06
C50	乳房	19	0	0.00	0.00	0.00	0.00	0.00	0.00	4	34	18.89	7.54	15.75	14.71	1.34	1.45
C53	子宫颈	19	0	0.00	0.00	0.00	0.00	0.00	0.00	3	66	36.67	14.63	28.90	27.92	2.76	3.08
C54-55	子宫体及子宫部位不明	19	0	0.00	0.00	0.00	0.00	0.00	0.00	7	15	8.33	3.33	7.91	7.19	0.39	0.83
C56	卵巢	19	0	0.00	0.00	0.00	0.00	0.00	0.00	21	0	0.00	0.00	0.00	0.00	0.00	0.00
C61	前列腺	15	2	1.04	0.28	0.80	0.95	0.12	0.12	21	0	0.00	0.00	0.00	0.00	0.00	0.00
C62	睾丸	19	0	0.00	0.00	0.00	0.00	0.00	0.00	21	0	0.00	0.00	0.00	0.00	0.00	0.00
C64-66, 68	肾及泌尿系统不明	10	5	2.60	0.71	2.40	2.31	0.21	0.21	14	2	1.11	0.44	1.10	1.07	0.04	0.20
C67	膀胱	14	3	1.56	0.42	1.59	1.57	0.12	0.12	21	0	0.00	0.00	0.00	0.00	0.00	0.00
C70-C72	脑,神经系统	7	7	3.64	0.99	2.96	2.91	0.25	0.39	9	8	4.45	1.77	4.01	3.87	0.21	0.54
C73	甲状腺	11	4	2.08	0.56	1.60	1.82	0.22	0.22	10	6	3.33	1.33	2.50	2.58	0.29	0.29
C81-85, 88, 90, 96	淋巴瘤	11	4	2.08	0.56	1.55	1.80	0.23	0.23	14	2	1.11	0.44	1.04	1.16	0.06	0.17
C91-C95	白血病	6	14	7.27	1.97	6.64	6.01	0.49	0.49	10	6	3.33	1.33	3.63	3.89	0.23	0.34
A_0	不明及其它恶性肿瘤		2	1.04	0.28	0.98	0.96	0.04	0.18		1	0.56	0.22	0.66	0.65	0.00	0.16
ALL	所有部位合计		709	368.29	100.00	329.60	336.94	23.58	42.55		451	250.60	100.00	214.28	213.42	15.58	24.85
ALLbC44	所有部位除外 C44		708	367.78	99.86	329.02	336.38	23.58	42.41		450	250.05	99.78	213.62	212.77	15.58	24.69

表6-2-4 涉县恶性肿瘤死亡主要指标(2011年)

		男性						累积率(%)		女性						累积率(%)	
ICD10	部位	排名	病例数	粗率(1/10⁵)	构成(%)	中标率(1/10⁵)	世标率(1/10⁵)	0-64	0-74	排名	病例数	粗率(1/10⁵)	构成(%)	中标率(1/10⁵)	世标率(1/10⁵)	0-64	0-74
C00-10, C12-14	口腔和咽喉(除外鼻咽)	13	2	1.04	0.40	0.80	0.79	0.08	0.08	16	1	0.56	0.32	0.35	0.38	0.05	0.05
C11	鼻咽	9	4	2.08	0.80	1.86	1.85	0.13	0.27	10	3	1.67	0.95	1.49	1.43	0.07	0.23
C15	食管	2	124	64.41	24.65	62.44	62.91	3.12	8.12	2	78	43.34	24.61	41.44	41.46	1.65	4.99
C16	胃	1	241	125.19	47.91	123.81	123.74	5.47	16.62	1	106	58.90	33.44	55.19	54.51	2.61	7.12
C18-21	结直肠肛门	5	9	4.68	1.79	6.66	8.48	0.09	0.64	6	14	7.78	4.42	6.29	6.65	0.58	0.85
C22	肝脏	4	34	17.66	6.76	15.91	15.76	1.09	2.00	5	16	8.89	5.05	7.84	7.51	0.63	0.90
C23-C24	胆囊及其他	15	1	0.52	0.20	0.62	0.48	0.00	0.00	13	2	1.11	0.63	1.02	1.03	0.05	0.21
C25	胰腺	13	2	1.04	0.40	0.93	1.00	0.05	0.15	13	2	1.11	0.63	1.33	1.29	0.00	0.32
C32	喉	11	3	1.56	0.60	1.60	1.59	0.06	0.16	10	3	1.67	0.95	1.91	2.04	0.00	0.34
C33-C34	气管,支气管,肺	3	46	23.89	9.15	22.44	22.15	1.10	3.06	4	21	11.67	6.62	10.59	10.58	0.55	1.33
C37-C38	其他的胸腔器官	17	0	0.00	0.00	0.00	0.00	0.00	0.00	19	0	0.00	0.00	0.00	0.00	0.00	0.00
C40-C41	骨	8	6	3.12	1.19	3.50	3.16	0.19	0.33	10	3	1.67	0.95	1.61	1.49	0.03	0.14
C43	皮肤的黑色素瘤	17	0	0.00	0.00	0.00	0.00	0.00	0.00	19	0	0.00	0.00	0.00	0.00	0.00	0.00
C50	乳房	11	3	1.56	0.60	1.37	1.25	0.09	0.09	7	13	7.22	4.10	5.78	5.77	0.52	0.68
C53	子宫颈	17	0	0.00	0.00	0.00	0.00	0.00	0.00	3	30	16.67	9.46	13.76	14.18	1.05	1.94
C54-55	子宫体及子宫部位不明	17	0	0.00	0.00	0.00	0.00	0.00	0.00	8	10	5.56	3.15	5.72	5.25	0.15	0.70
C56	卵巢	17	0	0.00	0.00	0.00	0.00	0.00	0.00	19	0	0.00	0.00	0.00	0.00	0.00	0.00
C61	前列腺	17	0	0.00	0.00	0.00	0.00	0.00	0.00	19	0	0.00	0.00	0.00	0.00	0.00	0.00
C62	睾丸	17	0	0.00	0.00	0.00	0.00	0.00	0.00	19	0	0.00	0.00	0.00	0.00	0.00	0.00
C64-66, 68	肾及泌尿系统不明	17	0	0.00	0.00	0.00	0.00	0.00	0.00	16	1	0.56	0.32	0.44	0.43	0.04	0.04
C67	膀胱	9	4	2.08	0.80	2.21	2.05	0.12	0.12	19	0	0.00	0.00	0.00	0.00	0.00	0.00
C70-C72	脑,神经系统	6	8	4.16	1.59	3.70	3.58	0.24	0.52	9	5	2.78	1.58	2.65	2.70	0.12	0.44
C73	甲状腺	17	0	0.00	0.00	0.00	0.00	0.00	0.00	19	0	0.00	0.00	0.00	0.00	0.00	0.00
C81-85, 88, 90, 96	淋巴瘤	15	1	0.52	0.20	0.40	0.39	0.04	0.04	16	1	0.56	0.32	0.64	0.68	0.00	0.11
C91-C95	白血病	7	7	3.64	1.39	3.12	3.13	0.22	0.22	13	2	1.11	0.63	1.33	0.94	0.07	0.07
A_0	不明及其它恶性肿瘤		8	4.16	1.59	4.46	4.12	0.15	0.40		6	3.33	1.89	3.47	3.07	0.03	0.30
ALL	所有部位合计		503	261.29	100.00	255.84	256.43	12.24	32.82		317	176.14	100.00	162.83	161.39	8.20	20.78
ALLbC44	所有部位除外 C44		501	260.25	99.60	254.91	255.50	12.19	32.63		316	175.59	99.68	162.43	161.03	8.17	20.75

表6-2-5 保定市恶性肿瘤发病主要指标(2011年)

ICD10	部位	男性 排名	病例数	粗率(1/10^5)	构成(%)	中标率(1/10^5)	世标率(1/10^5)	累积率(%) 0-64	0-74	女性 排名	病例数	粗率(1/10^5)	构成(%)	中标率(1/10^5)	世标率(1/10^5)	累积率(%) 0-64	0-74
C00-10, C12-14	口腔和咽喉(除外鼻咽)	11	34	6.39	2.28	5.02	5.06	0.42	0.59	15	24	4.58	1.91	3.47	3.23	0.16	0.38
C11	鼻咽	20	7	1.32	0.47	1.28	1.45	0.05	0.12	21	3	0.57	0.24	0.46	0.39	0.03	0.03
C15	食管	5	76	14.28	5.10	12.26	12.63	0.66	1.45	10	35	6.68	2.79	4.97	5.06	0.19	0.63
C16	胃	4	127	23.87	8.52	22.23	23.42	0.73	2.53	6	70	13.36	5.58	10.66	11.12	0.57	1.15
C18-21	结直肠肛门	3	140	26.31	9.39	23.22	23.44	1.02	2.39	3	94	17.94	7.50	13.64	13.56	0.63	1.55
C22	肝脏	2	186	34.96	12.47	30.15	30.51	1.39	3.23	4	73	13.93	5.82	10.58	11.15	0.48	1.38
C23-C24	胆囊及其他	17	13	2.44	0.87	2.36	2.48	0.07	0.22	16	20	3.82	1.59	2.95	3.03	0.05	0.33
C25	胰腺	12	32	6.01	2.15	5.24	5.33	0.20	0.54	13	26	4.96	2.07	3.79	3.92	0.18	0.50
C32	喉	16	14	2.63	0.94	2.00	2.06	0.17	0.23	21	3	0.57	0.24	0.36	0.37	0.04	0.04
C33-C34	气管，支气管，肺	1	485	91.15	32.53	82.18	86.39	3.45	8.56	1	245	46.75	19.54	35.95	36.38	1.69	4.24
C37-C38	其他的胸腔器官	19	8	1.50	0.54	1.45	1.39	0.05	0.17	23	1	0.19	0.08	0.14	0.14	0.00	0.03
C40-C41	骨	15	15	2.82	1.01	2.98	3.05	0.19	0.23	19	5	0.95	0.40	0.90	0.92	0.03	0.09
C43	皮肤的黑色素瘤	21	6	1.13	0.40	1.13	1.19	0.04	0.11	20	4	0.76	0.32	0.61	0.60	0.04	0.07
C50	乳房	18	10	1.88	0.67	1.47	1.35	0.12	0.16	2	234	44.65	18.66	34.40	32.57	2.49	3.55
C53	子宫颈	23	0	0.00	0.00	0.00	0.00	0.00	0.00	6	70	13.36	5.58	11.05	9.32	0.78	0.85
C54-55	子宫体及子宫部位不明	23	0	0.00	0.00	0.00	0.00	0.00	0.00	5	72	13.74	5.74	10.41	10.19	0.71	1.21
C56	卵巢	23	0	0.00	0.00	0.00	0.00	0.00	0.00	8	62	11.83	4.94	9.52	8.70	0.54	1.01
C61	前列腺	7	44	8.27	2.95	10.02	11.75	0.09	0.53	24	0	0.00	0.00	0.00	0.00	0.00	0.00
C62	睾丸	22	4	0.75	0.27	0.86	0.82	0.05	0.05	24	0	0.00	0.00	0.00	0.00	0.00	0.00
C64-66, 68	肾及泌尿系统不明	8	39	7.33	2.62	6.31	6.65	0.32	0.77	17	17	3.24	1.36	2.35	2.14	0.06	0.27
C67	膀胱	6	51	9.59	3.42	10.05	11.45	0.30	0.82	18	7	1.34	0.56	1.18	1.43	0.01	0.11
C70-C72	脑，神经系统	10	35	6.58	2.35	6.38	6.69	0.29	0.55	11	30	5.72	2.39	4.69	4.86	0.25	0.60
C73	甲状腺	14	18	3.38	1.21	2.82	2.53	0.19	0.25	13	26	4.96	2.07	3.90	3.53	0.24	0.33
C81-85, 88, 90, 96	淋巴瘤	13	26	4.89	1.74	4.06	4.15	0.34	0.45	12	27	5.15	2.15	3.87	3.90	0.22	0.60
C91-C95	白血病	9	37	6.95	2.48	6.43	6.19	0.32	0.65	9	38	7.25	3.03	6.83	7.14	0.33	0.64
A_0	不明及其它恶性肿瘤		84	15.79	5.63	14.32	14.28	0.62	1.34		68	12.97	5.42	10.21	10.72	0.62	1.11
ALL	所有部位合计		1491	280.23	100.00	254.23	264.25	11.08	25.93		1254	239.26	100.00	186.88	184.37	10.37	20.71
ALLbC44	所有部位除外 C44		1484	278.91	99.53	253.08	263.20	11.04	25.79		1251	238.69	99.76	186.47	183.94	10.33	20.66

表6-2-6 保定市恶性肿瘤死亡主要指标(2011年)

ICD10	部位	男性								女性							
		排名	病例数	粗率(1/10^5)	构成(%)	中标率(1/10^5)	世标率(1/10^5)	累积率(%) 0-64	累积率(%) 0-74	排名	病例数	粗率(1/10^5)	构成(%)	中标率(1/10^5)	世标率(1/10^5)	累积率(%) 0-64	累积率(%) 0-74
C00-10, C12-14	口腔和咽喉(除外鼻咽)	17	1	0.19	0.10	0.18	0.19	0.00	0.03	18	4	0.76	0.55	0.57	0.51	0.02	0.05
C11	鼻咽	15	4	0.75	0.39	1.10	1.53	0.01	0.04	20	3	0.57	0.41	0.62	0.86	0.00	0.00
C15	食管	5	36	6.77	3.54	5.92	5.93	0.29	0.59	6	31	5.91	4.23	4.84	5.29	0.11	0.41
C16	胃	3	90	16.92	8.84	16.01	16.27	0.46	1.56	3	50	9.54	6.83	7.90	8.84	0.30	0.76
C18-21	结直肠肛门	4	75	14.10	7.37	13.97	15.08	0.38	1.18	3	50	9.54	6.83	7.48	7.53	0.09	0.70
C22	肝脏	2	126	23.68	12.38	21.75	22.74	0.86	2.29	2	56	10.68	7.65	8.79	9.79	0.26	0.97
C23-C24	胆囊及其他	9	21	3.95	2.06	3.64	3.46	0.07	0.23	9	23	4.39	3.14	3.35	3.45	0.10	0.34
C25	胰腺	6	30	5.64	2.95	5.29	5.03	0.10	0.37	7	25	4.77	3.42	3.92	4.45	0.14	0.39
C32	喉	14	5	0.94	0.49	0.82	0.79	0.02	0.14	18	4	0.76	0.55	0.51	0.51	0.04	0.08
C33-C34	气管，支气管，肺	1	343	64.47	33.69	61.94	65.97	2.12	5.08	1	199	37.97	27.19	31.30	33.81	0.80	2.40
C37-C38	其他的胸腔器官	15	4	0.75	0.39	0.91	1.13	0.00	0.12	22	1	0.19	0.14	0.14	0.14	0.00	0.03
C40-C41	骨	17	1	0.19	0.10	0.18	0.19	0.00	0.03	21	2	0.38	0.27	0.28	0.24	0.01	0.01
C43	皮肤的黑色素瘤	17	1	0.19	0.10	0.39	0.61	0.01	0.00	23	0	0.00	0.00	0.00	0.00	0.00	0.00
C50	乳房	17	1	0.19	0.10	0.13	0.13	0.01	0.01	5	41	7.82	5.60	5.95	5.57	0.30	0.52
C53	子宫颈	22	0	0.00	0.00	0.00	0.00	0.00	0.00	12	15	2.86	2.05	2.14	1.97	0.11	0.24
C54-55	子宫体及子宫部位不明	22	0	0.00	0.00	0.00	0.00	0.00	0.00	14	13	2.48	1.78	2.07	2.22	0.06	0.15
C56	卵巢	22	0	0.00	0.00	0.00	0.00	0.00	0.00	7	25	4.77	3.42	4.13	4.65	0.12	0.35
C61	前列腺	11	18	3.38	1.77	3.94	4.48	0.04	0.20	23	0	0.00	0.00	0.00	0.00	0.00	0.00
C62	睾丸	22	0	0.00	0.00	0.00	0.00	0.00	0.00	23	0	0.00	0.00	0.00	0.00	0.00	0.00
C64-66, 68	肾及泌尿系统不明	10	19	3.57	1.87	3.48	3.82	0.13	0.27	13	14	2.67	1.91	2.18	2.29	0.04	0.18
C67	膀胱	11	18	3.38	1.77	4.14	4.98	0.05	0.21	16	5	0.95	0.68	0.90	1.11	0.00	0.03
C70-C72	脑,神经系统	7	28	5.26	2.75	5.31	5.72	0.21	0.48	11	17	3.24	2.32	2.95	3.81	0.08	0.22
C73	甲状腺	17	1	0.19	0.10	0.18	0.14	0.00	0.00	16	5	0.95	0.68	0.80	0.83	0.00	0.03
C81-85, 88, 90, 96	淋巴瘤	13	13	2.44	1.28	2.57	2.89	0.04	0.23	15	11	2.10	1.50	1.83	1.96	0.04	0.14
C91-C95	白血病	8	24	4.51	2.36	4.83	5.49	0.11	0.41	9	23	4.39	3.14	3.54	3.40	0.11	0.36
A_O	不明及其它恶性肿瘤		159	29.88	15.62	31.01	34.62	0.91	2.30		115	21.94	15.71	18.36	20.45	0.47	1.42
ALL	所有部位合计		1018	191.33	100.00	187.71	201.19	5.82	15.78		732	139.66	100.00	114.53	123.67	3.23	9.77
ALLbC44	所有部位除外 C44		1018	191.33	100.00	187.71	201.19	5.82	15.78		731	139.47	99.86	114.29	123.29	3.23	9.77

表6-2-7 迁西县恶性肿瘤发病主要指标(2011年)

ICD10	部位	男性								女性							
		排名	病例数	粗率(1/10⁵)	构成(%)	中标率(1/10⁵)	世标率(1/10⁵)	累积率(%) 0-64	0-74	排名	病例数	粗率(1/10⁵)	构成(%)	中标率(1/10⁵)	世标率(1/10⁵)	累积率(%) 0-64	0-74
C00-10, C12-14	口腔和咽喉(除外鼻咽)	7	8	4.02	2.22	2.98	2.90	0.20	0.29	15	2	1.07	0.46	0.65	0.67	0.07	0.07
C11	鼻咽	17	0	0.00	0.00	0.00	0.00	0.00	0.00	18	0	0.00	0.00	0.00	0.00	0.00	0.00
C15	食管	3	52	26.14	14.44	19.72	19.80	1.16	2.57	11	10	5.37	2.30	4.61	4.16	0.20	0.50
C16	胃	1	92	46.26	25.56	35.28	35.52	2.39	4.43	8	20	10.74	4.61	8.33	8.21	0.51	1.11
C18-21	结直肠肛门	5	39	19.61	10.83	15.75	15.67	0.74	2.09	8	20	10.74	4.61	8.86	8.53	0.56	1.06
C22	肝脏	4	48	24.13	13.33	17.24	16.84	1.33	2.09	10	14	7.52	3.23	6.11	6.30	0.27	0.86
C23-C24	胆囊及其他	13	2	1.01	0.56	1.27	1.71	0.03	0.03	15	2	1.07	0.46	0.95	1.07	0.06	0.16
C25	胰腺	8	7	3.52	1.94	2.86	2.92	0.15	0.43	13	5	2.68	1.15	2.08	1.98	0.12	0.22
C32	喉	17	0	0.00	0.00	0.00	0.00	0.00	0.00	18	0	0.00	0.00	0.00	0.00	0.00	0.00
C33-C34	气管、支气管、肺	2	66	33.18	18.33	25.45	25.62	1.60	3.11	3	52	27.92	11.98	20.41	20.64	1.53	2.52
C37-C38	其他的胸腔器官	17	0	0.00	0.00	0.00	0.00	0.00	0.00	18	0	0.00	0.00	0.00	0.00	0.00	0.00
C40-C41	骨	15	1	0.50	0.28	0.40	0.39	0.00	0.10	17	1	0.54	0.23	0.41	0.49	0.06	0.06
C43	皮肤的黑色素瘤	17	0	0.00	0.00	0.00	0.00	0.00	0.00	18	0	0.00	0.00	0.00	0.00	0.00	0.00
C50	乳房	15	1	0.50	0.28	0.35	0.32	0.03	0.03	2	61	32.75	14.06	24.95	23.49	2.11	2.72
C53	子宫颈	17	0	0.00	0.00	0.00	0.00	0.00	0.00	5	35	18.79	8.06	15.25	13.65	1.13	1.43
C54-55	子宫体及子宫部位不明	17	0	0.00	0.00	0.00	0.00	0.00	0.00	1	97	52.07	22.35	40.49	35.53	3.16	3.36
C56	卵巢	17	0	0.00	0.00	0.00	0.00	0.00	0.00	6	30	16.11	6.91	14.43	13.66	1.07	1.27
C61	前列腺	9	5	2.51	1.39	1.96	1.76	0.00	0.30	18	0	0.00	0.00	0.00	0.00	0.00	0.00
C62	睾丸	13	2	1.01	0.56	0.69	0.76	0.09	0.09	18	0	0.00	0.00	0.00	0.00	0.00	0.00
C64-66, 68	肾及泌尿系统不明	11	3	1.51	0.83	1.67	1.34	0.13	0.13	12	6	3.22	1.38	3.07	2.65	0.21	0.31
C67	膀胱	17	0	0.00	0.00	0.00	0.00	0.00	0.00	18	0	0.00	0.00	0.00	0.00	0.00	0.00
C70-C72	脑、神经系统	6	16	8.04	4.44	6.44	6.55	0.47	0.57	7	25	13.42	5.76	11.32	10.58	0.73	1.23
C73	甲状腺	11	3	1.51	0.83	1.53	1.44	0.09	0.18	4	40	21.47	9.22	17.80	17.11	1.19	1.89
C81-85, 88, 90, 96	淋巴瘤	10	4	2.01	1.11	2.03	2.01	0.14	0.24	14	4	2.15	0.92	2.27	2.48	0.18	0.18
C91-C95	白血病	17	0	0.00	0.00	0.00	0.00	0.00	0.00	18	0	0.00	0.00	0.00	0.00	0.00	0.00
A_0	不明及其它恶性肿瘤		11	5.53	3.06	5.50	5.00	0.24	0.62		10	5.37	2.30	4.59	4.11	0.30	0.40
ALL	所有部位合计		360	181.00	100.00	141.13	140.53	8.50	17.29		434	232.99	100.00	186.57	175.30	13.49	19.35
ALLbC44	所有部位除外 C44		356	178.99	98.89	138.94	138.56	8.46	17.05		434	232.99	100.00	186.57	175.30	13.49	19.35

表6-2-8 迁西县恶性肿瘤死亡主要指标(2011年)

ICD10	部位	男性 排名	病例数	粗率(1/10^5)	构成(%)	中标率(1/10^5)	世标率(1/10^5)	累积率(%) 0-64	0-74	女性 排名	病例数	粗率(1/10^5)	构成(%)	中标率(1/10^5)	世标率(1/10^5)	累积率(%) 0-64	0-74
C00-10, C12-14	口腔和咽喉(除外鼻咽)	16	0	0.00	0.00	0.00	0.00	0.00	0.00	16	0	0.00	0.00	0.00	0.00	0.00	0.00
C11	鼻咽	11	2	1.01	0.63	0.70	0.65	0.06	0.06	16	0	0.00	0.00	0.00	0.00	0.00	0.00
C15	食管	4	43	21.62	13.48	16.88	16.31	0.67	1.42	4	11	5.91	7.53	4.35	4.15	0.18	0.49
C16	胃	3	56	28.16	17.55	21.47	20.93	1.00	2.70	3	15	8.05	10.27	6.21	6.68	0.39	0.79
C18-21	结直肠肛门	5	16	8.04	5.02	5.90	5.48	0.20	0.58	10	4	2.15	2.74	1.43	1.28	0.04	0.14
C22	肝脏	2	58	29.16	18.18	21.71	20.92	1.71	2.39	2	19	10.20	13.01	7.45	7.98	0.61	0.91
C23-C24	胆囊及其他	11	2	1.01	0.63	0.89	1.00	0.06	0.15	16	0	0.00	0.00	0.00	0.00	0.00	0.00
C25	胰腺	8	5	2.51	1.57	1.76	1.55	0.10	0.10	6	8	4.29	5.48	3.26	3.81	0.27	0.37
C32	喉	15	1	0.50	0.31	0.51	0.54	0.00	0.09	16	0	0.00	0.00	0.00	0.00	0.00	0.00
C33-C34	气管、支气管,肺	1	67	33.69	21.00	28.02	29.81	1.15	2.86	1	31	16.64	21.23	12.43	12.42	0.57	1.06
C37-C38	其他的胸腔器官	16	0	0.00	0.00	0.00	0.00	0.00	0.00	16	0	0.00	0.00	0.00	0.00	0.00	0.00
C40-C41	骨	10	3	1.51	0.94	1.17	1.14	0.11	0.11	12	2	1.07	1.37	0.81	0.97	0.12	0.12
C43	皮肤的黑色素瘤	16	0	0.00	0.00	0.00	0.00	0.00	0.00	16	0	0.00	0.00	0.00	0.00	0.00	0.00
C50	乳房	16	0	0.00	0.00	0.00	0.00	0.00	0.00	7	7	3.76	4.79	2.50	2.59	0.22	0.32
C53	子宫颈	16	0	0.00	0.00	0.00	0.00	0.00	0.00	12	2	1.07	1.37	0.90	1.25	0.04	0.04
C54-55	子宫体及子宫部位不明	16	0	0.00	0.00	0.00	0.00	0.00	0.00	12	2	1.07	1.37	0.69	0.68	0.07	0.07
C56	卵巢	16	0	0.00	0.00	0.00	0.00	0.00	0.00	15	1	0.54	0.68	0.37	0.34	0.03	0.03
C61	前列腺	8	5	2.51	1.57	2.95	3.74	0.00	0.10	16	0	0.00	0.00	0.00	0.00	0.00	0.00
C62	睾丸	16	0	0.00	0.00	0.00	0.00	0.00	0.00	16	0	0.00	0.00	0.00	0.00	0.00	0.00
C64-66, 68	肾及泌尿系统不明	16	0	0.00	0.00	0.00	0.00	0.00	0.00	16	0	0.00	0.00	0.00	0.00	0.00	0.00
C67	膀胱	11	2	1.01	0.63	1.26	1.83	0.06	0.06	16	0	0.00	0.00	0.00	0.00	0.00	0.00
C70-C72	脑,神经系统	6	10	5.03	3.13	4.03	4.00	0.25	0.54	5	9	4.83	6.16	3.77	3.92	0.18	0.28
C73	甲状腺	16	0	0.00	0.00	0.00	0.00	0.00	0.00	10	4	2.15	2.74	1.90	2.14	0.03	0.13
C81-85, 88, 90, 96	淋巴瘤	11	2	1.01	0.63	0.67	0.64	0.07	0.07	8	6	3.22	4.11	2.68	2.44	0.07	0.27
C91-C95	白血病	7	9	4.53	2.82	4.36	3.59	0.27	0.36	8	6	3.22	4.11	2.40	1.99	0.13	0.13
A_0	不明及其它恶性肿瘤		38	19.11	11.91	16.05	15.41	0.74	1.40		19	10.20	13.01	7.99	7.95	0.36	0.86
ALL	所有部位合计		319	160.39	100.00	128.33	127.54	6.44	12.97		146	78.38	100.00	59.14	60.60	3.32	6.02
ALLbC44	所有部位除外 C44		318	159.89	99.69	127.96	127.25	6.44	12.97		145	77.84	99.32	58.73	60.24	3.29	5.99

表6-2-9 秦皇岛市恶性肿瘤发病主要指标(2011年)

ICD10	部位	男性 排名	病例数	粗率 (1/10^5)	构成 (%)	中标率 (1/10^5)	世标率 (1/10^5)	累积率(%) 0-64	累积率(%) 0-74	女性 排名	病例数	粗率 (1/10^5)	构成 (%)	中标率 (1/10^5)	世标率 (1/10^5)	累积率(%) 0-64	累积率(%) 0-74
C00-10, C12-14	口腔和咽喉(除外鼻咽)	9	22	7.43	3.20	5.74	5.89	0.43	0.92	18	4	1.36	0.56	0.90	0.89	0.07	0.13
C11	鼻咽	20	4	1.35	0.58	1.04	0.93	0.08	0.08	19	2	0.68	0.28	0.44	0.45	0.02	0.09
C15	食管	5	40	13.51	5.81	11.86	12.34	0.64	1.22	16	5	1.70	0.70	1.23	1.06	0.02	0.09
C16	胃	3	66	22.29	9.59	18.75	19.18	1.16	2.25	9	23	7.80	3.22	6.22	5.84	0.26	0.69
C18-21	结直肠肛门	2	88	29.71	12.79	24.03	25.05	1.63	2.85	3	68	23.07	9.51	17.55	17.81	1.07	2.19
C22	肝脏	4	65	21.95	9.45	17.92	18.49	1.10	2.02	8	24	8.14	3.36	6.48	6.72	0.39	0.49
C23-C24	胆囊及其他	14	8	2.70	1.16	2.19	2.19	0.15	0.21	16	5	1.70	0.70	1.34	1.39	0.04	0.28
C25	胰腺	13	16	5.40	2.33	4.90	4.88	0.17	0.38	10	16	5.43	2.24	4.01	3.85	0.25	0.62
C32	喉	14	8	2.70	1.16	2.38	2.73	0.11	0.24	21	0	0.00	0.00	0.00	0.00	0.00	0.00
C33-C34	气管,支气管,肺	1	170	57.40	24.71	48.60	49.83	2.33	5.53	2	129	43.77	18.04	33.14	33.03	1.87	3.87
C37-C38	其他的胸腔器官	18	5	1.69	0.73	1.41	1.24	0.10	0.10	20	1	0.34	0.14	0.30	0.25	0.02	0.02
C40-C41	骨	18	5	1.69	0.73	2.11	2.01	0.11	0.17	21	0	0.00	0.00	0.00	0.00	0.00	0.00
C43	皮肤的黑色素瘤	21	2	0.68	0.29	0.57	0.50	0.04	0.04	21	0	0.00	0.00	0.00	0.00	0.00	0.00
C50	乳房	16	6	2.03	0.87	1.79	1.48	0.14	0.14	1	175	59.38	24.48	44.03	41.33	3.54	4.42
C53	子宫颈	22	0	0.00	0.00	0.00	0.00	0.00	0.00	3	68	23.07	9.51	17.73	16.37	1.38	1.55
C54-55	子宫体及子宫部位不明	22	0	0.00	0.00	0.00	0.00	0.00	0.00	5	59	20.02	8.25	14.50	14.80	1.19	1.85
C56	卵巢	22	0	0.00	0.00	0.00	0.00	0.00	0.00	6	28	9.50	3.92	7.27	7.56	0.56	0.99
C61	前列腺	12	20	6.75	2.91	6.35	6.00	0.11	0.38	21	0	0.00	0.00	0.00	0.00	0.00	0.00
C62	睾丸	22	0	0.00	0.00	0.00	0.00	0.00	0.00	21	0	0.00	0.00	0.00	0.00	0.00	0.00
C64-66, 68	肾及泌尿系统不明	8	25	8.44	3.63	6.92	6.66	0.34	0.94	14	7	2.38	0.98	1.85	1.85	0.08	0.31
C67	膀胱	6	27	9.12	3.92	7.70	7.05	0.24	0.70	15	6	2.04	0.84	1.56	1.40	0.02	0.14
C70-C72	脑,神经系统	7	26	8.78	3.78	9.32	9.51	0.42	0.61	7	26	8.82	3.64	7.37	7.33	0.56	0.82
C73	甲状腺	16	6	2.03	0.87	1.90	1.90	0.14	0.20	11	14	4.75	1.96	3.89	3.39	0.31	0.31
C81-85, 88, 90, 96	淋巴瘤	9	22	7.43	3.20	7.03	6.93	0.41	0.55	11	14	4.75	1.96	3.56	3.12	0.14	0.31
C91-C95	白血病	9	22	7.43	3.20	6.69	7.20	0.33	0.73	13	9	3.05	1.26	2.32	2.28	0.18	0.24
A_0	不明及其它恶性肿瘤		35	11.82	5.09	10.70	10.95	0.63	1.03		32	10.86	4.48	8.36	8.03	0.49	0.95
ALL	所有部位合计		688	232.31	100.00	200.03	202.94	10.80	21.30		715	242.60	100.00	184.04	178.75	12.45	20.35
ALLbC44	所有部位除外 C44		683	230.62	99.27	198.03	201.11	10.70	21.14		714	242.26	99.86	183.78	178.50	12.45	20.29

表6-2-10 秦皇岛市恶性肿瘤死亡主要指标(2011年)

ICD10	部位	男性										女性									
		排名	病例数	粗率(1/10⁵)	构成(%)	中标率(1/10⁵)	世标率(1/10⁵)	累积率(%) 0-64	累积率(%) 0-74		排名	病例数	粗率(1/10⁵)	构成(%)	中标率(1/10⁵)	世标率(1/10⁵)	累积率(%) 0-64	累积率(%) 0-74		
C00-10, C12-14	口腔和咽喉(除外鼻咽)	12	6	2.03	0.95	1.81	1.61	0.06	0.26		18	0	0.00	0.00	0.00	0.00	0.00	0.00		
C11	鼻咽	15	5	1.69	0.79	1.37	1.32	0.04	0.18		18	0	0.00	0.00	0.00	0.00	0.00	0.00		
C15	食管	5	37	12.49	5.85	14.21	17.41	0.27	0.76		9	9	3.05	2.34	2.81	3.29	0.10	0.22		
C16	胃	4	55	18.57	8.70	18.70	20.25	0.59	1.53		4	24	8.14	6.23	7.58	8.70	0.12	0.46		
C18-21	结直肠肛门	3	61	20.60	9.65	19.14	20.17	0.67	1.41		5	23	7.80	5.97	6.26	6.37	0.29	0.52		
C22	肝脏	2	101	34.10	15.98	28.17	27.97	1.52	2.71		2	55	18.66	14.29	14.59	14.20	0.49	1.13		
C23-C24	胆囊及其他	12	6	2.03	0.95	1.81	1.59	0.04	0.11		16	2	0.68	0.52	0.52	0.45	0.00	0.06		
C25	胰腺	8	18	6.08	2.85	4.99	4.86	0.24	0.66		6	18	6.11	4.68	4.61	4.77	0.26	0.63		
C32	喉	18	2	0.68	0.32	0.47	0.44	0.04	0.04		18	0	0.00	0.00	0.00	0.00	0.00	0.00		
C33-C34	气管, 支气管, 肺	1	220	74.28	34.81	69.48	74.64	2.50	6.46		1	140	47.50	36.36	40.37	42.59	1.18	2.99		
C37-C38	其他的胸腔器官	19	1	0.34	0.16	0.29	0.29	0.00	0.07		14	4	1.36	1.04	1.21	1.19	0.03	0.14		
C40-C41	骨	17	3	1.01	0.47	1.31	1.74	0.07	0.07		18	0	0.00	0.00	0.00	0.00	0.00	0.00		
C43	皮肤的黑色素瘤	20	0	0.00	0.00	0.00	0.00	0.00	0.00		18	0	0.00	0.00	0.00	0.00	0.00	0.00		
C50	乳房	15	5	1.69	0.79	1.43	1.24	0.11	0.11		3	33	11.20	8.57	9.85	10.27	0.57	0.88		
C53	子宫颈	20	0	0.00	0.00	0.00	0.00	0.00	0.00		11	6	2.04	1.56	1.62	1.39	0.13	0.13		
C54-55	子宫体及子宫部位不明	20	0	0.00	0.00	0.00	0.00	0.00	0.00		8	10	3.39	2.60	2.88	2.99	0.16	0.27		
C56	卵巢	20	0	0.00	0.00	0.00	0.00	0.00	0.00		13	5	1.70	1.30	1.24	1.29	0.11	0.16		
C61	前列腺	12	6	2.03	0.95	1.84	1.61	0.04	0.11		18	0	0.00	0.00	0.00	0.00	0.00	0.00		
C62	睾丸	20	0	0.00	0.00	0.00	0.00	0.00	0.00		18	0	0.00	0.00	0.00	0.00	0.00	0.00		
C64-66, 68	肾及泌尿系统不明	11	7	2.36	1.11	2.24	2.47	0.09	0.09		16	2	0.68	0.52	0.45	0.52	0.06	0.06		
C67	膀胱	10	9	3.04	1.42	2.69	2.32	0.07	0.14		14	4	1.36	1.04	1.24	1.37	0.06	0.06		
C70-C72	脑, 神经系统	9	16	5.40	2.53	5.75	6.11	0.17	0.37		10	8	2.71	2.08	2.67	3.32	0.18	0.18		
C73	甲状腺	20	0	0.00	0.00	0.00	0.00	0.00	0.00		18	0	0.00	0.00	0.00	0.00	0.00	0.00		
C81-85, 88, 90, 96	淋巴瘤	6	27	9.12	4.27	8.03	8.14	0.36	0.69		11	6	2.04	1.56	1.67	1.92	0.09	0.15		
C91-C95	白血病	7	22	7.43	3.48	7.42	8.32	0.18	0.71		7	14	4.75	3.64	4.95	4.82	0.22	0.28		
A_0	不明及其它恶性肿瘤		25	8.44	3.96	7.38	7.79	0.41	0.68			22	7.46	5.71	5.81	5.82	0.17	0.77		
ALL	所有部位合计		632	213.40	100.00	198.54	210.29	7.47	17.17			385	130.63	100.00	110.32	115.26	4.15	9.11		
ALLbC44	所有部位除外 C44		630	212.72	99.68	197.91	209.80	7.47	17.17			381	129.27	98.96	109.25	114.24	4.15	8.93		

表6-2-11 武安市恶性肿瘤发病主要指标（2011年）

ICD10	部位	男性 排名	病例数	粗率(1/10⁵)	构成(%)	中标率(1/10⁵)	世标率(1/10⁵)	累积率(%) 0-64	0-74	女性 排名	病例数	粗率(1/10⁵)	构成(%)	中标率(1/10⁵)	世标率(1/10⁵)	累积率(%) 0-64	0-74
C00-10, C12-14	口腔和咽喉（除外鼻咽）	7	10	2.53	1.01	2.13	2.24	0.20	0.33	13	9	2.38	1.26	1.82	1.77	0.11	0.17
C11	鼻咽	19	1	0.25	0.10	0.20	0.19	0.02	0.02	17	3	0.79	0.42	0.66	0.58	0.04	0.09
C15	食管	2	262	66.16	26.44	63.68	64.65	3.57	7.64	1	123	32.46	17.23	27.46	28.46	1.34	3.82
C16	胃	1	384	96.97	38.75	88.81	90.44	5.59	12.36	2	114	30.09	15.97	24.84	25.44	1.54	3.16
C18-21	结直肠肛门	5	38	9.60	3.83	8.57	8.32	0.75	0.87	8	35	9.24	4.90	8.03	7.75	0.56	0.98
C22	肝脏	4	75	18.94	7.57	18.25	18.29	0.90	2.43	9	32	8.45	4.48	7.10	6.75	0.46	0.89
C23-C24	胆囊及其他	19	1	0.25	0.10	0.20	0.19	0.02	0.02	14	8	2.11	1.12	1.67	1.76	0.12	0.28
C25	胰腺	14	3	0.76	0.30	0.72	0.77	0.05	0.11	12	12	3.17	1.68	3.29	3.29	0.15	0.35
C32	喉	10	6	1.52	0.61	1.72	1.39	0.06	0.11	21	1	0.26	0.14	0.20	0.24	0.03	0.03
C33-C34	气管，支气管，肺	3	130	32.83	13.12	32.40	33.01	1.53	4.49	6	52	13.72	7.28	11.99	11.98	0.64	1.52
C37-C38	其他的胸腔器官	14	3	0.76	0.30	0.59	0.64	0.08	0.08	15	4	1.06	0.56	0.85	0.86	0.06	0.11
C40-C41	骨	8	8	2.02	0.81	1.86	1.74	0.08	0.14	17	3	0.79	0.42	0.58	0.61	0.06	0.06
C43	皮肤的黑色素瘤	19	1	0.25	0.10	0.20	0.19	0.02	0.02	22	0	0.00	0.00	0.00	0.00	0.00	0.00
C50	乳房	9	7	1.77	0.71	1.63	1.39	0.06	0.12	4	73	19.27	10.22	19.07	16.96	1.19	1.90
C53	子宫颈	23	0	0.00	0.00	0.00	0.00	0.00	0.00	3	75	19.79	10.50	17.51	15.71	1.29	1.55
C54-55	子宫体及子宫部位不明	23	0	0.00	0.00	0.00	0.00	0.00	0.00	7	40	10.56	5.60	9.26	8.71	0.77	0.93
C56	卵巢	23	0	0.00	0.00	0.00	0.00	0.00	0.00	4	73	19.27	10.22	19.62	16.91	1.31	1.46
C61	前列腺	14	3	0.76	0.30	0.65	0.64	0.06	0.06	22	0	0.00	0.00	0.00	0.00	0.00	0.00
C62	睾丸	19	1	0.25	0.10	0.17	0.18	0.01	0.01	22	0	0.00	0.00	0.00	0.00	0.00	0.00
C64-66, 68	肾及泌尿系统不明	12	4	1.01	0.40	1.12	1.10	0.03	0.15	17	3	0.79	0.42	0.68	0.61	0.05	0.05
C67	膀胱	10	6	1.52	0.61	1.55	1.66	0.06	0.28	22	0	0.00	0.00	0.00	0.00	0.00	0.00
C70-C72	脑，神经系统	6	16	4.04	1.61	3.79	3.71	0.20	0.49	10	16	4.22	2.24	3.56	3.62	0.27	0.37
C73	甲状腺	14	3	0.76	0.30	0.77	0.80	0.08	0.08	11	13	3.43	1.82	3.27	2.76	0.24	0.24
C81-85, 88, 90, 96	淋巴瘤	12	4	1.01	0.40	1.16	1.02	0.06	0.06	17	3	0.79	0.42	0.72	0.66	0.03	0.08
C91-C95	白血病	14	3	0.76	0.30	0.78	0.67	0.04	0.04	15	4	1.06	0.56	1.29	1.04	0.09	0.09
A_O	不明及其它恶性肿瘤		22	5.56	2.22	6.19	6.72	0.36	0.59		18	4.75	2.52	4.11	4.05	0.31	0.41
ALL	所有部位合计		991	250.25	100.00	237.13	239.97	13.82	30.49		714	188.43	100.00	167.60	160.52	10.58	18.53
ALLbC44	所有部位除外 C44		989	249.75	99.80	236.74	239.52	13.76	30.44		713	188.17	99.86	167.43	160.34	10.56	18.51

表6-2-12　武安市恶性肿瘤死亡主要指标（2011年）

ICD10	部位	男性 排名	病例数	粗率(1/10⁵)	构成(%)	中标率(1/10⁵)	世标率(1/10⁵)	累积率(%)0-64	累积率(%)0-74	女性 排名	病例数	粗率(1/10⁵)	构成(%)	中标率(1/10⁵)	世标率(1/10⁵)	累积率(%)0-64	累积率(%)0-74
C00-10, C12-14	口腔和咽喉（除外鼻咽）	12	1	0.25	0.14	0.26	0.25	0.00	0.06	18	0	0.00	0.00	0.00	0.00	0.00	0.00
C11	鼻咽	12	1	0.25	0.14	0.22	0.26	0.03	0.03	18	0	0.00	0.00	0.00	0.00	0.00	0.00
C15	食管	2	141	35.61	20.06	35.93	35.63	1.59	4.31	2	70	18.47	17.68	15.71	15.95	0.56	1.84
C16	胃	1	267	67.42	37.98	66.86	67.51	3.61	7.58	1	105	27.71	26.52	23.57	25.01	1.31	2.81
C18-21	结直肠肛门	6	17	4.29	2.42	4.36	4.04	0.17	0.53	5	23	6.07	5.81	5.08	4.85	0.18	0.62
C22	肝脏	4	89	22.47	12.66	22.68	23.84	1.26	2.71	4	35	9.24	8.84	8.05	8.74	0.51	0.96
C23-C24	胆囊及其他	19	0	0.00	0.00	0.00	0.00	0.00	0.00	13	4	1.06	1.01	0.87	0.85	0.02	0.13
C25	胰腺	11	3	0.76	0.43	0.79	0.67	0.04	0.04	14	2	0.53	0.51	0.46	0.44	0.00	0.11
C32	喉	7	8	2.02	1.14	2.84	3.04	0.08	0.19	18	0	0.00	0.00	0.00	0.00	0.00	0.00
C33-C34	气管、支气管、肺	3	128	32.32	18.21	33.49	33.93	1.45	3.81	3	55	14.51	13.89	11.58	11.57	0.78	1.41
C37-C38	其他的胸腔器官	19	0	0.00	0.00	0.00	0.00	0.00	0.00	18	0	0.00	0.00	0.00	0.00	0.00	0.00
C40-C41	骨	12	1	0.25	0.14	0.24	0.21	0.02	0.02	12	8	2.11	2.02	1.72	1.88	0.15	0.25
C43	皮肤的黑色素瘤	19	0	0.00	0.00	0.00	0.00	0.00	0.00	18	0	0.00	0.00	0.00	0.00	0.00	0.00
C50	乳房	12	1	0.25	0.14	0.20	0.18	0.02	0.02	8	15	3.96	3.79	3.38	2.97	0.17	0.33
C53	子宫颈	19	0	0.00	0.00	0.00	0.00	0.00	0.00	9	14	3.69	3.54	2.97	2.60	0.11	0.21
C54-55	子宫体及子宫部位不明	19	0	0.00	0.00	0.00	0.00	0.00	0.00	6	18	4.75	4.55	3.73	3.61	0.29	0.35
C56	卵巢	19	0	0.00	0.00	0.00	0.00	0.00	0.00	11	9	2.38	2.27	2.01	1.94	0.14	0.14
C61	前列腺	12	1	0.25	0.14	0.25	0.20	0.02	0.02	18	0	0.00	0.00	0.00	0.00	0.00	0.00
C62	睾丸	12	1	0.25	0.14	0.20	0.19	0.02	0.02	18	0	0.00	0.00	0.00	0.00	0.00	0.00
C64-66, 68	肾及泌尿系统不明	9	6	1.52	0.85	1.58	1.48	0.07	0.12	16	1	0.26	0.25	0.16	0.18	0.02	0.02
C67	膀胱	10	5	1.26	0.71	1.28	1.14	0.06	0.13	14	2	0.53	0.51	0.43	0.38	0.00	0.06
C70-C72	脑、神经系统	7	8	2.02	1.14	1.82	1.69	0.11	0.17	10	13	3.43	3.28	2.91	3.01	0.16	0.43
C73	甲状腺	19	0	0.00	0.00	0.00	0.00	0.00	0.00	16	1	0.26	0.25	0.16	0.18	0.02	0.02
C81-85, 88, 90, 96	淋巴瘤	12	1	0.25	0.14	0.31	0.28	0.02	0.02	18	0	0.00	0.00	0.00	0.00	0.00	0.00
C91-C95	白血病	5	20	5.05	2.84	5.63	5.84	0.32	0.49	6	18	4.75	4.55	4.65	4.58	0.24	0.45
A_0	不明及其它恶性肿瘤		4	1.01	0.57	0.92	0.90	0.04	0.10		3	0.79	0.76	0.82	0.69	0.04	0.04
ALL	所有部位合计		703	177.52	100.00	179.86	181.30	8.91	20.33		396	104.51	100.00	88.28	89.43	4.71	10.17
ALLbC44	所有部位除外 C44		701	177.02	99.72	179.41	180.91	8.89	20.31		395	104.24	99.75	88.03	89.21	4.69	10.15

表6-2-13 赞皇县恶性肿瘤发病主要指标（2011年）

ICD10	部位	男性								女性							
		排名	病例数	粗率(1/10⁵)	构成(%)	中标率(1/10⁵)	世标率(1/10⁵)	累积率(%) 0-64	0-74	排名	病例数	粗率(1/10⁵)	构成(%)	中标率(1/10⁵)	世标率(1/10⁵)	累积率(%) 0-64	0-74
C00-10, C12-14	口腔和咽喉（除外鼻咽）	9	3	2.26	0.82	1.10	1.18	0.00	0.20	17	0	0.00	0.00	0.00	0.00	0.00	0.00
C11	鼻咽	9	3	2.26	0.82	1.32	1.42	0.17	0.17	17	0	0.00	0.00	0.00	0.00	0.00	0.00
C15	食管	2	51	38.40	13.86	26.13	26.83	1.30	3.33	5	22	17.08	9.48	12.09	12.22	0.73	1.24
C16	胃	1	184	138.53	50.00	104.36	103.34	6.14	10.12	1	74	57.46	31.90	40.17	38.88	2.39	4.26
C18-21	结直肠肛门	4	23	17.32	6.25	13.60	14.09	0.95	1.20	3	24	18.63	10.34	12.07	12.04	0.71	1.48
C22	肝脏	5	13	9.79	3.53	8.26	7.47	0.39	0.82	8	6	4.66	2.59	3.02	3.12	0.29	0.35
C23-C24	胆囊及其他	9	3	2.26	0.82	2.28	1.97	0.05	0.17	13	2	1.55	0.86	1.30	1.12	0.00	0.06
C25	胰腺	7	4	3.01	1.09	1.74	1.87	0.17	0.29	17	0	0.00	0.00	0.00	0.00	0.00	0.00
C32	喉	15	2	1.51	0.54	1.83	1.49	0.05	0.05	17	0	0.00	0.00	0.00	0.00	0.00	0.00
C33-C34	气管，支气管，肺	2	51	38.40	13.86	28.51	27.03	1.86	3.01	2	32	24.85	13.79	16.32	16.63	1.49	1.89
C37-C38	其他的胸腔器官	17	1	0.75	0.27	0.49	0.48	0.05	0.05	17	0	0.00	0.00	0.00	0.00	0.00	0.00
C40-C41	骨	20	0	0.00	0.00	0.00	0.00	0.00	0.00	11	3	2.33	1.29	1.96	1.76	0.11	0.22
C43	皮肤的黑色素瘤	17	1	0.75	0.27	1.13	0.66	0.06	0.06	17	0	0.00	0.00	0.00	0.00	0.00	0.00
C50	乳房	20	0	0.00	0.00	0.00	0.00	0.00	0.00	6	17	13.20	7.33	10.04	9.68	0.88	0.94
C53	子宫颈	20	0	0.00	0.00	0.00	0.00	0.00	0.00	4	23	17.86	9.91	14.11	13.04	1.11	1.31
C54-55	子宫体及子宫部位不明	20	0	0.00	0.00	0.00	0.00	0.00	0.00	7	7	5.44	3.02	4.91	4.87	0.35	0.46
C56	卵巢	20	0	0.00	0.00	0.00	0.00	0.00	0.00	8	6	4.66	2.59	2.96	2.91	0.16	0.36
C61	前列腺	9	3	2.26	0.82	2.72	2.21	0.00	0.12	17	0	0.00	0.00	0.00	0.00	0.00	0.00
C62	睾丸	17	1	0.75	0.27	0.75	0.65	0.05	0.05	17	0	0.00	0.00	0.00	0.00	0.00	0.00
C64-66, 68	肾及泌尿系统不明	15	2	1.51	0.54	0.91	0.93	0.06	0.18	15	1	0.78	0.43	0.50	0.49	0.05	0.05
C67	膀胱	7	4	3.01	1.09	3.34	2.78	0.05	0.12	15	1	0.78	0.43	0.94	0.73	0.00	0.00
C70-C72	脑，神经系统	9	3	2.26	0.82	2.29	1.98	0.11	0.11	10	4	3.11	1.72	2.21	2.20	0.22	0.22
C73	甲状腺	20	0	0.00	0.00	0.00	0.00	0.00	0.00	13	2	1.55	0.86	1.37	1.19	0.06	0.06
C81-85, 88, 90, 96	淋巴瘤	9	3	2.26	0.82	1.65	1.62	0.16	0.16	17	0	0.00	0.00	0.00	0.00	0.00	0.00
C91-C95	白血病	6	5	3.76	1.36	4.50	4.95	0.17	0.24	11	3	2.33	1.29	1.94	2.56	0.11	0.17
A_0	不明及其它恶性肿瘤		8	6.02	2.17	5.17	4.96	0.40	0.52		5	3.88	2.16	4.43	4.74	0.19	0.30
ALL	所有部位合计		368	277.07	100.00	212.08	207.92	12.22	20.97		232	180.13	100.00	130.33	128.18	8.84	13.38
ALLbC44	所有部位除外 C44		368	277.07	100.00	212.08	207.92	12.22	20.97		231	179.36	99.57	129.47	126.84	8.84	13.38

表6-2-14 赞皇县恶性肿瘤死亡主要指标（2011年）

ICD10	部位	男性										女性									
		排名	病例数	粗率(1/10⁵)	构成(%)	中标率(1/10⁵)	世标率(1/10⁵)	累积率(%)		排名	病例数	粗率(1/10⁵)	构成(%)	中标率(1/10⁵)	世标率(1/10⁵)	累积率(%)	
								0~64	0~74							0~64	0~74
C00-10, C12-14	口腔和咽喉（除外鼻咽）	15	0	0.00	0.00	0.00	0.00	0.00	0.00	11	1	0.78	0.77	0.86	1.34	0.00	0.00
C11	鼻咽	12	1	0.75	0.36	0.40	0.48	0.06	0.06	11	1	0.78	0.77	0.50	0.49	0.05	0.05
C15	食管	4	31	23.34	11.27	22.57	19.45	0.49	1.52	3	12	9.32	9.23	7.88	7.70	0.18	0.53
C16	胃	1	110	82.82	40.00	66.42	64.93	2.86	5.89	1	48	37.27	36.92	30.78	29.31	0.84	2.41
C18-21	结直肠肛门	5	12	9.03	4.36	5.34	5.54	0.38	0.87	5	7	5.44	5.38	4.09	3.75	0.16	0.50
C22	肝脏	3	34	25.60	12.36	22.10	19.84	1.05	1.63	4	9	6.99	6.92	5.24	5.58	0.33	0.45
C23-C24	胆囊及其他	12	1	0.75	0.36	1.11	0.87	0.00	0.00	17	0	0.00	0.00	0.00	0.00	0.00	0.00
C25	胰腺	7	4	3.01	1.45	2.00	2.04	0.17	0.29	11	1	0.78	0.77	0.36	0.39	0.00	0.06
C32	喉	10	2	1.51	0.73	0.89	0.96	0.06	0.18	17	0	0.00	0.00	0.00	0.00	0.00	0.00
C33-C34	气管、支气管、肺	2	56	42.16	20.36	35.20	31.94	0.96	3.05	2	33	25.62	25.38	17.38	17.39	0.65	2.20
C37-C38	其他的胸腔器官	15	0	0.00	0.00	0.00	0.00	0.00	0.00	17	0	0.00	0.00	0.00	0.00	0.00	0.00
C40-C41	骨	10	2	1.51	0.73	1.56	1.12	0.11	0.11	8	2	1.55	1.54	1.80	2.07	0.00	0.00
C43	皮肤的黑色素瘤	15	0	0.00	0.00	0.00	0.00	0.00	0.00	17	0	0.00	0.00	0.00	0.00	0.00	0.00
C50	乳房	15	0	0.00	0.00	0.00	0.00	0.00	0.00	8	2	1.55	1.54	1.25	1.14	0.10	0.10
C53	子宫颈	15	0	0.00	0.00	0.00	0.00	0.00	0.00	11	1	0.78	0.77	1.05	0.72	0.06	0.06
C54-55	子宫体及子宫部位不明	15	0	0.00	0.00	0.00	0.00	0.00	0.00	6	5	3.88	3.85	2.93	2.75	0.26	0.26
C56	卵巢	15	0	0.00	0.00	0.00	0.00	0.00	0.00	8	2	1.55	1.54	1.36	1.83	0.05	0.05
C61	前列腺	12	1	0.75	0.36	0.43	0.46	0.06	0.06	17	0	0.00	0.00	0.00	0.00	0.00	0.00
C62	睾丸	15	0	0.00	0.00	0.00	0.00	0.00	0.00	17	0	0.00	0.00	0.00	0.00	0.00	0.00
C64-66, 68	肾及泌尿系统不明	9	3	2.26	1.09	1.39	1.44	0.11	0.23	17	0	0.00	0.00	0.00	0.00	0.00	0.00
C67	膀胱	15	0	0.00	0.00	0.00	0.00	0.00	0.00	11	1	0.78	0.77	0.94	0.73	0.00	0.00
C70-C72	脑、神经系统	6	10	7.53	3.64	6.18	6.38	0.31	0.62	7	4	3.11	3.08	2.91	2.37	0.06	0.24
C73	甲状腺	15	0	0.00	0.00	0.00	0.00	0.00	0.00	17	0	0.00	0.00	0.00	0.00	0.00	0.00
C81-85, 88, 90, 96	淋巴瘤	15	0	0.00	0.00	0.00	0.00	0.00	0.00	17	0	0.00	0.00	0.00	0.00	0.00	0.00
C91-C95	白血病	11	4	3.01	1.45	3.73	3.32	0.11	0.11	11	1	0.78	0.77	0.41	0.48	0.06	0.06
A_0	不明及其它恶性肿瘤	7	4	3.01	1.45	2.33	2.18	0.11	0.18		0	0.00	0.00	0.00	0.00	0.00	0.00
ALL	所有部位合计		275	207.05	100.00	171.65	160.94	6.84	14.78		130	100.94	100.00	79.75	78.03	2.81	6.97
ALLbC44	所有部位除外 C44		275	207.05	100.00	171.65	160.94	6.84	14.78		130	100.94	100.00	79.75	78.03	2.81	6.97

表6-2-15 沧州市恶性肿瘤发病主要指标(2011年)

ICD10	部位	男性 排名	病例数	粗率(1/10⁵)	构成(%)	中标率(1/10⁵)	世标率(1/10⁵)	累积率(%) 0-64	0-74	女性 排名	病例数	粗率(1/10⁵)	构成(%)	中标率(1/10⁵)	世标率(1/10⁵)	累积率(%) 0-64	0-74
C00-10, C12-14	口腔和咽喉(除外鼻咽)	10	12	4.84	2.42	4.03	3.73	0.19	0.55	10	11	4.49	2.00	3.74	3.50	0.18	0.43
C11	鼻咽	14	5	2.02	1.01	1.69	1.61	0.08	0.16	19	3	1.23	0.55	0.93	0.90	0.05	0.15
C15	食管	6	22	8.87	4.44	8.81	9.59	0.33	0.74	17	4	1.63	0.73	1.83	2.19	0.00	0.26
C16	胃	3	49	19.76	9.90	17.69	16.73	0.66	1.84	6	28	11.44	5.10	9.64	9.53	0.38	1.51
C18-21	结直肠肛门	4	40	16.13	8.08	14.69	15.69	0.68	1.73	3	36	14.71	6.56	11.89	11.53	0.65	1.54
C22	肝脏	2	59	23.80	11.92	19.78	20.11	1.37	2.67	9	18	7.35	3.28	6.29	6.85	0.34	0.83
C23-C24	胆囊及其他	16	4	1.61	0.81	1.50	1.26	0.10	0.10	15	5	2.04	0.91	1.80	1.84	0.09	0.26
C25	胰腺	9	14	5.65	2.83	5.02	4.85	0.29	0.45	12	9	3.68	1.64	2.87	2.91	0.18	0.45
C32	喉	19	2	0.81	0.40	0.55	0.63	0.08	0.08	21	2	0.82	0.36	0.75	0.73	0.00	0.18
C33-C34	气管、支气管,肺	1	156	62.92	31.52	58.79	60.41	2.08	6.73	2	124	50.66	22.59	43.65	42.81	1.65	4.71
C37-C38	其他的胸腔器官	14	5	2.02	1.01	1.38	1.26	0.12	0.12	23	0	0.00	0.00	0.00	0.00	0.00	0.00
C40-C41	骨	17	3	1.21	0.61	0.93	0.94	0.09	0.09	17	4	1.63	0.73	1.81	2.00	0.15	0.15
C43	皮肤的黑色素瘤	21	1	0.40	0.20	0.41	0.40	0.00	0.10	22	1	0.41	0.18	0.29	0.34	0.04	0.04
C50	乳房	13	6	2.42	1.21	1.87	1.74	0.14	0.14	1	138	56.38	25.14	42.13	40.05	3.16	4.44
C53	子宫颈	23	0	0.00	0.00	0.00	0.00	0.00	0.00	6	28	11.44	5.10	8.40	7.86	0.67	0.84
C54-55	子宫体及子宫部位不明	23	0	0.00	0.00	0.00	0.00	0.00	0.00	4	31	12.66	5.65	10.01	9.77	0.72	1.22
C56	卵巢	23	0	0.00	0.00	0.00	0.00	0.00	0.00	8	22	8.99	4.01	7.25	6.83	0.42	0.86
C61	前列腺	11	10	4.03	2.02	4.25	4.20	0.09	0.29	23	0	0.00	0.00	0.00	0.00	0.00	0.00
C62	睾丸	21	1	0.40	0.20	0.34	0.29	0.02	0.02	23	0	0.00	0.00	0.00	0.00	0.00	0.00
C64-66, 68	肾及泌尿系统不明	7	20	8.07	4.04	6.90	6.11	0.43	0.63	10	11	4.49	2.00	3.53	3.55	0.28	0.36
C67	膀胱	5	27	10.89	5.45	11.79	14.31	0.51	0.99	14	6	2.45	1.09	2.02	1.65	0.08	0.17
C70-C72	脑、神经系统	12	7	2.82	1.41	2.35	2.40	0.15	0.32	13	7	2.86	1.28	2.17	2.07	0.13	0.21
C73	甲状腺	8	19	7.66	3.84	6.33	5.38	0.49	0.49	4	31	12.66	5.65	9.46	8.64	0.74	0.90
C81-85,88,90,96	淋巴瘤	17	3	1.21	0.61	1.58	2.04	0.05	0.05	15	5	2.04	0.91	1.42	1.49	0.17	0.17
C91-C95	白血病	19	2	0.81	0.40	0.91	0.61	0.02	0.02	19	3	1.23	0.55	1.20	1.29	0.10	0.10
A_0	不明及其它恶性肿瘤	7	28	11.29	5.66	9.96	10.11	0.59	1.15		22	8.99	4.01	8.00	7.38	0.45	0.61
ALL	所有部位合计		495	199.66	100.00	181.56	184.40	8.56	19.45		549	224.28	100.00	181.08	175.72	10.63	20.40
ALLbC44	所有部位除外 C44		491	198.05	99.19	180.25	183.26	8.50	19.39		544	222.24	99.09	179.39	174.21	10.55	20.24

表6-2-16 沧州市恶性肿瘤死亡主要指标(2011年)

ICD10	部位	男性								女性							
		排名	病例数	粗率(1/10^5)	构成(%)	中标率(1/10^5)	世标率(1/10^5)	累积率(%) 0-64	累积率(%) 0-74	排名	病例数	粗率(1/10^5)	构成(%)	中标率(1/10^5)	世标率(1/10^5)	累积率(%) 0-64	累积率(%) 0-74
C00-10, C12-14	口腔和咽喉(除外鼻咽)	13	1	0.40	0.30	0.26	0.24	0.02	0.02	18	1	0.41	0.34	0.34	0.30	0.02	0.02
C11	鼻咽	13	1	0.40	0.30	0.28	0.27	0.03	0.03	18	1	0.41	0.34	0.34	0.30	0.02	0.02
C15	食管	4	29	11.70	8.76	11.20	11.96	0.46	1.08	4	25	10.21	8.53	8.81	8.73	0.34	0.86
C16	胃	2	49	19.76	14.80	19.31	18.87	0.57	1.56	3	26	10.62	8.87	9.18	8.96	0.24	0.91
C18-21	结直肠肛门	5	20	8.07	6.04	7.96	8.63	0.30	0.65	5	16	6.54	5.46	5.67	5.17	0.13	0.56
C22	肝脏	2	49	19.76	14.80	16.39	16.69	1.01	2.16	6	14	5.72	4.78	4.81	5.22	0.32	0.49
C23-C24	胆囊及其他	13	1	0.40	0.30	0.32	0.38	0.05	0.05	11	4	1.63	1.37	1.27	1.05	0.03	0.03
C25	胰腺	8	8	3.23	2.42	2.69	2.62	0.17	0.25	13	3	1.23	1.02	1.10	1.12	0.03	0.20
C32	喉	13	1	0.40	0.30	0.41	0.32	0.00	0.00	15	2	0.82	0.68	0.65	0.64	0.03	0.12
C33-C34	气管,支气管,肺	1	124	50.02	37.46	47.23	47.74	1.53	5.15	1	91	37.18	31.06	33.81	35.65	1.00	3.45
C37-C38	其他的胸腔器官	13	1	0.40	0.30	0.23	0.25	0.03	0.03	21	0	0.00	0.00	0.00	0.00	0.00	0.00
C40-C41	骨	13	1	0.40	0.30	0.44	0.47	0.00	0.08	21	0	0.00	0.00	0.00	0.00	0.00	0.00
C43	皮肤的黑色素瘤	13	1	0.40	0.30	0.41	0.40	0.00	0.10	21	0	0.00	0.00	0.00	0.00	0.00	0.00
C50	乳房	13	1	0.40	0.30	0.23	0.25	0.03	0.03	2	57	23.29	19.45	19.29	17.90	0.81	1.82
C53	子宫颈	21	0	0.00	0.00	0.00	0.00	0.00	0.00	7	11	4.49	3.75	3.57	3.06	0.16	0.16
C54-55	子宫体及子宫部位不明	21	0	0.00	0.00	0.00	0.00	0.00	0.00	8	9	3.68	3.07	2.66	2.71	0.26	0.26
C56	卵巢	21	0	0.00	0.00	0.00	0.00	0.00	0.00	9	5	2.04	1.71	1.90	1.77	0.00	0.36
C61	前列腺	8	8	3.23	2.42	3.64	3.92	0.03	0.29	21	0	0.00	0.00	0.00	0.00	0.00	0.00
C62	睾丸	21	0	0.00	0.00	0.00	0.00	0.00	0.00	21	0	0.00	0.00	0.00	0.00	0.00	0.00
C64-66, 68	肾及泌尿系统不明	6	11	4.44	3.32	4.06	3.62	0.11	0.28	9	5	2.04	1.71	1.82	1.77	0.06	0.22
C67	膀胱	7	9	3.63	2.72	3.23	3.00	0.14	0.22	13	3	1.23	1.02	0.83	0.83	0.07	0.07
C70-C72	脑,神经系统	12	3	1.21	0.91	0.98	0.80	0.05	0.05	15	2	0.82	0.68	0.79	0.77	0.02	0.10
C73	甲状腺	21	0	0.00	0.00	0.00	0.00	0.00	0.00	18	1	0.41	0.34	0.64	0.99	0.00	0.00
C81-85,88,90,96	淋巴瘤	10	5	2.02	1.51	1.77	1.52	0.04	0.14	15	2	0.82	0.68	0.58	0.69	0.09	0.09
C91-C95	白血病	10	5	2.02	1.51	2.20	2.56	0.13	0.13	11	4	1.63	1.37	1.46	1.41	0.11	0.11
A_0	不明及其它恶性肿瘤		3	1.21	0.91	1.13	0.91	0.02	0.02		11	4.49	3.75	3.33	2.89	0.19	0.28
ALL	所有部位合计		331	133.51	100.00	124.38	125.43	4.73	12.33		293	119.70	100.00	102.83	101.91	3.91	10.13
ALLbC44	所有部位除外 C44		331	133.51	100.00	124.38	125.43	4.73	12.33		290	118.47	98.98	101.82	101.03	3.85	10.07

2014 河北省肿瘤登记年报
HEBEI CANCER REGISTRY ANNUAL REPORT..

-172-